U0195766

临床常见病护理与人文关怀

主编 耿 静 王倩倩 邢 燕 李新英

于晓婷 姚 霈 王 英 王晓燕

上海科学技术文献出版社

Shanghai Scientific and Technological Literature Press

图书在版编目（CIP）数据

临床常见病护理与人文关怀 / 耿静等主编 .-- 上海：
上海科学技术文献出版社,2023
ISBN 978-7-5439-8947-4

Ⅰ.①临…　Ⅱ.①耿…　Ⅲ.①护理学②医学伦理学
Ⅳ.① R47②R－052

中国国家版本馆CIP数据核字（2023）第194664号

组稿编辑：张　树
责任编辑：王　珺
封面设计：宗　宁

临床常见病护理与人文关怀
LINCHUANG CHANGJIANBING HULI YU RENWENGUANHUAI
主　　编：耿　静　王倩倩　邢　燕　李新英　于晓婷　姚　霈　王　英　王晓燕
出版发行：上海科学技术文献出版社
地　　址：上海市长乐路746号
邮政编码：200040
经　　销：全国新华书店
印　　刷：山东麦德森文化传媒有限公司
开　　本：787mm×1092mm　1/16
印　　张：19
字　　数：483 千字
版　　次：2023年8月第1版　2023年8月第1次印刷
书　　号：ISBN 978-7-5439-8947-4
定　　价：198.00 元

编委会

主　编　耿　静　王倩倩　邢　燕　李新英
　　　　　于晓婷　姚　霈　王　英　王晓燕

副主编　孟凡盛　苑荣慧　易春梅　邓开慧
　　　　　冯永利　陈　琳

编　委　（按姓氏笔画排序）
　　　　　于晓婷（潍坊市人民医院）
　　　　　王　英（锦州医科大学附属第一医院）
　　　　　王晓燕（山东省高密市醴泉街道卫生院）
　　　　　王倩倩（山东省德州市齐河县人民医院）
　　　　　邓开慧（贵州医科大学第二附属医院）
　　　　　冯永利（枣庄市立医院）
　　　　　邢　燕（临邑县人民医院）
　　　　　李新英（山东省公共卫生临床中心）
　　　　　陈　琳（常州市妇幼保健院）
　　　　　苑荣慧（济南市长清区归德镇中心卫生院）
　　　　　易春梅（十堰市人民医院/湖北医药学院附属
　　　　　　　　人民医院）
　　　　　孟凡盛（阳谷县第二人民医院）
　　　　　姚　霈（山东中医药大学第二附属医院）
　　　　　耿　静（济南市第四人民医院）
　　　　　高敏敏（博兴县中医医院）

前言
Foreword

护理工作是卫生健康事业的重要组成部分,广大护理工作者是保障人民群众生命安全和身体健康的一支重要力量。他们不仅要掌握专科医学护理及抢救基础知识,更要了解疾病系统知识;要知晓患者病情,配合医师治疗,并从生理心理、社会文化和精神等方面,对患者进行关怀,负责患者的生活起居,日常活动、用药及相关的安全问题等;履行保护人类生命、减轻患者痛苦、增进健康的职责。

现代医学的专业化发展带动了护理临床的发展,护理模式不断调整和改进,传统的护理知识与技术的临床应用已不能满足现代临床护理的需求。为此,我们特组织了一批长期工作在临床一线的专家学者,他们参考大量文献资料编写了这本《临床常见病护理与人文关怀》。

本书将护理基础理论知识与临床实际应用相结合,旨在指导、规范临床护理操作,帮助护理工作者更好地同医师合作,有效地执行治疗计划,抢救患者的生命,并对患者进行专业的生活照顾、人文关怀和心理支持。本书对临床各科室的护理技术和规范做出了详细阐述,并针对各类常见病护理的重点、难点问题进行了讲解,内容丰富,语言通俗易懂,能够帮助读者搭建临床护理流程的整体思维框架,是一本对护理工作者大有裨益的专业书籍,适合广大临床护理工作者和医学院校护理专业师生阅读使用。

由于现代护理学发展迅速,且编者工作繁忙、编写时间仓促,加之本书篇幅有限,难免会存在疏漏之处,敬请广大读者批评指正。

《临床常见病护理与人文关怀》编委会

2023 年 6 月

目 录

Contents

第一章

常用护理技术

第一节 无菌技术

一、无菌包使用技术

(一)目的

保持已经灭菌的物品处于无菌状态。

(二)操作前准备

1.操作护士

着装整洁、修剪指甲、洗手、戴口罩。

2.物品准备

无菌包、无菌持物钳及容器、治疗盘。

3.操作环境

整洁、宽敞。

(三)操作步骤

(1)检查无菌包,核对名称、有效灭菌日期、化学指示胶带颜色、包布情况。

(2)打开无菌包,揭开化学指示胶带或系带,按原折叠顺序逐层打开。

(3)用无菌钳取出物品,放于指定的区域内。

(4)包内剩余物品,按原折痕包好。

(5)注明开包时间。

(6)包内物品一次全部取出时,将包托在手中打开,另一手将包布四角抓住,使包内物品妥善置于无菌区域内。

(7)整理用物。

(四)注意事项

(1)严格遵循无菌操作原则。

(2)无菌包置于清洁、干燥处,避免潮湿。

(3)打开包布时,手不可跨越无菌区,非无菌物品不可触及无菌面。

(4)注明开包日期,开启后的无菌包使用时间不超过 24 小时。

(五)评价标准

(1)遵循无菌操作原则。

(2)护士操作过程规范、准确。

二、戴无菌手套

(一)目的

执行无菌操作或者接触无菌物品时需戴无菌手套,以保护患者,预防感染。

(二)操作前准备

1.操作护士

着装整洁、修剪指甲、洗手、戴口罩。

2.物品准备

一次性无菌手套。

3.操作环境

整洁、宽敞。

(三)操作步骤

(1)检查无菌手套包装、有效期、型号。

(2)打开手套外包装。①分次取手套法:一手掀起口袋的开口处,另一手捏住手套翻折部分(手套内面)取出手套对准五指戴上。掀起另一只袋口,以戴着无菌手套的手指插入另一只手套的翻边内面,将手套戴好。②一次性取手套法:两手同时掀起口袋的开口处,分别捏住两只手套的翻折部位,取出手套。将两手套五指对准,先戴一只手,再以戴好手套的手指插入另一只手套的翻折内面,同法戴好。

(3)双手对合交叉调整手套位置,将手套翻边扣套在工作服衣袖外面。

(4)脱手套方法:①用戴着手套的手捏住另一只手套污染面的边缘将手套脱下。②戴着手套的手握住脱下的手套,用脱下手套的手捏住另一只手套清洁面(内面)的边缘,将手套脱下。③用手捏住手套的里面丢至医疗垃圾桶内。

(5)整理用物,洗手。

(四)注意事项

(1)严格遵循无菌操作原则。

(2)戴无菌手套时,应防止手套污染。注意未戴手套的手不可触及手套的外面,戴手套的手不可触及未戴手套的手或者另一手套的里面。

(3)诊疗护理不同的患者之间应更换手套。

(4)脱手套时,应翻转脱下。

(5)脱去手套后,应按规定程序与方法洗手,戴手套不能替代洗手,必要时进行手消毒。

(6)操作时发现手套破损时,应及时更换。

(五)评价标准

(1)遵循无菌原则,符合无菌要求。

(2)操作过程规范、熟练。

(3)手套选择型号大小适宜,外观平整。

三、铺设无菌器械台

(一)目的
将无菌巾铺在清洁、干燥的器械台上,形成无菌区,放置无菌物品,以备手术使用。

(二)操作前准备

1.操作护士

着装整洁,修剪指甲,洗手,戴帽子、口罩。

2.物品准备

治疗车、无菌持物钳、无菌敷料包、器械包、手术衣及手术需要的物品。

3.操作环境

宽敞,洁净。

(三)操作过程

(1)核对、检查无菌包。

(2)打开无菌持物钳,标记开启时间。

(3)依次打开无菌敷料包、无菌器械包、无菌手术衣,分别铺置于治疗车上。

(4)用无菌持物钳夹取无菌手套置于手术衣旁。

(5)穿手术衣,戴无菌手套。

(6)整理台面,器械、敷料分别置于无菌台左、右侧。

(7)废弃物按医疗垃圾处理。

(四)注意事项

(1)严格执行无菌技术操作原则,预防交叉感染。

(2)无菌物品不超过器械台边缘。

(3)铺无菌台时身体须远离无菌区 10 cm 以上。

(4)无菌器械台边缘垂下的无菌单前侧比背侧长,无菌单垂缘至少 30 cm。

(五)评价标准

(1)符合无菌操作技术原则及查对制度。

(2)铺置无菌器械台顺序、方向正确。

(3)无菌器械台面平整,无菌物品摆放整齐、合理。

(4)移动无菌台方法正确。

(5)用物处理得当。

四、铺无菌盘

(一)目的
将无菌巾铺在清洁干燥的治疗盘内,形成无菌区,放置无菌物品,以供治疗时使用。

(二)操作前准备

1.操作护士

着装整洁、修剪指甲、洗手、戴口罩。

2.物品准备

治疗盘、无菌包、无菌持物钳及容器、无菌物品。

3.操作环境

整洁、宽敞。

(三)操作步骤

(1)检查无菌包,核对名称、有效灭菌日期、化学指示胶带颜色、包布情况。

(2)打开无菌包,使用无菌持物钳取出1块治疗巾,放于治疗盘内。

(3)剩余物品按原折痕包好,注明开包日期及时间。

(4)将无菌治疗巾双折平铺于治疗盘内,将上层呈扇形折叠到对侧,边缘向外。

(5)放入无菌物品。

(6)将上层盖于物品上,上下层边缘对齐,开口处向上翻折,两侧边缘向下翻折。

(7)注明铺盘日期及时间。

(8)整理用物。

(四)注意事项

(1)严格遵循无菌操作原则。

(2)铺无菌盘区域清洁干燥,无菌巾避免潮湿、污染。

(3)不可跨越无菌区,非无菌物品不可触及无菌面。

(4)注明铺无菌盘的日期、时间,无菌盘有效期为4小时。

(五)评价标准

(1)遵循无菌技术原则。

(2)操作轻巧、熟练、规范。

(3)用物放置符合节力及无菌要求。

(4)无菌物品摆放合理,折边外观整齐。

(王倩倩)

第二节 防护技术

一、接触传播

(一)目的

保护医务人员避免接触感染性因子。

(二)适用对象

治疗、护理肠道感染、多重耐药菌感染、皮肤感染等接触性传播疾病的医务人员;或与患者体液、分泌物、排泄物接触的人员。

(三)防护用品

工作服、工作裤、工作鞋、工作帽、医用口罩、医用手套或橡胶手套、隔离衣。必要时备防护服、鞋套、护目镜或防护面罩。

(四)个人准备

着装整洁,洗手,戴帽子、口罩。

(五)防护要求

(1)接触隔离患者的血液、体液、分泌物、排泄物时,应戴手套;手上有伤口时应戴双层手套。

(2)进入隔离病室,从事可能污染工作服的操作时,加穿隔离衣。

(3)接触甲类传染病加穿防护服,离开病室前,脱去防护服,防护服按医疗废物管理要求进行处置。

(4)离开隔离病室前,接触污染物品后摘除手套,洗手和/或进行手消毒。

(5)离开病室前,脱下隔离衣,按要求悬挂,每天更换清洗与消毒;或使用一次性隔离衣,用后按医疗废物管理进行处置。

(六)防护流程

1.医务人员进入诊室或病房流程

(1)经医务人员通道进入清洁区→医务人员更衣室→更换工作服、工作鞋,戴帽子、口罩→穿隔离衣/防护服→戴手套→进入诊室或病房。

(2)接触甲类传染病加穿防护服,穿鞋套,戴双层手套。进行可能产生喷溅的诊疗操作时,戴防护目镜或防护面罩。

2.医务人员离开诊室或病房流程

摘手套→解开隔离衣腰带和袖带→洗手和/或手消毒→解开隔离衣领带→脱隔离衣/防护服→洗手和/或手消毒。

二、呼吸道(空气、飞沫)传播

(一)目的

保护医务人员,避免呼吸道感染。

(二)适用对象

接触经飞沫传播如百日咳、白喉、流行性感冒、病毒性腮腺炎、流行性脑脊髓膜炎等疾病的医务人员。接触经空气传播如肺结核、水痘等疾病的医务人员。接触患者体液、分泌物、排泄物的人员。

(三)防护用品

工作服、工作裤、工作鞋、工作帽、医用口罩、隔离衣、医用手套或橡胶手套,必要时备防护服、护目镜或防护面罩、鞋套。

(四)个人准备

着装整洁,洗手,戴口罩、帽子。

(五)防护要求

(1)应严格按照区域流程,在不同的区域,穿戴不同的防护用品,离开时按要求摘脱,并正确处理使用后物品。

(2)进入确诊或可疑呼吸道传染病患者病室时,应戴帽子、医用防护口罩。

(3)进行可能产生喷溅的诊疗操作时,加戴防护目镜或防护面罩,穿防护服。

(4)当接触患者及其血液、体液、分泌物、排泄物等时戴手套。

(六)防护流程

1.进入诊室或病房流程

(1)经医务人员通道进入清洁区→医务人员更衣室→更换工作服、工作鞋,戴帽子、口罩/医用防护口罩→穿隔离衣/防护服→戴手套→进入诊室或病房。

(2)为患者进行可能产生喷溅的诊疗操作时,加戴防护目镜或防护面罩,穿防护服。

2.离开诊室或病房流程

摘手套→解开隔离衣腰带和袖带→洗手和/或手消毒→解开隔离衣领带→脱隔离衣/防护服→摘护目镜/防护面罩→洗手和/或手消毒。

三、急性传染性非典型肺炎、人感染高致病性禽流感

(一)目的

同呼吸道传播疾病。

(二)防护对象

进入筛查留观室、人感染高致病性禽流感病区的人员。接触患者体液、分泌物、排泄物的人员。对禽流感患者进行有创操作或尸体解剖的人员。

(三)防护用品

同空气传播,另备正压面罩或全面型呼吸防护器。

(四)防护要求

(1)医务人员经过专门培训,掌握正确的防护技术,方可进入隔离病区工作。

(2)严格按照防护规定着装,不同区域穿着不同服装,且服装颜色有区别或有明显标识。

(五)防护流程

1.穿戴防护用品遵循的程序

(1)清洁区进入潜在污染区:更换工作服→换工作鞋→戴帽子→戴医用防护口罩→进入潜在污染区。

(2)潜在污染区进入污染区:穿隔离衣/防护服或防护服+隔离衣→戴手套→加戴外科口罩和一次性防护帽→戴第二层手套→戴护目镜/防护面罩→穿鞋套→进入污染区。

(3)为患者进行吸痰、气管切开、气管插管等操作,有可能被患者的分泌物喷溅的工作前,加戴防护面罩或全面型呼吸防护器。

2.脱防护用品遵循的程序

(1)医务人员离开污染区进入潜在污染区:摘鞋套,解开隔离衣腰带和袖带→摘外层手套,解开隔离衣领带→脱隔离衣和/或防护服,摘内层手套并消毒双手→摘护目镜/防护面罩→摘外科口罩、外层防护帽→洗手和/或手消毒→进入潜在污染区。

(2)用后物品分别放置于专用污物容器内。

(3)从潜在污染区进入清洁区:洗手和/或手消毒→脱工作服→摘医用防护口罩→摘帽子→洗手和/或手消毒后,进入清洁区。

(4)离开清洁区:沐浴、更衣→离开清洁区。

(六)注意事项

(1)医用防护口罩的效能持续应用6～8小时,遇污染或潮湿,应及时更换。

(2)离开隔离区前应对佩戴的眼镜进行消毒。

（3）医务人员接触多个同类传染病患者时,防护服可连续应用。

（4）接触疑似患者,防护服应每个患者之间进行更换。

（5）防护服被患者血液、体液、污物污染时,应及时更换。

（6）戴医用防护口罩或全面型呼吸防护器应进行面部密合性检查。

（7）隔离区工作的医务人员应每天监测体温两次,体温超过 37.5 ℃及时就诊。

（8）医务人员应严格执行区域划分的流程,按程序做好个人防护,方可进入病区,沐浴、更衣后,方可离开隔离区。

（9）防护用品应符合国家相关标准,在有效期内使用。

四、医用防护口罩佩戴方法

(一)目的

能阻止经空气传播的直径≤5 μm 的感染因子或近距离(<1 m)接触经飞沫传播的疾病而发生的感染。

(二)操作前准备

1.操作护士

着装整洁、修剪指甲、洗手。

2.物品准备

医用防护口罩。

3.环境

整洁、宽敞。

(三)操作步骤

（1）洗手,检查医用防护口罩情况。

（2）一手托住防护口罩,有鼻夹的一面背向外。

（3）将防护口罩罩住鼻、口及下巴,鼻夹部位向上紧贴面部。

（4）用另一只手将下方系带拉过头顶,放在颈后双耳下。

（5）再将上方系带拉至头顶中部。

（6）将双手指尖放在金属鼻夹上,从中间位置开始,用手指向内按压鼻夹,并分别向两侧移动和按压,根据鼻梁的形状塑造鼻夹。

（7）包装袋丢弃在医疗垃圾桶内。

(四)注意事项

（1）不可以一只手提鼻夹。

（2）口罩潮湿或被患者血液、体液污染后,应及时更换。

（3）每次佩戴医用防护口罩,均需要进行密合性检查。检查方法用双手完全盖住口罩,快速呼气,若鼻夹附近有漏气应调整鼻夹,若漏气位于四周,调整到不漏气为止。

(五)评价标准

（1）使用目的明确。

（2）佩戴口罩方法规范、熟练。

（3）检查口罩密合性方法正确。

五、穿脱隔离衣

(一)目的

保护医务人员避免受到血液、体液和其他感染性物质污染;保护患者避免感染。

(二)操作前准备

1.操作护士

着装整洁,修剪指甲,洗手,戴帽子、口罩。

2.物品准备

隔离衣。

3.操作环境

整洁、宽敞。

(三)操作过程

1.穿隔离衣

(1)取下手表,卷袖过肘。

(2)右手持衣领,左臂伸入袖内,右手将衣领向上拉或举起手臂,露出左手。

(3)左手持衣领,右臂伸入袖内,露出右手。

(4)两手持衣领,自衣领中央沿两边缘向后系好领带。

(5)系好袖口。

(6)两手分别捏住腰部中缝拉向腹部,见到隔离衣边缘,捏紧并双手在背后将一侧压住另一侧(或双手在背后将衣边对齐,向一侧折叠),一手按住,另一手将腰带拉至背后折叠处,将腰带在背后交叉,回到前面将带子系好,打成活结。

(7)双手置胸前。

2.脱隔离衣

(1)解开腰带,在前面打一活结。

(2)解开袖带,塞入袖袢内,充分暴露双手。

(3)洗手/手消毒。

(4)解开衣领。

(5)右手伸入左侧袖口内,拉下衣袖过手。

(6)用遮盖着的左手握住右侧隔离衣袖的外面,拉下右侧衣袖过手。

(7)双手隔离衣袖松开腰带。

(8)双手转换逐渐从袖管中退出。

(9)两手自衣内向外翻转隔离衣,隔离衣清洁面向外,对折卷好。

(10)投入污衣桶/袋。

(11)再次洗手。

(四)注意事项

(1)使用前检查隔离衣情况,隔离衣长短适宜,无潮湿、破损及漏洞。

(2)穿脱过程中勿使衣袖触及面部及衣领,注意避免污染。

(3)穿着隔离衣,须将内面工作服完全遮盖。

(4)隔离衣只限在规定区域内穿脱。穿隔离衣前,准备好工作中一切需用物品。

（5）如需反复使用的隔离衣,脱下后,按要求悬挂,在污染区内则污染面向外悬挂,在污染区外,则污染面向里悬挂。

（6）隔离衣每天更换、清洗与消毒,如有潮湿或被污染时,应立即更换。

（7）如使用一次性隔离衣,用后按医疗废物管理要求进行处置。

（五）评价标准

（1）隔离衣检查项目全面、准确。

（2）穿脱隔离衣顺序正确、熟练。

（3）隔离衣外观平整。

（4）脱隔离衣过程无污染。

六、终末消毒

（一）目的

传染病患者病情好转、稳定、痊愈需出院或转院（科）、死亡或解除隔离后,护士对其所住的房间、用物等需进行一次彻底消毒,消灭遗留在房间或所有物体上的病原体,杜绝再传染。

（二）操作前准备

1.操作护士

着装整洁,修剪指甲,洗手,戴口罩。

2.物品准备

临床护理车、床单、被套、枕套、扫帚、扫床套、小毛巾、快速手消毒剂、隔离衣、紫外线灯车或臭氧机、消毒桶、污衣袋。

3.环境

整洁、安静。

（三）操作步骤

（1）携用物至病床。

（2）撤去病床上的污染被服,放入污衣袋。

（3）用消毒液擦拭床旁桌椅及床。

（4）非一次性用品须用消毒液浸泡。

（5）床垫、床褥、棉胎、枕芯等紫外线灯照射消毒或使用臭氧机消毒。

（6）病室开窗通风。

（7）铺好备用床,迎接新患者。

（8）处理用物。

（9）洗手。

（四）注意事项

（1）患者离开病房后方可整理床单位,避免在患者未离开病床时撤去被服。

（2）遵循消毒隔离制度。

（3）甲类传染病按严密隔离消毒原则处理。

（五）评价标准

（1）遵循查对制度,符合消毒隔离,标准预防原则。

（2）护士操作过程规范、准确。

（邢　燕）

第三节 皮 下 注 射

一、目的

(1)注入小剂量药物,用于不宜口服给药而需在一定时间内发生药效时。

(2)预防接种。

(3)局部供药,如局部麻醉用药。

二、评估

(一)评估患者

(1)双人核对医嘱。

(2)核对患者床号、姓名、住院号和腕带(请患者自己说出床号和姓名)。

(3)评估患者病情、意识状态、配合能力、用药史、药物过敏史、不良反应史等。

(4)向患者解释操作目的和过程,取得患者配合。

(5)查看注射部位皮肤情况(皮肤颜色,有无皮疹、感染)。

(6)协助患者取舒适坐位或卧位。

(二)评估环境

安静整洁,宽敞明亮,必要时遮挡。

三、操作前准备

(一)人员准备

仪表整洁,符合要求。洗手,戴口罩。

(二)按医嘱配制药液

(1)操作台上放置注射盘、纸巾、无菌治疗巾、无菌镊子、2 mL 注射器、医嘱用药液、安尔碘、75%乙醇、无菌棉签。

(2)双人核对药液标签、药名、浓度、剂量、有效期、给药途径。

(3)检查瓶口有无松动、瓶身有无破裂、药液有无混浊、沉淀、絮状物和变质。

(4)检查注射器、安尔碘、75%乙醇、无菌棉签等,包装无破裂,在有效期内。

(5)按正规操作抽吸药液,并贴好标识,置于无菌盘内。

(6)再次核对药液,记录时间并签名。

(三)物品准备

治疗车上层放置无菌盘(内置抽吸好的药液)、治疗盘(安尔碘、75%乙醇)、注射单、快速手消毒剂,以上物品符合要求,均在有效期内。治疗车下层放置生活垃圾桶、医疗废物桶、锐器盒。

四、操作程序

(1)携用物推车至患者床旁,核对床号、姓名、住院号和腕带(请患者自己说出床号和姓名)。

（2）根据注射目的选择注射部位（上臂三角肌下缘、两侧腹壁、后背、股前侧和外侧等）。

（3）常规消毒皮肤,待干。

（4）二次核对患者床号、姓名和药名。

（5）排尽空气;取干棉签夹于左手示指与中指之间。

（6）一手绷紧皮肤,另一手持注射器,示指固定针栓,针头斜面向上,与皮肤呈30°～40°（过瘦患者可捏起注射部位皮肤,并减少穿刺角度）快速刺入皮下,深度为针梗的1/2～2/3;松开紧绷皮肤的手,抽动活塞,如无回血,缓慢推注药液。

（7）注射毕用无菌干棉签轻压针刺处,快速拔针后按压片刻。

（8）再次核对患者床号、姓名和药名,注射器按要求放置。

（9）协助患者取舒适体位,整理床单位,并告知患者注意事项。

（10）快速手消毒剂消毒双手,记录时间并签名。

（11）推车回治疗室,按医疗废物处理原则处理用物。

（12）洗手,根据病情书写护理记录单。

五、注意事项

（1）遵医嘱和药品说明书使用药品。

（2）长期注射者应注意更换注射部位。

（3）注射中、注射后观察患者不良反应和用药效果。

（4）注射<1 mL药液时须使用1 mL注射器,以保证注入药液剂量准确无误。

（5）持针时,右手示指固定针栓,但不可接触针梗,以免污染。

（6）针头刺入角度不宜超过45°,以免刺入肌层。

（7）尽量避免应用对皮肤有刺激作用的药物作皮下注射。

（8）若注射胰岛素时,需告知患者进食时间。

（王 英）

第四节 肌 内 注 射

一、目的

注入药物,用于不宜或不能口服或静脉注射,且要求比皮下注射更快发生疗效时。

二、评估

(一)评估患者

（1）双人核对医嘱。

（2）核对患者床号、姓名、住院号和腕带（请患者自己说出床号和姓名）。

（3）评估患者病情、治疗情况、意识状态、用药史、药物过敏史、不良反应史、肢体活动能力和合作程度。

(4)向患者解释操作目的和过程,取得患者配合。

(5)查看注射部位皮肤情况(皮肤颜色,有无皮疹、感染和皮肤划痕阳性)。

(6)协助患者取舒适坐位或卧位。

(二)评估环境

安静整洁,宽敞明亮,必要时遮挡。

三、操作前准备

(一)人员准备

仪表整洁,符合要求。洗手,戴口罩。

(二)按医嘱配制药液

(1)操作台:注射盘、无菌盘、2 mL注射器、5 mL注射器、医嘱所用药液、安尔碘、无菌棉签。如注射用药为油剂或混悬液,需备较粗针头。

(2)双人核对药物标签、药名、浓度、剂量、有效期、给药途径。

(3)检查瓶口有无松动、瓶身有无破裂、药液有无混浊、变质。

(4)检查无菌注射器、安尔碘、无菌棉签等,包装无破裂,在有效期内。

(5)按正规操作抽吸药液,并贴好标识,置于无菌盘内。

(6)再次核对药液,记录时间并签名。

(三)物品准备

治疗车上层放置无菌盘(内置抽吸好药液)、安尔碘、注射单、无菌棉签、快速手消毒剂,以上物品符合要求,均在有效期内。治疗车下层放置生活垃圾桶、医疗废物桶、锐器盒。

四、操作程序

(1)携用物推车至患者床旁,核对床号、姓名、住院号和腕带(请患者自己说出床号和姓名)。

(2)协助患者取舒适体位,暴露注射部位,注意保暖,保护患者隐私,必要时可遮挡。

(3)选择注射部位(臀大肌、臀中肌、臀小肌、股外侧和上臂三角肌)。

(4)常规消毒皮肤,待干。

(5)再次核对患者床号、姓名和药名。

(6)拿取药液并排尽空气,取干棉签,夹于左手示指与中指之间,以一手拇指和示指绷紧局部皮肤,另一手持注射器,中指固定针栓,将针头迅速垂直刺入,深度约为针梗的2/3。

(7)松开紧绷皮肤的手,抽动活塞。如无回血,缓慢注入药液,同时观察反应。

(8)注射毕,用无菌干棉签轻按进针处,快速拔针,按压片刻。

(9)再次核对患者床号、姓名和药名。

(10)协助患者取舒适体位,整理床单位,注射后观察用药反应。

(11)快速手消毒剂消毒双手,记录时间并签名。

(12)推车回治疗室,按医疗废物处理原则处理用物。

(13)洗手,根据病情书写护理记录单。

五、常用肌内注射定位方法

(一)臀大肌肌内注射定位法

注射时应避免损伤坐骨神经。

1.十字法

从臀裂顶点向左或右侧画一水平线,然后从髂嵴最高点作一垂线,将一侧臀部被划分为 4 个象限,其外上象限并避开内角为注射区。

2.联线法

从髂前上棘至尾骨作一连线,其外 1/3 处为注射部位。

(二)臀中肌、臀小肌肌内注射定位法

(1)以示指尖和中指尖分别置于髂前上棘和髂嵴下缘处,在髂嵴、示指、中指之间构成一个三角形区域,示指与中指构成的内角为注射部位。

(2)髂前上棘外侧三横指处(以患者手指的宽度为标准)。

(三)股外侧肌肌内注射定位法

在股中段外侧,一般成人可取髋关节下 10 cm 至膝关节的范围。此处大血管、神经干很少通过,且注射范围广,可供多次注射,尤适用于 2 岁以下的幼儿。

(四)上臂三角肌肌内注射定位法

取上臂外侧,肩峰下 2～3 横指处。此处肌肉较薄,只可作小剂量注射。

(五)体位准备

1.卧位

臀部肌内注射时,为使局部肌肉放松,减轻疼痛与不适,可采用以下姿势。

(1)侧卧位:上腿伸直,放松,下腿稍弯曲。

(2)俯卧位:足尖相对,足跟分开,头偏向一侧。

(3)仰卧位:常用于危重和不能翻身的患者,采用臀中肌、臀小肌肌内注射法较为方便。

2.坐位

为门诊患者接受注射时常用体位。可供上臂三角肌或臀部肌内注射时采用。

六、注意事项

(1)遵医嘱和药品说明书使用药品。

(2)药液要现用现配,在有效期内,剂量要准确。选择两种药物同时注射时,应注意配伍禁忌。

(3)注射时应做到"两快一慢"(进针、拔针快,推注药液慢)。

(4)选择合适的注射部位,避免刺伤神经和血管,无回血时方可注射。

(5)注射时切勿将针梗全部刺入,以防针梗从根部衔接处折断。若针头折断,应先稳定患者情绪,并嘱患者保持原位不动,固定局部组织,以防断针移位,同时尽快用无菌血管钳夹住断端取出;如断端全部埋入肌肉,应速请外科医师处理。

(6)对需长期注射者,应交替更换注射部位,并选择细长针头,以避免减少硬结的发生。如因长期多次注射出现局部硬结时,可采用热敷、理疗等方法予以处理。

(7)2 岁以下婴幼儿不宜选用臀大肌肌内注射,因其臀大肌尚未发育好,注射时有损伤坐骨神经的危险,最好选择臀中肌和臀小肌肌内注射。

(易春梅)

第五节 静 脉 注 射

一、目的

(1)所选用药物不宜口服、皮下注射、肌内注射,又需迅速发挥药效时。

(2)注入药物做某些诊断性检查,如对肝、肾、胆囊等造影时需静脉注入造影剂。

二、评估

(一)评估患者

(1)双人核对医嘱。

(2)核对患者床号、姓名、住院号和腕带(请患者自己说出床号和姓名)。

(3)了解患者病情、意识状态、配合能力、药物过敏史、用药史。

(4)评估患者穿刺部位的皮肤状况、肢体活动能力、静脉充盈度和管壁弹性。选择合适静脉注射的部位,评估药物对血管的影响程度。

(5)向患者解释静脉注射的目的和方法,告知所注射药物的名称,取得患者配合。

(二)评估环境

安静整洁,宽敞明亮。

三、操作前准备

(一)人员准备

仪表整洁,符合要求。洗手,戴口罩。

(二)物品准备

1.操作台

治疗单、静脉注射所用药物、注射器。

2.按要求检查所需用物,符合要求方可使用

(1)双人核对药物名称、浓度、剂量、有效期、给药途径。

(2)检查药物的质量、标签,液体有无沉淀和变色,有无渗漏、混浊和破损。

(3)检查注射器和无菌棉签的有效期、包装是否紧密无漏气,安尔碘的使用日期是否在有效期内。

3.配制药液

(1)安尔碘棉签消毒药物瓶口,掰开安瓿,瓿帽弃于锐器盒内。

(2)打开注射器,将外包装袋置于生活垃圾桶内,固定针头,回抽针栓,检查注射器,取下针帽置于生活垃圾桶内,抽取安瓿内药液,排气,置于无菌盘内。在注射器上贴上患者床号、姓名、药物名称、用药方法的标签。

(3)再次核对空安瓿和药物的名称、浓度、剂量、用药方法和时间。

4.备用物品

治疗车上层治疗盘内放置备用注射器一支、安尔碘、无菌棉签,无菌盘内放置配好的药液、垫巾。以上物品符合要求,均在有效期内。治疗车下层放置生活垃圾桶、医疗废物桶、锐器盒,含有效氯 250 mg/L 消毒液桶。

四、操作程序

(1)携用物推车至患者床旁,核对床号、姓名、住院号和腕带(请患者自己说出床号和姓名)。

(2)向患者说明静脉注射的方法、配合要点、注射药物的作用和不良反应。

(3)协助患者取舒适体位,充分暴露穿刺部位,放垫巾于穿刺部位下方。

(4)在穿刺部位上方5~6 cm 处扎压脉带,末端向上,以防污染无菌区。

(5)安尔碘棉签消毒穿刺部位皮肤,以穿刺点为中心向外螺旋式旋转擦拭,直径>5 cm。

(6)再次核对患者床号、姓名和药名。

(7)嘱患者握拳,使静脉充盈,左手拇指固定静脉下端皮肤,右手持注射器与皮肤呈15°~30°自静脉上方或侧方刺入,见回血可再沿静脉进针少许。

(8)保留静脉通路者安尔碘棉签消毒静脉注射部位三通接口,以接口处为中心向外螺旋式旋转擦拭。

(9)静脉注射过程中,观察局部组织有无肿胀,严防药液渗漏,如出现渗漏立即拔出针头,按压局部,另行穿刺。

(10)拔针后,指导患者按压穿刺点 3 分钟,勿揉,凝血功能差的患者适当延长按压时间。

(11)再次核对患者床号、姓名和药名。

(12)将压脉带与输液垫巾对折取出,输液垫巾置于生活垃圾桶内,压脉带放于含有效氯250 mg/L 消毒液桶中。整理患者衣物和床单位,观察有无不良反应,并向患者讲明注射后注意事项。快速手消毒剂消毒双手,推车回治疗室,按医疗废物处理原则整理用物。

(13)洗手,在治疗单上签名并记录时间。按护理级别书写护理记录单。

五、注意事项

(1)严格执行查对制度,需双人核对医嘱。

(2)严格遵守无菌操作原则。

(3)了解注射目的、药物对血管的影响程度、给药途径、给药时间和药物过敏史。

(4)选择粗直、弹性好、易固定的静脉,避开关节和静脉瓣。常用的穿刺静脉为肘部浅静脉:贵要静脉、肘正中静脉、头静脉。小儿多采用头皮静脉。

(5)根据患者年龄、病情和药物性质掌握注入药物的速度,并随时听取患者主诉,观察病情变化。必要时使用微量注射泵。

(6)对需要长期注射者,应有计划地由小到大、由远心端到近心端选择静脉。

(7)根据药物特性和患者肝肾或心脏功能,采用合适的注射速度。随时听取患者主诉,观察体征和其病情变化。

(邓开慧)

第六节 静 脉 输 液

一、准备

(1)仪表:着装整洁,佩戴胸牌,洗手、戴口罩。

(2)用物:注射盘内放干棉球缸、一次性输液器、网套、止血带、橡皮小枕及一次性垫巾、弯盘、0.75%碘酊、棉签、胶布、启盖器、药液瓶外贴输液标签(上写患者姓名、床号、输液药品、剂量、用法、日期、时间、输液架)。

二、操作步骤

(1)根据医嘱备齐用物,携至床旁查对床号、姓名、剂量、用法、时间、药液瓶和面貌,并摇动药瓶对光检查。

(2)做好解释工作,询问大小便,备胶布。

(3)开启铝盖中心部分(如备物时加完药可省去)套网套,消毒瓶塞中心及瓶颈,挂于输液架上,检查输液器并打开,插入瓶塞至针头根部。

(4)排气,排液3~5 mL至弯盘内。

(5)选择血管、置小枕及垫巾,扎止血带、消毒皮肤,待干。

(6)再次查对床号、姓名、剂量、用法、时间、药液瓶和面貌。

(7)再次检查空气是否排尽,夹紧,穿刺时左手绷紧皮肤并用拇指固定静脉,见回血,松止血带及螺旋夹。

(8)胶布固定,干棉球遮盖针眼,调节滴速,开始15分钟应慢,无异常调节正常速度。

(9)交代注意事项,整理床单元及用物。

(10)爱护体贴患者,协助致舒适体位。

(11)洗手、消毒用物。

三、临床应用

(一)静脉输液注意事项

(1)严格执行无菌操作和查对制度。

(2)根据病情需要,有计划地安排轮流顺序,如需加入药物,应合理安排,以尽快达到输液目的,注意配伍禁忌。

(3)需长期输液者,要注意保护和合理使用静脉,一般从远端小静脉开始。

(4)输液前应排尽输液管及针头内空气,药液滴尽前要按需及时更换溶液瓶或拔针,严防造成空气栓塞。

(5)输液过程中应加强巡视,耐心听取患者的主诉,严密观察注射部位皮肤有无肿胀、针头有无脱出、阻塞或移位、针头和输液器衔接是否紧密、输液管有无扭曲受压、输液滴速是否适宜及输液瓶内溶液量等,及时记录在输液卡或护理记录单上。

（6）需 24 小时连续输液者,应每天更换输液器。

（7）颈外静脉穿刺置管,如硅胶管内有回血,须及时用稀释肝素溶液冲注,以免硅胶管被血块堵塞;如遇输液不畅,须注意是否存在硅胶管弯曲或滑出血管外等情况。

（二）常见输液反应及防治

1.发热反应

（1）减慢滴注速度或停止输液,及时与医师联系。

（2）对症处理,寒战时适当增加盖被或用热水袋保暖,高热时给予物理降温。

（3）按医嘱给抗过敏药物或激素治疗。

（4）保留余液和输液器,必要时送检验室细菌培养。

（5）严格检查药液质量、输液用具的包装及灭菌有效期等,防止致热物质进入体内。

2.循环负荷过重（肺水肿）

（1）立即停止输液,及时与医师联系,积极配合抢救,安慰患者,使患者有安全感和信任感。

（2）为患者安置端坐位,使其两腿下垂,以减少静脉回流,减轻心脏负担。

（3）加压给氧,可使肺泡内压力增高,减少肺泡内毛细血管渗出液的产生;同时给予 20%～30%乙醇湿化吸氧,因乙醇能减低肺泡内泡沫的表面张力,使泡沫破裂消散,从而改善肺部气体交换,迅速缓解缺氧症状。

（4）按医嘱给予镇静药、扩血管药物和强心药如洋地黄等。

（5）必要时进行四肢轮流结扎,即用止血带或血压计袖带作适当加压,以阻断静脉血流,但动脉血流仍通畅。每隔 5～10 分钟轮流放松一侧肢体的止血带,可有效地减少静脉回心血量,待症状缓解后,逐步解除止血带。

（6）严格控制输液滴速和输液量,对心、肺疾病患者及老年、儿童尤应慎重。

3.静脉炎

（1）严格执行无菌操作,对血管壁有刺激性的药物应充分稀释后应用,并防止药物溢出血管外。同时,要有计划地更换注射部位,以保护静脉。

（2）患肢抬高并制动,局部用 95%乙醇或 50%硫酸镁行热湿敷。

（3）理疗。

（4）如合并感染,根据医嘱给予抗生素治疗。

4.空气栓塞

（1）立即停止输液,及时通知医师,积极配合抢救,安慰患者,以减轻恐惧感。

（2）立即为患者置左侧卧位和头低足高位（头低足高位在吸气时可增加胸内压力,以减少空气进入静脉;左侧位可使肺的位置低于右心室,气泡侧向上漂移到右心室,避开肺动脉口。由于心脏搏动将空气混成泡沫,分次小量进入肺动脉内）。

（3）氧气吸入。

（4）输液前排尽输液管内空气,输液过程中密切观察,加压输液或输血时应专人守护,以防止空气栓塞发生。

（冯永利）

第七节 氧疗技术

一、鼻导管/面罩吸氧

(一)目的
纠正各种原因造成的缺氧状态;提高患者血氧含量及动脉血氧饱和度。

(二)操作前准备
1.告知患者

操作目的、方法、注意事项、配合方法。

2.评估患者

(1)病情、意识、呼吸状态、缺氧程度、心理反应、合作程度。

(2)鼻腔状况:有无鼻息肉、鼻中隔偏曲或分泌物阻塞等。

3.操作护士

着装整洁、修剪指甲、洗手、戴口罩。

4.物品准备

治疗车、一次性吸氧管或吸氧面罩、湿化瓶、蒸馏水、氧流量表、水杯、棉签、吸氧卡、笔、快速手消毒剂、污物桶、消毒桶。

5.环境

安全、安静、整洁。

(三)操作过程
(1)携用物至患者床旁,核对腕带及床头卡。

(2)协助患者取适宜体位。

(3)清洁双侧鼻腔。

(4)正确安装氧气装置,管路或面罩连接紧密,确定氧气流出通畅。

(5)根据病情调节氧流量。

(6)固定吸氧管或面罩。

(7)填写吸氧卡。

(8)用氧过程中密切观察患者呼吸、神志、氧饱和度及缺氧程度改善情况等。

(9)整理床单位,协助患者取舒适卧位。

(10)整理用物,按医疗垃圾分类处理用物。

(11)擦拭治疗车。

(12)洗手、记录、确认医嘱。

(四)注意事项
(1)保持呼吸道通畅,注意气道湿化。

(2)保持吸氧管路通畅,无打折、分泌物堵塞或扭曲。

(3)面罩吸氧时,检查面部、耳郭皮肤受压情况。

（4）吸氧时先调节好氧流量再与患者连接，停氧时先取下鼻导管或面罩，再关闭氧流量表。

（5）注意用氧安全，尤其是使用氧气筒给氧时注意防火、防油、防热、防震。

（6）长期吸氧患者，湿化瓶内蒸馏水每天更换一次，湿化瓶每周浸泡消毒一次，每次30分钟，然后洗净、待干、备用。

（7）新生儿吸氧应严格控制用氧浓度和用氧时间。

（五）评价标准

（1）患者能够知晓护士告知的事项，对服务满意。

（2）操作过程规范、安全，动作娴熟。

二、一次性使用吸氧管（OT-MI人工肺）

（一）目的

纠正各种原因造成的缺氧状态；提高患者血氧含量及动脉血氧饱和度。

（二）操作前准备

1.告知患者/家属

操作目的、方法、注意事项、配合方法。

2.评估患者

（1）病情、意识、缺氧程度、呼吸、自理能力、合作程度。

（2）鼻腔状况。

3.操作护士

着装整洁、修剪指甲、洗手、戴口罩。

4.物品准备

治疗车、氧流量表、人工肺、水杯、棉签、快速手消毒剂、吸氧卡、笔，必要时备吸氧面罩。

5.环境

安静、整洁。

（三）操作过程

（1）携用物至患者床旁，核对腕带及床头卡。

（2）协助患者取舒适卧位。

（3）正确安装氧气装置。

（4）清洁鼻腔。

（5）根据病情调节氧流量。

（6）吸氧并固定吸氧管或面罩。

（7）观察患者缺氧改善情况。

（8）整理床单位，协助患者取舒适、安全卧位。

（9）整理用物，按医疗垃圾分类处理用物。

（10）擦拭治疗车。

（11）洗手、签字、确认医嘱。

（四）注意事项

（1）保持呼吸道通畅，注意气道湿化。

（2）保持吸氧管路通畅，无打折、分泌物堵塞或扭曲。

(3)面罩吸氧时,检查面部、耳郭皮肤受压情况。

(4)吸氧时先调节好氧流量再与患者连接,停氧时先取下鼻导管或面罩,再关闭氧流量表。

(5)注意用氧安全,尤其是使用氧气筒给氧时注意防火、防油、防热、防震。

(6)新生儿吸氧应严格控制用氧浓度和用氧时间。

(五)评价标准

(1)患者/家属能够知晓护士告知的事项,并能配合,对服务满意。

(2)操作过程规范、安全,动作娴熟。

(陈　琳)

第八节　排　痰　技　术

一、有效排痰法

(一)目的

对不能有效咳痰的患者进行叩背,协助排出肺部分泌物,保持呼吸道通畅。

(二)操作前准备

1.告知患者

操作目的、方法、注意事项、配合方法。

2.评估患者

(1)病情、意识状态、咳痰能力、影响咳痰的因素、合作能力。

(2)痰液的颜色、性质、量、气味。

(3)肺部呼吸音情况。

3.操作护士

着装整洁、修剪指甲、洗手、戴口罩。

4.物品准备

听诊器、隔离衣、快速手消毒剂,必要时备雾化面罩、雾化液。

5.环境

整洁、安静。

(三)操作步骤

(1)穿隔离衣,核对腕带及床头卡。

(2)协助患者取侧卧位或坐位。

(3)叩击患者胸背部,手指合拢呈杯状由肺底自下而上、自外向内叩击。

(4)拍背后,嘱患者缓慢深呼吸用力咳出痰液。

(5)听诊肺部呼吸音清。

(6)协助患者清洁口腔。

(7)整理床单位,协助患者取舒适卧位。

(8)整理用物,脱隔离衣。

(9)洗手、记录,确认医嘱。

(四)注意事项

(1)注意保护胸、腹部伤口,合并气胸、肋骨骨折时禁做叩击。

(2)根据患者体型、营养状况、耐受能力,合理选择叩击方式、时间和频率。

(3)操作过程中密切观察患者意识及生命体征变化。

(五)评价标准

(1)患者能够知晓护士告知的事项,对服务满意。

(2)操作过程规范、安全,动作娴熟。

二、经鼻/口腔吸痰

(一)目的

充分吸出痰液,保持患者呼吸道通畅,确保患者安全。

(二)操作前准备

1.告知患者/家属

操作目的、方法、注意事项、配合方法。

2.评估患者

(1)病情、意识状态、生命体征、承受能力、合作程度。

(2)双肺呼吸音、痰鸣音、氧疗情况、SpO_2、咳嗽能力。

(3)痰液的性状。

(4)义齿、口腔及鼻腔状况。

3.操作护士

着装整洁、修剪指甲、态度和蔼、洗手、戴口罩。

4.物品准备

治疗车、治疗盘、吸痰包、一次性吸痰管、灭菌注射用水、负压吸引装置一套、隔离衣、快速手消毒剂、污物桶、消毒桶;必要时备压舌板、开口器、舌钳、口咽通气道、听诊器。

5.环境

整洁、安静。

(三)操作过程

(1)穿隔离衣,携用物至患者床旁,核对腕带及床头卡。

(2)协助患者取适宜卧位,取下活动义齿。

(3)连接电源,打开吸引器,调节负压吸引压力 20.0～26.7 kPa(150～200 mmHg)。

(4)戴一次性无菌手套,连接吸痰管。

(5)吸痰管经口或鼻插入气道(进管时阻断负压),边旋转边向上提拉,每次吸痰时间不超过15秒。

(6)吸痰过程中密切观察患者生命体征、血氧饱和度及痰液情况,听诊呼吸音。

(7)吸痰结束,用手上的一次性手套包裹吸痰管,丢入污物桶。

(8)冲洗管路。

(9)整理床单位,协助患者取安全、舒适体位。

(10)整理用物,按医疗垃圾分类处理用物。消毒仪器及管路。

(11)脱隔离衣,擦拭治疗车。

(12)洗手、记录、确认医嘱。

(四)注意事项

(1)观察患者生命体征、血氧饱和度变化及痰液情况,并准确记录。

(2)遵循无菌原则,插管动作轻柔。吸痰管到达适宜深度前避免负压,逐渐退出的过程中提供负压。

(3)选择粗细、长短、质地适宜的吸痰管。

(4)按需吸痰,每次吸痰时均须更换吸痰管。

(5)患者痰液黏稠时可以配合翻身叩背、雾化吸入,患者发生缺氧症状时如发绀、心率下降应停止吸痰,休息后再吸。

(6)吸痰过程中,鼓励并指导清醒患者深呼吸,进行有效咳嗽。

(五)评价标准

(1)患者/家属能够知晓护士告知的事项,并能配合操作。

(2)遵循无菌原则、消毒隔离制度。

(3)操作过程规范、安全、有效,动作轻柔。

三、气管插管吸痰

(一)目的

充分吸出痰液,保持患者呼吸道通畅。

(二)操作前准备

1.告知患者/家属

操作目的、方法、注意事项、配合方法。

2.评估患者

(1)病情、意识状态、合作程度。

(2)心电监护及管路状况。

3.操作护士

着装整洁、修剪指甲、洗手、戴口罩。

4.物品准备

治疗车、负压吸引装置一套、一次性吸痰管、无菌生理盐水、隔离衣、快速手消毒剂、污物桶、消毒桶。

5.环境

安静、整洁。

(三)操作过程

(1)穿隔离衣,携用物至患者床边,核对患者腕带及床头卡。

(2)协助患者取仰卧位,头偏向操作者侧。

(3)吸痰前给予2分钟纯氧吸入。

(4)连接电源,打开吸引器,调节负压吸引压力 20.0～26.7 kPa(150～200 mmHg)。

(5)戴一次性无菌手套,连接吸痰管。

(6)正确开放气道,迅速将吸痰管插入至适宜深度,边旋转边向上提拉,每次吸痰时间不超过 15 秒。

(7)观察患者生命体征、血氧饱和度变化,痰液的性状、量及颜色,听诊呼吸音。

(8)吸痰结束后再给予纯氧吸入 2 分钟。

(9)吸痰管用手上的一次性手套包裹,丢入污物桶。

(10)冲洗管路并妥善放置。

(11)整理床单位,协助患者取安全、舒适体位。

(12)整理用物,按医疗垃圾分类处理用物。

(13)脱隔离衣,擦拭治疗车。

(14)洗手、记录、确认医嘱。

(四)注意事项

(1)观察患者生命体征及呼吸机参数变化。如呼吸道被痰液堵塞、窒息,应立即吸痰。

(2)遵循无菌原则,每次吸痰时均须更换吸痰管,应先吸气管内,再吸口鼻处。

(3)吸痰前整理呼吸机管路,倾倒冷凝水。

(4)掌握适宜的吸痰时间。呼吸道管路每周更换消毒一次,发现污染严重,随时更换。

(5)注意吸痰管插入是否顺利,遇有阻力时,应分析原因,不得粗暴操作。

(6)选择型号适宜的吸痰管,吸痰管外径应≤气管插管内径的 1/2。

(7)吸痰过程中,鼓励并指导清醒患者深呼吸,进行有效咳痰。

(五)评价标准

(1)患者/家属能够知晓护士告知的事项,并能配合操作。

(2)遵循无菌技术、标准预防、消毒隔离原则。

(3)护士操作过程规范、安全、有效。

四、排痰机使用

(一)目的

协助排除肺部痰液,预防、减轻肺部感染。

(二)操作前准备

1.告知患者

操作目的、方法、注意事项、配合方法。

2.评估患者

(1)病情、意识状态、耐受能力、心理反应、合作程度。

(2)胸部皮肤情况及肺部痰液分布情况。

3.操作护士

着装整洁、修剪指甲、洗手、戴口罩。

4.物品准备

振动排痰机、叩击头套、快速手消毒剂。

5.环境

整洁、安静、私密。

(三)操作步骤

(1)携用物至患者床旁,核对腕带及床头卡。

(2)协助患者取适宜体位。

(3)连接振动排痰机电源,开机。

(4)调节强度、频率。

(5)选择排痰模式(自动和手动),定时。

(6)安装适宜的叩击头及套。

(7)叩击头振动后,方可放于胸部背部及前后两侧并给予适当的压力治疗。

(8)治疗结束,撤除叩击头套。

(9)整理床单位,协助患者取安全、舒适卧位。

(10)整理用物,按医疗垃圾分类处理用物。

(11)洗手、记录、确认医嘱。

(四)注意事项

(1)注意皮肤感染、胸部肿瘤、心内附壁血栓、严重心房颤动、心室颤动、急性心肌梗死、不能耐受震动的患者禁忌使用。

(2)密切监测患者病情变化,如患者感到不适,应及时停止治疗。

(3)应将叩击头置于叩击部位不动,持续数秒,再更换叩击部位,或叩击头缓慢在身体表面移动,要避免快速移动,以免影响治疗效果。

(4)根据患者情况选择治疗时间,一般为5～10分钟。

(五)评价标准

(1)患者/家属能够知晓护士告知的事项,对服务满意。

(2)注意观察患者肺部情况。

(3)护士操作过程规范、准确。

(陈　琳)

第二章

普外科护理

第一节　普外科专科护理技术

一、备皮

(一)目的

(1)术前去除患者手术区域毛发和污垢。

(2)预防切口感染。

(二)评估

1.评估患者

(1)两人核对医嘱。

(2)核对床号、姓名、病历号和腕带(请患者自己说出床号和姓名)。

(3)评估患者病情、意识状态和配合能力。

(4)评估患者手术部位皮肤情况。

(5)了解患者病情、诊断和手术名称。

(6)告知患者备皮的目的和过程,取得患者配合。

2.评估环境

安静整洁、宽敞明亮、室温适宜,有隔离帘或屏风。

(三)操作前准备

1.人员准备

仪表整洁,符合要求。洗手,戴口罩。

2.物品准备

(1)方法一:传统剃毛备皮。治疗车上层放置一次性中单、备皮刀、棉签、温肥皂水、汽油和快速手消毒剂。以上物品符合要求,均在有效期内。治疗车下层放置生活垃圾桶、医疗废物桶。

(2)方法二:电动剃刀备皮。治疗车上层放置一次性中单、小型剪刀、电动剃刀、棉签、温肥皂水、汽油和快速手消毒剂。以上物品符合要求,均在有效期内。治疗车下层放置生活垃圾桶、医疗废物桶。

(四)操作程序

1.传统剃毛备皮

(1)携用物推车至患者床旁,核对床号、姓名、病历号和腕带(请患者自己说出床号和姓名)。

(2)备皮部位垫一次性中单,暴露备皮部位。

(3)用温肥皂水浸湿毛发,涂擦备皮范围。

(4)绷紧皮肤,用备皮刀剃除备皮范围内的毛发。

(5)需要时用棉签蘸取汽油清洁肚脐。

(6)检查备皮部位毛发是否剃除干净,皮肤有无损伤。

(7)嘱患者术前沐浴,换干净病号服。

(8)撤除一次性中单,整理用物,洗手。

2.电动剃刀备皮

(1)携用物推车至患者床旁,核对床号、姓名、病历号和腕带(请患者自己说出床号和姓名)。

(2)备皮部位垫一次性中单,暴露备皮部位。

(3)用剪刀轻轻剪备皮范围的稠密毛发。

(4)用温肥皂水浸湿毛发,涂擦备皮范围。

(5)绷紧皮肤,用电动剃刀剃去备皮范围残余毛发。

(6)需要时用棉签蘸取汽油清洁肚脐。

(7)检查备皮部位毛发是否剃除干净,皮肤有无损伤。

(8)嘱患者术前沐浴,换干净病号服。

(9)撤除一次性中单,整理用物,洗手。

(五)注意事项

(1)注意保暖,尽可能少暴露患者。

(2)备皮刀应锐利,与皮肤表面成45°,切忌刮破皮肤。

(3)皮肤松弛的地方应将皮肤绷紧,以免损伤皮肤。

(4)备皮范围应符合手术要求。

二、腹带包扎

(一)目的

减轻腹部伤口张力,固定腹部引流管,减轻伤口疼痛。临床主要用于剖腹手术后或创伤、腹壁疝加压包扎等。

(二)评估

1.评估患者

(1)两人核对医嘱。

(2)核对床号、姓名、病历号和腕带(请患者自己说出床号和姓名)。

(3)评估患者合作程度、腹围大小;患者腹部皮肤、伤口敷料、伤口渗出、引流管及造口位置;患者是否有腹带包扎经历及对操作的耐受水平。

(4)告知患者腹带包扎的目的和过程,取得患者配合。

2.评估环境

安静整洁、宽敞明亮、室温适宜,有隔离帘或屏风。

(三)操作前准备

1.人员准备

仪表整洁,符合要求。洗手,戴口罩。

2.物品准备

治疗车上层放置依患者腹围选用的腹带、快速手消毒剂。以上物品符合要求,均在有效期内。

(四)操作程序

(1)核对床号、姓名、病历号和腕带(请患者自己说出床号和姓名)。

(2)如病情允许,协助患者取平卧位。

(3)将腹带穿过患者腰部,平铺于床上。

(4)两侧腹带条,一条压一条地左右交替包扎患者腹部。

(5)将最后两根腹带条贴紧腹部打结并整理平整。

(6)快速手消毒剂消毒双手,推车回治疗室。

(7)洗手。

(五)注意事项

(1)腹带包扎松紧适宜,松紧以可伸进一指为宜,如松脱或移位,及时整理。

(2)腹带打结时避开伤口、引流管和造口部位。

(3)引流管从腹带条间穿出,避免在腹带内打结。

三、胃肠减压

(一)目的

(1)解除或者缓解肠梗阻所致的症状。

(2)进行胃肠道手术的术前准备,以减少胃肠胀气。

(3)术后吸出胃肠内气体和胃内容物,减轻腹胀,减少缝线张力和伤口疼痛,促进伤口愈合,改善胃肠壁血液循环,促进消化功能的恢复。

(4)通过对胃肠减压吸出物的判断,可观察病情变化和协助诊断。

(二)评估

1.评估患者

(1)两人核对医嘱。

(2)核对床号、姓名、病历号和腕带(请患者自己说出床号和姓名)。

(3)评估患者病情、意识状态、合作程度,有无插胃管经历。

(4)告知患者胃肠减压的目的和方法、注意事项和配合要点,以取得患者合作。

(5)有义齿或戴眼镜者操作前应取下,妥善放置。

(6)对于昏迷患者,若家属在床旁,可向其家属解释,以获得支持。

(7)使用光源充足的手电筒检查患者鼻腔状况,包括鼻腔黏膜有无肿胀、炎症,有无鼻中隔偏曲和息肉等,既往有无鼻部疾病,鼻呼吸是否通畅。

2.评估环境

安静整洁、宽敞明亮。有隔离帘或屏风。墙壁负压吸引装置完好,保证有效负压。

(三)操作前准备

1.人员准备

仪表整洁,符合要求。洗手,戴口罩。

2.物品准备

治疗车上层放置清洁盘,内放 50 mL 注射器、一次性胃管 2 根、清洁治疗巾 1 块、压舌板、无菌棉签、胶布、治疗碗(内放清洁纱布数块和镊子 1 把)、治疗碗(内盛温开水)、听诊器、弯盘(内放消毒液状石蜡纱布、无齿止血钳 1 把、安全别针 1 个)、手电筒,清洁盘外放置快速手消毒剂及胃肠减压装置 1 套。以上物品符合要求,均在有效期内。治疗车下层放置医疗废物桶、生活垃圾桶。

(四)操作程序

1.胃肠减压

(1)携用物推车至患者床旁,核对床号、姓名、病历号和腕带(请患者自己说出床号和姓名)。如戴眼镜或义齿,应取下妥善放置。

(2)协助患者取坐位或平卧位,无法坐起者取右侧卧位,头颈部自然伸直。颌下铺治疗巾,将弯盘置于口角。清洁鼻腔,将用过的棉签弃于医疗废物桶内。

(3)备胶布 2～3 条。将胃管和 50 mL 注射器(针头放入锐器桶)放入弯盘内,外包装弃于生活垃圾桶内。

(4)测量胃管插入长度,并做一标记,方法为自前额发际至剑突的距离,或自鼻尖经耳垂至胸骨剑突处的距离。或者参照胃管上刻度,保证胃管前端到达胃内,一般成人插入长度为 45～55 cm。

(5)检查胃管是否通畅。用液状石蜡纱布润滑胃管前端。用止血钳夹闭胃管的末端。

(6)一手持纱布托住胃管,另一手持镊子夹住胃管前端,沿选定的一侧鼻孔缓缓插入鼻腔至10～15 cm(咽喉部),嘱患者做吞咽动作,同时顺势将胃管轻轻插入至预定长度。插管过程中患者出现剧烈恶心、呕吐,应暂停插管,深呼吸,胃管插入不畅时,嘱患者张口,检查胃管是否盘在口咽部。

(7)昏迷患者插管:插管前先协助患者去枕、头向后仰,当胃管插入约 15 cm 时,左手将患者头部托起,使下颌靠近胸骨柄,将胃管缓缓插入至预定长度。

(8)验证胃管是否在胃内:①用注射器抽吸,见胃内容物。②向胃管内注入 10 mL 空气,用听诊器在左上腹部听到气过水声。③将胃管末端放入盛水治疗碗内,无气泡溢出。

(9)证实后将胃管末端封帽盖好,用胶布固定胃管于鼻翼两侧和面颊部。

(10)正确连接并用安全别针妥善固定负压装置及引流管,负压吸力不可过强,以免堵塞管口和损伤胃黏膜。

(11)撤除颌下铺巾,患者取舒适体位,整理用物。

(12)快速手消毒剂消毒双手,推车回治疗室,按医疗废物分类处理原则清理用物。

(13)洗手,记录。

2.停止胃肠减压

(1)根据医嘱决定停止胃肠减压。

(2)抬高床头取半卧位,铺治疗巾于颌下,弯盘置于患者口角旁。先关闭负压吸引装置,将吸引装置与胃管分离,用止血钳夹闭胃管的末端并放于弯盘内。

(3)戴手套,轻轻揭去固定胃管的胶布,用纱布包裹贴近鼻孔处的胃管,嘱患者深呼吸,在患者呼气时拔管,边拔管边用纱布擦拭胃管,到咽喉处快速拔除。

(4)脱去手套,用棉签清洁患者鼻腔,擦净胶布痕迹,协助患者取舒适卧位。

(5)按医疗废物分类处理原则处理用物,洗手。

(五)注意事项

(1)护患之间进行有效的沟通,可以减轻插入胃管时给患者和家属带来的心理压力。

(2)插管时动作轻柔,避免损伤食管黏膜。

(3)普通胃管每周更换 1 次,硅胶胃管每月更换 1 次。妥善固定管路,防止导管移位或脱出。

(4)留置胃管期间禁止饮水和进食,应加强患者的口腔护理,保持口腔清洁。

(5)观察引流物的颜色、性质、量,并记录 24 小时引流总量。

(6)胃肠减压期间,注意观察患者水、电解质和胃肠功能恢复情况。

四、外科洗胃

(一)目的

(1)减轻胃黏膜水肿,预防感染,解除幽门梗阻。

(2)减轻潴留物对胃黏膜的刺激。

(3)手术或某些检查前的准备,如胃部、食管下段、十二指肠手术前。

(二)评估

1.评估患者

(1)两人核对医嘱。

(2)核对床号、姓名、病历号和腕带(请患者或家属说出床号和姓名)。

(3)评估患者病情、医疗诊断、意识状况及生命体征。

(4)评估患者口鼻黏膜有无损伤,有无活动义齿,有无误吸风险。

(5)评估患者心理状态及对洗胃的耐受能力、合作程度、知识水平、既往经验等。

(6)告知患者操作目的、方法、注意事项和配合要点。

2.评估环境

安静整洁、宽敞明亮,有隔离帘或屏风。墙壁负压吸引装置完好,保证有效负压。

(三)操作前准备

1.人员准备

仪表整洁,符合要求。洗手,戴口罩。

2.物品准备

治疗车上层放置无菌洗胃包(内有胃管、一次性洗胃器、镊子、纱布、无菌手套 1 副)、无齿止血钳 1 把、一次性中单、治疗巾、量杯、水温计、压舌板、弯盘、棉签、50 mL 注射器、听诊器、手电筒、液状石蜡、快速手消毒剂、洗胃液(遵医嘱准备,一般为温生理盐水 500～1 000 mL),必要时备张口器、牙垫、舌钳。以上物品符合要求,均在有效期内。治疗车下层放置医疗垃圾桶、生活垃圾桶、锐器桶。

(四)操作程序

1.插胃管

步骤同"胃肠减压操作程序"(1)～(13)。

2.灌注洗胃液

(1)接注射器于胃管末端,先回抽,见有内容物抽出,再连接洗胃器注入洗胃液。遵医嘱缓慢灌注,灌注毕,再次用注射器抽取 20 mL 温开水冲洗胃管,将胃管末端的封帽盖好,取下治疗巾放于治疗车下层,将胃管盘好放于患者胸前兜内。

(2)观察病情并询问有无不适,告知注意事项,整理床单位。

(3)快速手消毒剂消毒双手,推车回治疗室,按垃圾分类处理原则处理用物。

(4)洗手,书写护理记录单。

3.抽吸洗胃液

(1)用注射器抽取 20 mL 温开水冲洗胃管,将胃管接于有效负压的负压吸引装置上,根据患者病情及主诉调节负压量,抽吸完毕,将胃管末端的封帽盖好,取下一次性中单放于治疗车下层,将胃管盘好放于患者胸前口袋内。

(2)快速手消毒剂消毒双手,推车回治疗室,按垃圾分类处理原则处理用物。洗手,向医师汇报吸出胃内容物颜色、性状及出入液量。遵医嘱再次洗胃或停止洗胃。书写护理记录单。

4.停止洗胃

(1)核对医嘱和患者床号、姓名、病历号和腕带(请患者自己说出床号和姓名)。

(2)抬高床头取半卧位。

(3)戴手套,弯盘置于患者口角旁,轻轻揭去固定胃管的胶布,用纱布包裹贴近鼻孔处的胃管,嘱患者深呼吸,在患者呼气时拔管,边拔管边用纱布擦拭胃管,到咽喉处快速拔除。将胃管盘绕在纱布中,置于弯盘内。

(4)脱去手套,用棉签清洁患者鼻腔,擦净胶布痕迹,协助患者取舒适卧位。

(5)按医疗废物分类处理原则处理用物,洗手。

(五)注意事项

(1)洗胃过程中应随时观察患者的面色、生命体征、意识,倾听患者主诉。

(2)护患之间进行有效沟通,可以减轻插入胃管时给患者和家属带来的心理压力。

(3)插管时动作轻柔,避免损伤食管黏膜。

(4)插管过程中,若插入不畅时,应检查胃管是否盘在口中;若插管中途患者出现呛咳、呼吸困难、发绀等情况,表示误入气管,应立即拔出。

(5)每次洗胃前应检查并确定胃管是否在胃内,并注意灌注速度、温度、容量;每次鼻饲量不超过 1 000 mL。

(6)长期洗胃者,每天进行口腔护理,普通胃管每周更换 1 次,硅胶胃管每月更换 1 次。妥善固定管路,防止导管移位或脱出。

五、肠内营养管饲

(一)目的

(1)不能经口进食的患者,从肠内营养管饲通路灌入流质食物。

(2)保证患者摄入足够的营养、水分和药物。

(3)本操作适用于鼻胃管、鼻肠管及空肠造瘘患者的管饲。

(二)评估

1.评估患者

(1)两人核对医嘱。

(2)核对床号、姓名、病历号和腕带(请患者或家属说出床号和姓名)。

(3)评估患者合作程度、营养状况。

(4)评估患者肠内营养管饲通路情况、输注方式、有无误吸风险。

(5)评估患者有无腹部不适及腹泻、便秘等并发症。

(6)告知患者操作目的及过程,取得患者配合。

2.评估环境

安静整洁、宽敞明亮、室温适宜,有隔离帘或屏风。

(三)操作前准备

1.人员准备

仪表整洁,符合要求。洗手,戴口罩。

2.物品准备

治疗车上层放置清洁治疗盘(内有 50 mL 注射器 1 个、营养管、无菌手套 1 副)、肠内营养液、营养泵、生理盐水或温开水、营养泵固定架。以上物品符合要求,均在有效期内。治疗车下层放置医疗垃圾桶、生活垃圾桶。

(四)操作程序

(1)携用物推车至患者床旁,核对床号、姓名、病历号和腕带(请患者或家属说出床号和姓名)。

(2)给予肠内营养:①如病情允许,协助患者取半卧位。②将营养泵管与肠内营养液连接并排气后,将泵管安装入肠内营养泵内,另一端与肠内营养管饲通路连接。③用适量温开水冲洗肠内营养管。④打开肠内营养泵,调节流速和输入总量,开始输注。

(3)输注中冲管:①泵入营养液过程中,每 4 小时冲管 1 次。②冲管时先暂停肠内营养泵。③抽取 10～20 mL 生理盐水或温开水。④打开肠内营养管给药口帽,反折肠内营养管近端,脉冲式冲入冲管液。⑤关闭肠内营养管给药口帽,重新启动肠内营养泵。

(4)结束肠内营养:①关闭肠内营养泵,撤除肠内营养液和营养管。②向肠内营养管饲通路注入 10～20 mL 生理盐水或温开水。③封闭肠内营养管饲通路,并妥善固定。④评价肠内营养管饲通路是否通畅、有无脱出。⑤观察患者是否有腹胀、腹泻、呕吐、电解质紊乱。

(五)注意事项

(1)如需自行配制营养液,应现用现配,粉剂应搅拌均匀,配制后的营养液放置在冰箱冷藏,24 小时内用完。

(2)妥善固定管路,防止导管移位或脱出。

(3)肠内营养液温度、输注速度适宜,浓度从低到高。

(4)留置鼻胃管患者要保持鼻腔、口腔清洁,对胃或肠造口的患者保持造口周围皮肤干燥、清洁。

(5)经肠内营养管饲通路给药前、后应用温水冲管,药片应充分研碎、溶解稀释后注入,注入不同药物之间应冲管,尽量给予液态药物。

六、引流袋更换

(一)目的

(1)引流气体、液体(消化液、腹腔液、胆汁、伤口渗出液)至体外,降低局部压力,减少粘连,促进愈合。

(2)监测、治疗。

(二)评估

1.评估患者

(1)两人核对医嘱。

(2)核对患者床号、姓名、病历号和腕带(请患者自己说出床号和姓名)。

(3)评估患者病情、年龄、意识状态和合作程度。

(4)告知患者留置引流管的目的、时间和引流管的位置和种类。

(5)评估引流液的量、颜色和性质。

(6)评估伤口处敷料有无渗血、渗液。

(7)评估患者和家属对引流管相关知识的知晓度。

2.评估环境

安静整洁、宽敞明亮、室温适宜,有隔离帘或屏风。

(三)操作前准备

1.人员准备

仪表整洁,符合要求。洗手,戴口罩。

2.物品准备

治疗车上层放置安尔碘、准备好的输液盘、引流袋、无齿止血钳、无菌纱布、一次性手套、管路标识、一次性中单、快速手消毒剂、无菌棉签、透明胶贴、量杯。以上物品符合要求,均在有效期内。治疗车下层放置医疗废物桶、生活垃圾桶。

(四)操作程序

(1)携用物推车至患者床旁,核对床号、姓名、病历号和腕带(请患者自己说出床号和姓名)。

(2)协助患者半卧位或平卧位。

(3)充分暴露引流管,将一次性中单置于引流管下方。

(4)戴手套,用纱布包裹引流管上端6~10 cm处,用止血钳夹在纱布上,分离引流管。

(5)由内向外消毒引流管口与外周,将新的引流袋与引流管相连,松开止血钳,观察引流情况,确认通畅,固定引流袋。

(6)脱去手套,弃至医疗黄色垃圾桶内。

(7)撤出引流袋外包装,整理床单位。

(8)再次核对患者床号和姓名,快速手消毒剂消毒双手,用黑色记号笔在引流袋上记录引流袋名称、换袋日期和时间,贴好管路标识。

(9)推车回治疗室,按医疗废物分类处理原则处理用物。

(10)洗手,记录引流液的颜色、性质、量,切口或引流口周围皮肤情况。

(五)注意事项

(1)消毒方法正确,严格无菌操作。

(2)检查和挤压管道方法正确,保持引流通畅。

(3)注意观察引流液的颜色、性质、量,引流口周围皮肤情况。

(4)保持引流袋低于引流部位,妥善固定,避免引流管扭曲、打折、滑脱。

(5)若更换带有负压的引流袋,注意保证引流袋的负压状态,负压压力适中。

七、T管引流

(一)目的

(1)引流胆汁和减压,防止因胆汁排出受阻导致胆总管内压力增高。

(2)引流残余结石,使胆管内残余结石,尤其是泥沙样结石通过T管排出体外。

(3)支撑胆管,防止胆总管切口瘢痕狭窄、管腔变小、粘连狭窄等。

(4)观察引流液的性状、颜色和量。

(5)经T管溶石或造影等。

(二)评估

1.评估患者

(1)两人核对医嘱。

(2)评估患者床号、姓名、病历号和腕带(请患者自己说出床号和姓名)。

(3)观察患者的巩膜和胸口皮肤,评估患者黄疸消退情况;评估伤口引流情况,观察引流液的性状、颜色和量。

(4)告知患者T管引流护理的目的、方法、注意事项,以取得患者的配合。

2.评估环境

安静整洁,宽敞明亮。

(三)操作前准备

1.人员准备

仪表整洁,符合要求。洗手,戴口罩。

2.物品准备

治疗车上层放置安尔碘、准备好的输液盘、引流袋、无齿止血钳、无菌纱布、一次性手套、管路标识、一次性中单、快速手消毒剂、无菌棉签、透明胶贴、量杯。以上物品符合要求,均在有效期内。治疗车下层放置医疗废物桶、生活垃圾桶。

(四)操作程序

(1)携用物推车至患者床旁,核对患者床号、姓名、病历号和腕带(请患者自己说出床号和姓名)。

(2)T管引流袋更换:步骤同"引流袋更换"。

(3)T管拔管:T管引流出的胆汁色泽正常,且引流量逐渐减少,可在术后10~14天试行夹管1~2天;夹管期间应注意病情观察,若患者无发热、腹痛、黄疸等症状,可经T管做胆管造影,如造影无异常发现,持续开放T管引流造影剂24小时以上,如胆管通畅无结石或其他病变,再次夹管2~3天,患者无不适即可拔管。拔管后残余窦道用凡士林纱布填塞,1~2天内自行闭合。若胆管造影发现有结石残留,则需保留T管6周以上,再做取石或其他处理。

(五)注意事项

1.防止牵拉

将T管妥善固定于腹壁,不可固定于床单,以防翻身活动时牵拉造成管道脱出。

2.加强观察

观察并记录T管引流出胆汁的颜色、量和性状。胆汁过多,提示胆管下端有梗阻的可能;胆汁浑浊,应考虑结石残留或胆管炎症未被控制。

3.保持引流通畅

防止引流管扭曲、折叠、受压。引流液中有血凝块、絮状物、泥沙样结石时要经常挤捏,防止管道堵塞。必要时用生理盐水低压冲洗或用 50 mL 注射器负压抽吸,用力适宜以防胆管出血。

4.预防感染

长期带管者,定期更换引流袋。引流管口周围皮肤以无菌纱布覆盖,保持局部干燥,防止胆汁浸润皮肤引起炎症反应。平卧时引流管的远端不可高于腋中线,坐位、站立或行走时不可高于腹部手术切口,以防胆汁逆流引起感染。

八、腹腔冲洗

(一)目的

(1)对腹腔进行机械清洗,彻底清除腹腔内坏死组织、渗液、积血和脓液。

(2)减少腹腔内细菌数量,去除毒性物质。

(3)减少肠粘连和脓肿的形成因素,降低伤口感染率和死亡率。

(二)评估

1.评估患者

(1)两人核对医嘱。

(2)核对患者床号、姓名、病历号和腕带(请患者自己说出床号和姓名)。

(3)评估患者身体状态和腹腔引流管的状态。

(4)告知患者腹腔冲洗的目的、方法、注意事项和配合要点,以取得患者的合作。

2.评估环境

安静整洁、宽敞明亮、室温适宜,有隔离帘或屏风。

(三)操作前准备

1.人员准备

仪表整洁,符合要求。洗手,戴口罩。

2.物品准备

治疗车上层放置治疗盘(内置无菌手套、治疗巾、生理盐水 1 000 mL、输液器、棉签、安尔碘)、腹腔冲洗标识、快速手消毒剂。以上物品符合要求,均在有效期内。治疗车下层放置医疗废物桶、生活垃圾桶、量杯。

(四)操作程序

(1)携用物推车至患者床旁,核对床号、姓名、病历号和腕带(请患者自己说出床号和姓名)。

(2)协助患者取舒适卧位,暴露腹腔引流管置管。

(3)悬挂冲洗液,标识清楚。

(4)铺无菌治疗巾,戴无菌手套。

(5)消毒引流管旁置管,连接冲洗液。

(6)冲洗完毕,快速手消毒剂消毒双手,整理床单位。

(7)推车回治疗室,清理用物。

(8)洗手。

(五)注意事项

(1)保持引流管处敷料干燥,保护引流管处皮肤。

(2)腹腔冲洗的管路应与输液管路区别标识,切勿混淆。

(3)如连接负压吸引,保持通畅,避免压力过大。

九、肠造口袋更换

(一)目的

(1)收集排泄物,避免渗漏。

(2)保持造口周围皮肤清洁、完整。

(3)清洗造口周围皮肤或造口黏膜,减轻异味,增加舒适度。

(4)观察及处理造口并发症。

(二)评估

1.评估患者

(1)两人核对医嘱,了解患者年龄、手术日期、造口位置和类型。

(2)核对患者床号、姓名、病历号和腕带(请患者自己说出床号和姓名)。

(3)评估患者意识、病情、自理情况、合作程度、心理状态、家庭支持和经济状况。

(4)评估患者对造口护理方法和知识的掌握程度。

(5)解释操作目的和方法,以取得患者的配合。

2.评估造口

(1)评估造口位置、高度、形状、大小、颜色、是否水肿。

(2)评估造口袋的种类、稳固性、渗漏情况。

(3)造口袋内容物的颜色、性质、量、气味,是否排气。

(4)造口周围皮肤情况、并发症情况。

3.评估环境

安静整洁、宽敞明亮、室温适宜;门窗关闭、有隔离帘或屏风保护隐私。

(三)操作前准备

1.人员准备

仪表整洁,符合要求。洗手,戴口罩。

2.物品准备

治疗车上层放置治疗盘(内置盐水棉球或纱布、棉签、一次性换药包、一次性治疗巾、弯头剪刀、造口袋、夹子、一次性手套、造口量尺、卫生纸、造口粉、防漏膏、皮肤保护膜)、快速手消毒剂。以上物品符合要求,均在有效期内。治疗车下层放置医疗废物桶、生活垃圾桶、量杯。

(四)操作程序

(1)携用物推车至患者床旁,核对床号、姓名、病历号和腕带(请患者自己说出床号和姓名)。

(2)协助患者取舒适卧位,拉隔离帘保护患者隐私,注意保暖。

(3)合理暴露造口部位,注意保暖。

(4)打开治疗巾及换药盘,将打开的两个换药盘放于身旁。

(5)揭除旧造口袋和造口底盘:一手固定造口底盘周围皮肤,一手由上向下分离造口底盘,观察内容物,弃置医疗垃圾桶。

(6)盐水棉球或纱布清洁造口及周围皮肤,并观察周围皮肤及造口的情况。用纱布擦拭干净周围皮肤。

(7)用造口量尺测量造口的大小、形状。

(8)修剪造口底盘,必要时可涂防漏膏、保护膜(造口底盘裁剪的大小一般比造口大 2～3 mm,太大会造成粪水性皮炎,太小会造成黏膜受损或缺血)。

(9)撕去粘贴面上的纸,按照造口位置粘贴造口底盘,安装造口袋并夹闭造口袋下端开口。安装完毕后按压底盘 3～5 分钟。

(10)快速手消毒剂消毒双手,整理床单位,协助患者取舒适卧位,开窗通风。

(11)推车回治疗室,按要求整理用物。

(12)洗手,按要求书写护理记录。

(五)注意事项

(1)更换造口袋时注意造口与伤口距离,保护伤口,并防止造口袋内容物排出污染伤口。

(2)揭除造口袋和造口底盘时注意保护皮肤,防止皮肤损伤;粘贴造口底盘前应保证造口周围皮肤干燥。

(3)造口底盘与造口黏膜之间保持适当空隙。

(4)教会患者观察造口周围皮肤的血运情况,指导患者使用造口护理附件用品前阅读产品说明书。

(5)避免做增加腹压的运动,以免形成造口旁疝。

十、换药

(一)目的

(1)观察伤口的情况和变化。

(2)为患者更换伤口敷料,保持伤口清洁。

(3)预防、控制伤口感染,促进伤口愈合。

(二)评估

1.评估患者

(1)两人核对医嘱。

(2)核对患者床号、姓名、病历号和腕带(请患者自己说出床号和姓名)。

(3)了解患者病情、意识状态和配合能力。

(4)向患者解释操作目的和过程,取得患者配合。

(5)观察、了解伤口局部情况。

2.评估环境

安静整洁、宽敞明亮、温度适宜。关闭门窗、有隔离帘或屏风,30 分钟内无人打扫。

(三)操作前准备

1.人员准备

仪表整洁,符合要求。洗手,戴口罩。

2.物品准备

治疗车上层放置无菌换药包(内放有无菌镊子、无菌剪刀、75%乙醇棉球、生理盐水棉球、无菌弯盘),根据伤口情况准备所需的无菌敷料、一次性治疗巾、胶布、快速手消毒剂。以上物品符合要求,均在有效期内。治疗车下层放置医疗废物桶、生活垃圾桶。

(四)操作程序

(1)携用物推车至患者床旁,核对患者床号、姓名、病历号和腕带(请患者自己说出床号和姓名)。

(2)协助患者改变体位,使之充分暴露伤口。铺一次性治疗巾于伤口下,放弯盘在治疗巾上。

(3)正确揭开创面敷料。揭敷料的原则是由外向里,要轻柔;手取外层敷料,用镊子取内层敷料;有粘连时,应湿敷后再揭;注意观察伤口情况。敷料置于弯盘内,用后放置治疗车下层垃圾桶内。

(4)消毒。①清洁伤口:75%乙醇棉球由创缘从内向外擦拭两遍。②感染伤口:75%乙醇棉球从外周向创缘擦拭切口周围皮肤两遍。

(5)创面用生理盐水棉球清洁,吸净分泌物或脓液。

(6)覆盖无菌纱布,分泌物多时加棉垫,胶布妥善固定敷料。

(7)快速手消毒剂消毒双手。按医疗废物分类处理原则处理用物。

(8)洗手,脱口罩。

(9)记录操作时间和伤口情况。

(五)注意事项

(1)严格执行无菌操作原则。

(2)体位要求是安全、舒适、便于操作、暴露伤口、保暖,同时注意保护患者的隐私。

(3)包扎伤口时要保持良好血液循环,不可固定太紧,包扎肢体时应从身体远端到近端,促进静脉回流。

(4)高度污染的伤口(气性坏疽、破伤风等)必须进行床旁隔离,包括穿隔离衣、物品单放、垃圾单独处理、做好器械消毒、做好手卫生、避免交叉感染。

(5)告知患者注意保持伤口敷料清洁干燥,敷料潮湿时应当及时更换。

(孟凡盛)

第二节　甲状腺功能亢进症

一、疾病概述

(一)概念

甲状腺功能亢进简称甲亢,是由于各种原因导致甲状腺素分泌过多而引起的以全身代谢亢进为主要特征的内分泌疾病。根据发病原因可分为:①原发性甲亢。最常见,腺体呈弥漫性肿大,两侧对称,常伴有突眼,又称为"突眼性甲状腺肿"。患者年龄多在 20～40 岁之间,男女之比约1:4。②继发性甲亢。较少见,患者先有结节性甲状腺肿多年,以后才出现甲状腺功能亢进症状。腺体肿大呈结节状,两侧多不对称,无突眼,容易发生心肌损害,患者年龄多在 40 岁以上。③高功能腺瘤。少见,腺体内有单个自主性高功能结节,其外周的甲状腺组织萎缩。

(二)相关病理生理

甲亢的病理学改变为甲状腺腺体内血管增多、扩张、淋巴细胞浸润。滤泡壁细胞多呈高柱状并发生增生,形成突入滤泡腔内的乳头状体,滤泡腔内的胶体含量减少。

(三)病因与诱因

原发性甲亢的病因迄今尚未完全阐明。目前多数认为原发性甲亢是一种自身免疫性疾病，患者血中有两类刺激甲状腺的自身抗体：一类抗体的作用与促甲状腺素(TSH)相似，能刺激甲状腺功能活动，但作用时间较 TSH 持久，称为"长效甲状腺激素"；另一类为"甲状腺刺激免疫球蛋白"。两类物质均属 G 类免疫球蛋白，都能抑制 TSH，且与 TSH 受体结合，从而增强甲状腺细胞的功能，分泌大量甲状腺激素，即 T_3 和 T_4。

(四)临床表现

典型的表现有高代谢群、甲状腺肿及眼征三大主要症状。

1.甲状腺激素分泌过多症候群

患者性情急躁、容易激动、失眠、双手颤动、怕热、多汗；食欲亢进但消瘦、体重减轻；心悸、脉快有力，脉搏常在 100 次/分以上，休息及睡眠时仍快，脉压增大；可出现内分泌功能紊乱，如月经失调、停经、易疲劳等。其中脉搏增快及脉压增大尤为重要，常可作为判断病情严重程度和治疗效果的重要标志。

2.甲状腺肿

甲状腺多呈对称性、弥漫性肿大；由于腺体内血管扩张、血流加速，触诊可扪及震颤，听诊可闻及杂音。

3.眼征

突眼是眼征中重要且较特异的体征之一，可见双侧眼裂增宽、眼球突出、内聚困难、瞬目减少等突眼征。

(五)辅助检查

1.基础代谢率测定

用基础代谢率测定器测定，较可靠。也可根据脉压和脉搏计算。计算公式：基础代谢率(％)＝(脉搏＋脉压)－111。基础代谢率正常值为±10％，增高至 20％～30％为轻度甲亢，30％～60％为中度甲亢，60％以上为重度甲亢。注意此计算方法不适用于心律不齐者。

2.甲状腺摄^{131}I 率测定

正常甲状腺 24 小时内摄取^{131}I 的量为进入人体总量的 30％～40％，摄^{131}I 高峰在 24 小时后。如果 2 小时内甲状腺摄^{131}I 量超过进入人体总量的 25％，或在 24 小时内超过进入人体总量的 50％，且摄^{131}I 高峰提前出现，都提示有甲亢。

3.血清中 T_3 和 T_4 含量测定

甲亢时血清 T_3 可高于正常值 4 倍，而血清 T_4 仅为正常值的 2.5 倍，所以 T_3 的增高对甲亢的诊断较 T_4 更为敏感。

(六)治疗原则

1.非手术治疗

严格按医嘱服药治疗。

2.手术治疗

甲状腺大部切除术仍是目前治疗中度以上甲亢最常用而有效的方法。手术适应证：①继发性甲亢或高功能腺瘤；②中度以上的原发性甲亢，经内科治疗无明显疗效；③腺体较大伴有压迫症状，或胸骨后甲状腺肿伴甲亢；④抗甲状腺药物或^{131}I 治疗后复发者；⑤坚持长期用药有困难者。另外，甲亢可引起妊娠患者流产、早产，而妊娠又可加重甲亢；因此，凡妊娠早、中期的甲亢患者具有上述指征者,仍应考虑手术治疗。手术禁忌证为青少年患者;症状较轻者;老年患者或有严重器质性疾病不能耐受手术者。

二、护理评估

(一)一般评估

1.健康史

患者一般资料,如年龄、性别;询问患者是否曾患有结节性甲状腺肿或其他免疫系统的疾病;有无甲状腺疾病的用药或手术史并了解患者发病的过程及治疗经过;有无甲亢疾病的家族史。

2.生命体征

患者心悸、脉快有力,脉搏常在 100 次/分以上,休息及睡眠时仍快,脉压增大。

3.患者主诉

睡眠状况;有无疲倦、乏力、咳嗽与心慌气短等症状。

4.相关记录

甲状腺肿大的情况;体重;饮食、皮肤、情绪等记录结果。

(二)身体评估

1.术前评估

术前评估包括:①患者有无自觉乏力、多食、消瘦、怕热、多汗、急躁易怒及排便次数增多等异常改变。②甲状腺多呈弥漫性肿大,可有震颤或血管杂音。③伴有眼征者眼球可向前突出。④病情严重变化时可出现甲亢危象。

2.术后评估

了解麻醉和手术方法、手术经过是否顺利、术中出血情况;了解术后生命体征、切口及引流情况等;观察是否出现甲状腺危象、呼吸困难和窒息、喉返神经损伤、喉上神经损伤和手足抽搐等并发症。

(三)心理-社会评估

患者主要表现为敏感、急躁易怒、焦虑,处理日常生活事件能力下降,家庭人际关系紧张。患者也可因甲亢所致突眼、甲状腺肿大等外形改变,产生自卑心理。部分老年患者可表现为抑郁、淡漠,重者可有自杀行为。

(四)辅助检查阳性结果评估

包括基础代谢率测定、甲状腺摄 ^{131}I 率测定及血清中 T_3 和 T_4 含量测定的结果,以助判断病情。

(五)治疗效果的评估

1.非手术治疗评估要点

评估患者服药治疗后的效果,如心率、基础代谢率的变化等。

2.手术治疗评估要点

监测患者生命体征、切口、引流等,观察是否出现甲状腺危象、呼吸困难和窒息、喉返神经损伤、喉上神经损伤和手足抽搐等并发症。根据病情、手术情况及术后病理检查结果,评估预后状况。

三、主要护理诊断

(一)营养失调

营养低于机体需要量,与基础代谢率增高有关。

(二)有受伤危险

有受伤危险与突眼造成眼角不能闭合、有潜在的角膜溃疡、感染而致失明的可能有关。

(三)潜在并发症

1.窒息与呼吸困难

与全麻未醒、手术刺激分泌物增多误入气管,术后出血压迫气管有关。

2.甲状腺危象

与术前准备不充分、甲亢症状未能很好控制及手术应激有关。

3.手足抽搐

与术中误切甲状旁腺,术后出现低血钙有关。

4.神经损伤

与手术操作误伤神经有关。

四、主要护理措施

(一)术前护理

1.完善各项术前检查

对甲亢或甲状腺巨大肿块患者应行颈部透视或摄片、心脏检查、喉镜检查和基础代谢率测定等,了解气管受压或移位情况及心血管、声带功能和甲亢的程度。

2.提供安静舒适的环境

保持环境安静、舒适,减少活动,避免体力消耗,尽可能限制会客,避免过多外来刺激,对精神紧张或失眠者遵医嘱给予镇静剂,保证患者充足的睡眠。

3.加强营养,满足机体代谢需要

给予高热量、高蛋白、富含维生素的食物;鼓励多饮水以补充出汗等丢失的水分。忌用对中枢神经有兴奋作用的咖啡、浓茶等刺激性饮料。每周测体重一次。

4.术前药物准备的护理

通过药物降低基础代谢率,以满足手术的必备条件,是甲亢患者术前准备的重要环节。常用的方法:①碘剂。术前准备开始即可服用,碘剂能抑制甲状腺素的释放,使腺体充血减少而缩小变硬,有利于手术。常用复方碘化钾溶液,每天 3 次,口服,第 1 天每次 3 滴,第 2 天每次 4 滴,以后每天逐次增加 1 滴至每次 16 滴,然后维持此剂量至手术。②抗甲状腺药物。先用硫脲类药物,通过抑制甲状腺素的合成,以控制甲亢症状;待甲亢症状基本控制后,再改服碘剂 1～2 周,然后行手术治疗。少数患者服用碘剂 2 周后症状改善不明显,可同时服用硫脲类药物,待甲亢症状基本控制后,再继续单独服用碘剂 1～2 周后手术。③普萘洛尔。为缩短术前准备时间,可单独使用或与碘剂合用,每 6 小时口服 1 次,每次 20～60 mg,连服 4～7 天脉搏降至正常水平时,即可施行手术。最后一次服用应在术前 1～2 小时,术后继续口服 4～7 天。此外,术前禁用阿托品,以免引起心动过速。

术前准备成功的标准:患者情绪稳定,睡眠好转,体重增加,脉搏稳定在每分钟 90 次以下,脉压恢复正常,基础代谢率在 20% 以下,腺体缩小变硬。

5.突眼护理

对于原发性甲亢突眼患者要注意保护眼睛,卧床时头部垫高,减轻眼部肿胀;眼睑闭合不全者,可戴眼罩,睡眠前用抗生素眼膏涂眼,防止角膜干燥、溃疡。

6.颈部术前常规准备

术前戒烟,教会患者深呼吸、有效咳嗽及咳痰方法;对患者进行颈过伸体位训练,以适应手术时体位改变;术前 12 小时禁食,4 小时禁水。床旁备引流装置、无菌手套、拆线包及气管切开包等急救物品。

(二)术后护理

1.体位

取平卧位,血压平稳后给予半卧位。

2.饮食

麻醉清醒病情平稳后,协助患者主动饮少量温水,若无不适,鼓励其进食流质,但不可过热,逐步过渡为半流质及软食。

3.病情观察

病情观察包括:①术后密切监测患者的生命体征,尤其是呼吸、脉搏变化;②观察患者有无声音嘶哑、误吸、呛咳等症状;③妥善固定颈部引流管,保持引流通畅,观察并记录引流液的量、颜色及性状;④保持创面敷料清洁干燥,注意渗液流向肩背部,及时通知医师并配合处理。

4.用药护理

继续服用碘剂,每天 3 次,每次 10 滴,共一周左右;或由每天 3 次,每次 16 滴开始,逐天每次减少 1 滴,至每次 3~5 滴为止。年轻患者术后常规口服甲状腺素,每天 30~60 mg,连服 6~12 个月,预防复发。

5.颈部活动指导

术后床上变换体位时注意保护颈部;术后第 2 天床上坐起,或弯曲颈部时,将手放于颈后支撑头部重量,并保持头颈部于舒适位置,减少因震动而引起的疼痛;手术 2~4 天后,进行点头、仰头、伸展和左右旋转等颈部活动,防止切口挛缩。逐渐增加活动范围和活动量。

(三)术后并发症的观察及护理

1.呼吸困难和窒息

多发生于术后 48 小时内,是术后最危急的并发症。表现为进行性呼吸困难、烦躁、发绀,甚至窒息;可有颈周肿胀、切口渗出鲜血等。常见原因和处理:①切口内血肿压迫气管。立即拆线,敞开切口,清除血肿,如呼吸仍无改善则吸氧、气管切开,再急送手术室止血。②喉头水肿。由于手术创伤、气管插管引起。先用激素静脉滴注,无效者行气管切开。③痰液阻塞气道,有效吸痰。④气管塌陷。气管壁长期受肿大的甲状腺压迫,气管软化所致。行气管切开术。⑤双侧喉返神经损伤,气管切开。

2.喉返神经损伤

大多数是由于术中不慎将喉返神经切断、缝扎、钳夹或牵拉过度而致永久性或暂时性损伤;少数由于血肿或瘢痕组织压迫或牵拉而致。前者在术中立即出现症状,后者在术后数小时或数天才出现症状。切断、缝扎会引起永久性损伤,钳夹、牵拉过度、血肿压迫所引起的多数为暂时性,一般经 3~6 个月理疗可恢复或好转。单侧喉返神经损伤引起声音嘶哑,可由健侧声带过度地向患侧内收而代偿。双侧喉返神经损伤导致双侧声带麻痹,可引起失声、呼吸困难,甚至窒息,应立即行气管切开。

3.喉上神经损伤

喉上神经外支损伤可使环甲肌瘫痪,引起声带松弛、声调降低;内支损伤可使喉部黏膜感觉丧失,患者进食、特别是饮水时容易发生误咽、呛咳。应协助患者取坐位进半流质饮食,一般于术后数天可恢复正常。

4.手足抽搐

术中甲状旁腺被误切、挫伤或其血液供应受累可引起甲状旁腺功能低下,血钙降低,神经肌肉的应激性提高。症状一般出现在术后 1～2 天内,轻者面部、口唇或手足部针刺感、麻木感或强直感,2～3 周后症状消失。严重者面肌和手足持续性痉挛、疼痛,频繁发作,每次持续 10～20 分钟或更长,甚至可发生喉和膈肌痉挛,引起窒息死亡。护理措施:①抽搐发作时,立即静脉注射 10% 葡萄糖酸钙或 5% 氯化钙 10～20 mL。②症状轻者,可口服葡萄糖酸钙或乳酸钙;症状重或长期不恢复者,加服维生素 D_3,以促进钙在肠道内的吸收。③每周测血钙和尿钙 1 次。④限制肉类、乳类和蛋类等高磷食品,多吃绿叶蔬菜、豆制品和海味等高钙低磷食物。

5.甲状腺危象

甲状腺危象是甲亢的严重并发症,死亡率为 20%～30%。其发生可能与术前准备不充分、甲亢症状未能很好控制及手术应激有关。主要表现为术后 12～36 小时内高热(>39 ℃)、脉搏细速(>120 次/分)、大汗、烦躁不安、谵妄甚至昏迷,常伴有呕吐、腹泻。若处理不及时或不当可迅速发展为昏迷、虚脱、休克甚至死亡。甲亢患者基础代谢率降至正常范围再实施手术,是预防甲状腺危象的关键。

护理措施:①碘剂。口服复方碘化钾溶液 3～5 mL,紧急时将 10% 碘化钠 5～10 mL 加入 10% 葡萄糖溶液 500 mL 中静脉滴注,以降低血液中甲状腺素水平。②激素治疗。给予氢化可的松 200～400 mg/d,分次静脉滴注,以拮抗过量甲状腺素的反应。③镇静剂。常用苯巴比妥钠 100 mg 或冬眠 II 号半量,6～8 小时肌内注射一次。④肾上腺素能阻滞剂。可用利血平 1～2 mg 肌内注射或胍乙啶 10～20 mg 口服,还可用普萘洛尔 5 mg 加入 5%～10% 葡萄糖溶液 100 mL 中静脉滴注,以降低外周组织对肾上腺素的反应。⑤降温。物理或药物降温,使患者体温维持在 37 ℃左右。⑥静脉滴注大量葡萄糖溶液补充能量。⑦吸氧,以减轻组织缺氧。⑧心力衰竭者,遵医嘱应用洋地黄类制剂。⑨保持病室安静,避免刺激。

(四)心理护理

有针对性与患者沟通,了解其心理状态,满足患者需要,消除其顾虑和恐惧心理,避免情绪激动。

(五)健康教育

(1)鼓励患者早期下床活动,但注意保护头颈部。拆线后教会患者做颈部活动,促进功能恢复,防止瘢痕挛缩;声音嘶哑者,指导患者做发音训练。讲解有关甲状腺术后并发症的临床表现和预防措施。

(2)用药指导:讲解甲亢术后继续服药的重要性并督促执行。如将碘剂滴在饼干、面包等固体食物上同服,既能保证剂量准确,又能避免口腔黏膜损伤。

(3)出院康复指导:注意休息,保持心情愉快;加强颈部活动,防止瘢痕粘连;定期门诊复查,术后第 3、第 6、第 12 个月复诊,以后每年 1 次,共 3 年;若出现心悸、手足震颤、抽搐等情况及时就诊。

五、护理效果评估

(1)患者是否出现甲状腺危象,或已发生的危象能否得到及时发现和处理。

(2)患者营养需要是否得到满足。

(3)患者术后能否有效咳嗽,保持呼吸道通畅。

(4)患者术后生命体征是否平稳,是否出现各种并发症;一旦发生,能否及时发现和处理。

(孟凡盛)

第三节　甲状腺腺瘤

一、疾病概述

(一)概念

甲状腺腺瘤是最常见的甲状腺良性肿瘤。病理分为滤泡状腺瘤和乳头状囊性腺瘤,临床以前者多见。

(二)相关病理生理

1.滤泡状腺瘤

滤泡状腺瘤是最常见的一种甲状腺良性肿瘤,根据其腺瘤实质组织的构成分类如下。

(1)胚胎型腺瘤:由实体性细胞巢和细胞条索构成,无明显的滤泡和胶体形成。瘤细胞多为立方形,体积不大,细胞大小一致。胞质少,嗜碱性,边界不甚清;胞核大,染色质多,位于细胞中央。间质很少,多有水肿。包膜和血管不受侵犯。

(2)胎儿型腺瘤:主要由体积较小而均匀一致的小滤泡构成。滤泡可含或不含胶质。滤泡细胞较小,呈立方形,胞核染色深,其形态、大小和染色可有变异。滤泡分散于疏松结缔组织中,间质内有丰富的薄壁血管,常见出血和囊性变。

(3)胶性腺瘤:又称巨滤泡性腺瘤,最多见,瘤组织由成熟滤泡构成,其细胞形态和胶质含量皆和正常甲状腺相似。但滤泡大小悬殊,排列紧密,亦可融合成囊。

(4)单纯性腺瘤:滤泡形态和胶质含量与正常甲状腺相似。但滤泡排列较紧密,呈多角形,间质很少。

(5)嗜酸性腺瘤:又称 Hurthle 细胞瘤。瘤细胞大,呈多角形,胞质内含嗜酸颗粒,排列成条或成簇,偶成滤泡或乳头状。

2.乳头状腺瘤

良性乳头状腺瘤少见,多呈囊性,故又称乳头状囊腺病。甲状腺腺瘤中,具有乳头状结构者有较大的恶性倾向,良性乳头状腺瘤少见,多呈囊性,故又称乳头状囊腺瘤。乳头由单层立方或低柱状细胞覆于血管及结缔组织来构成,细胞形态和正常静止期的甲状腺上皮相似,乳头较短,分支较少,有时见乳头中含有胶质细胞。乳头突入大小不等的囊腔内,腔内有丰富的胶质。瘤细胞较小,形态一致,无明显多形性和核分裂象。甲状腺腺瘤中,具有乳头状结构者有较大的恶性倾向。

3.不典型腺瘤

不典型腺瘤比较少见,腺瘤包膜完整,质地坚韧,切面细腻而无胶质光泽。镜下细胞丰富,密集,常呈片块状、巢状排列,结构不规则,多不形成滤泡。间质甚少。细胞具有明显的异形性,形状、大小不一致,可呈长方形、梭形;胞核也不规则,染色较深,亦可见有丝分裂象,故常疑为癌变,但无包膜、血管及淋巴管浸润。

4.甲状腺囊肿

根据内容物不同可分为胶性囊肿、浆液性囊肿、坏死性囊肿、出血性囊肿。

5.功能自主性甲状腺腺瘤

瘤实质区可见陈旧性出血、坏死、囊性变、玻璃样变、纤维化、钙化。瘤组织边界清楚,外周甲状腺组织常萎缩。

(三)病因与诱因

甲状腺腺瘤的病因未明,可能与性别、遗传因素、射线照射、TSH过度刺激有关,也可能与地方性甲状腺肿疾病有关。

1.性别

甲状腺腺瘤在女性的发病率为男性的5～6倍,提示可能性别因素与发病有关,但目前没有发现雌激素刺激肿瘤细胞生长的证据。

2.癌基因

甲状腺腺瘤中可发现癌基因 *c-myc* 的表达。腺瘤中还可发现癌基因 *H-ras* 第12、第13、第61密码子的活化突变和过度表达。高功能腺瘤中还可发现TSH-G蛋白腺嘌呤环化酶信号传导通路所涉及蛋白的突变,包括TSH受体跨膜功能区的胞外和跨膜段的突变和刺激型GTP结合蛋白的突变。上述发现均表明腺瘤的发病可能与癌基因有关,但上述基因突变仅见于少部分腺瘤中。

3.家族性肿瘤

甲状腺腺瘤可见于一些家族性肿瘤综合征中,包括多发性错构瘤综合征和Catney联合体病等。

4.外部射线照射

幼年时期头、颈、胸部曾经进行过X线照射治疗的人群,其甲状腺癌发病率约增高100倍,而甲状腺腺瘤的发病率也明显增高。

5.TSH过度刺激

在部分甲状腺腺瘤患者可发现其血TSH水平增高,可能与其发病有关。实验发现,TSH可刺激正常甲状腺细胞表达前癌基因 *c-myc*,从而促使细胞增生。

(四)临床表现

甲状腺腺瘤可发生于任何年龄,但以青年女性多见;多数无自觉症状,往往在无意中发现颈前区肿块;大多为单个,无痛;包膜感明显,可随吞咽移动。肿瘤增长缓慢,一旦肿瘤内出血或囊变,体积可突然增大,且伴有疼痛和压痛,但过一时期又会缩小,甚至消失。少数增大的肿瘤逐渐压迫外周组织,引起气管移位,但气管狭窄罕见;患者会感到呼吸不畅,特别是平卧时为甚。胸骨后的甲状腺腺瘤压迫气管和大血管后可引起呼吸困难和上腔静脉压迫症。少数腺瘤可因钙化斑块使瘤体变得坚硬。典型的甲状腺腺瘤很容易作出临床诊断,甲状腺功能检查一般正常;核素扫描常显示温结节,但如有囊变或出血就显示冷结节。自主性高功能甲状腺腺瘤可表现不同程度的甲亢症状。

(五)辅助检查

1.甲状腺功能检查

血清 TT_3、FT_3、TT_4、FT_4、TSH 均正常。自主性高功能甲状腺腺瘤患者血清 TT_3、FT_3、TT_4、FT_4 增高,TSH 降低。

2.X 线检查

如腺瘤较大,颈胸部 X 线检查可见气管受压移位,部分患者可见瘤体内钙化等。

3.核素扫描

90％的腺瘤不能聚集放射性锝或碘,核素扫描多显示为"冷结节",少数腺瘤有聚集放射性碘的能力,核素扫描示"温结节";自主性高功能腺瘤表现为放射性浓聚的"热结节";腺瘤发生出血、坏死等囊性变时则均呈"冷结节"。

4.B 超检查

对诊断甲状腺腺瘤有较大价值,超声波下腺瘤和外周组织有明显界限,有助于辨别单发或多发、囊性或实性。

5.甲状腺穿刺活检

甲状腺穿刺活检有助于诊断,特别在区分良恶性病变时有较大价值,但属创伤性检查,不易常规进行。

(六)治疗原则

1.非手术治疗

能抑制垂体 TSH 的分泌,减少 TSH 对甲状腺腺瘤的刺激,从而使腺瘤逐渐缩小,甚至消失。从小剂量开始,逐渐加量。可用左甲状腺素 50~150 μg/d 或干甲状腺片 40~120 mg/d,治疗 3~4 个月。适于多发性结节或温结节、热结节等单结节患者。如效果不佳,应考虑手术治疗。

2.手术治疗

甲状腺腺瘤有癌变可能的患者、或引起甲亢者,应行手术切除腺瘤。伴有甲亢的高功能腺瘤,需要先用抗甲状腺药物控制甲亢,待甲状腺功能正常后,行腺瘤切除术,可使甲亢得到治愈。

对于甲状腺腺瘤,手术切除是最有效的治疗方法,无论肿瘤大小,目前多主张做患侧腺叶切除或腺叶次全切除而不宜行腺瘤摘除术。其原因是临床上甲状腺腺瘤和某些甲状腺癌特别是早期甲状腺癌难以区别。另外约 25％的甲状腺腺瘤为多发,临床上往往仅能查到较大的腺瘤,单纯腺瘤摘除会遗留小的腺瘤,日后造成复发。因甲状腺腺瘤有引起甲亢(发生率约为 20％)和恶变(发生率约为 10％)的可能,故应早期行包括腺瘤的患侧,甲状腺大部或部分(腺瘤小)切除。切除标本必须立即行冷冻切片检查,以判定有无恶变。

二、护理评估

(一)术前评估

1.健康史

患者是否曾患有结节性甲状腺肿或伴有其他自身免疫性疾病;有无甲状腺疾病的用药或手术史;近期有无感染、劳累、精神刺激或创伤等应激因素。

2.身体状况

(1)局部:①肿块与吞咽运动的关系;②肿块的大小、形状、质地和活动度;③肿块的生长速度;④颈部有无肿大淋巴结。

(2)全身:①有无压迫症状,如声音嘶哑、呼吸困难、吞咽困难等;②有无骨和肺转移征象;③有无腹泻、心悸、脸面潮红和血清钙降低等症状;④有无其他内分泌腺体的增生。

(3)辅助检查:包括基础代谢率,甲状腺摄^{131}I率测定,血清T_3、T_4含量,同位素扫描,B超等检查结果。

3.心理-社会状况

(1)心理状态:患者常在无意中发现颈部肿块,病史短且突然,因而担忧肿块的性质和预后,表现为焦虑不安;故需了解和评估患者患病后的情绪和心理变化。

(2)认知程度:①对甲状腺疾病的认知态度;②对手术的接受程度;③对术后康复知识的了解程度。

(二)术后评估

1.术中情况

了解麻醉方式、手术方式及病灶处理情况、术中出血与补液情况。

2.术后情况

(1)评估患者呼吸道是否通畅、生命体征是否平稳、神志是否清楚和切口、引流情况等。

(2)了解患者是否出现术后并发症,如呼吸困难和窒息、喉返神经损伤、喉上神经损伤、手足抽搐和甲状腺危象等。

三、主要护理诊断

(一)营养失调

营养低于机体需要量,与基础代谢率增高有关。

(二)有受伤危险

与突眼造成眼角不能闭合、有潜在的角膜溃疡、感染而致失明的可能有关。

(三)潜在并发症

1.窒息与呼吸困难

与全麻未醒、手术刺激分泌物增多误入气管,术后出血压迫气管有关。

2.甲状腺危象

与术前准备不充分、甲亢症状未能很好控制及手术应激有关。

3.手足抽搐

与术中误切甲状旁腺,术后出现低血钙有关。

4.神经损伤

与手术操作误伤神经有关。

四、主要护理措施

(一)术前护理

充分而完善的术前准备和护理是保证手术顺利进行和预防术后并发症的关键。

1.休息和心理护理

多与患者交谈,消除其顾虑和恐惧;对精神过度紧张或失眠者,适当应用镇静剂或安眠药物,使其处于接受手术的最佳身心状态。

2.配合术前检查

除常规检查外,还包括颈部超声、心电图检查、喉镜检查、测定基础代谢率。

3.用药护理

术前通过药物降低基础代谢率是甲亢患者术前准备的重要环节。

(1)单用碘剂:常用的碘剂是复方碘化钾溶液,每天 3 次口服,第 1 天每次 3 滴,第 2 天每次 4 滴,依此逐天递增至每次 16 滴止,然后维持此剂量。2～3 周后待甲亢症状得到基本控制(患者情绪稳定,睡眠好转,体重增加,脉搏<90 次/分,脉压恢复正常,基础代谢率+20％以下),便可进行手术。碘剂的作用在于抑制蛋白水解酶,减少甲状腺球蛋白的分解,逐渐抑制甲状腺素的释放,有助于避免术后甲状腺危象的发生。但因碘剂只能抑制甲状腺素的释放,而不能抑制甲状腺素的合成,一旦停服,贮存于甲状腺滤泡内的甲状腺球蛋白大量分解,使甲亢症状重新出现,甚至加重。因此,凡不准备手术治疗的甲亢患者均不宜服用碘剂。

(2)硫脲类药物加用碘剂:先用硫脲类药物,待甲亢症状基本控制后停药,再单独服用碘剂 1～2 周后再行手术。因硫脲类药物能使甲状腺肿大充血,手术时极易发生出血,增加手术风险;而碘剂能减少甲状腺的血流量,减少腺体充血,使腺体缩小变硬,因此服用硫脲类药物后必须服用碘剂。

(3)碘剂加用硫脲类药物后再单用碘剂:少数患者服碘剂 2 周后症状改善不明显,可加服硫脲类药物,待甲亢症状基本控制,停用硫脲类药物后再继续单独服用碘剂 1～2 周后手术。在此期间应严密观察用药的效果与不良反应。

(4)普萘洛尔单用或合用碘剂:对于不能耐受碘剂或合并应用硫脲类药物,或对此两类药物无反应的患者,主张与碘剂合用或单用普萘洛尔作术前准备,每 6 小时服药 1 次,每次 20～60 mg,一般服用 4～7 天后脉搏即降至正常水平,由于普萘洛尔半衰期不到 8 小时,故最末一次服用须在术前 1～2 小时,术后继续口服 4～7 天,术前不用阿托品,以免引起心动过速。

4.饮食护理

给予高热量、高蛋白质和富含维生素的均衡饮食,加强营养支持,纠正负氮平衡;给予足够的液体摄入以补充出汗等所丢失的水分。但有心脏疾病患者应避免大量摄水,以防水肿和心力衰竭。禁用对中枢神经有兴奋作用的浓茶、咖啡等刺激性饮料,戒烟、酒。勿进食增加肠蠕动及易导致腹泻的富含纤维的食物。

5.突眼护理

突眼者注意保护眼睛,经常滴眼药水,外出戴墨镜或使用眼罩以避免强光、风沙及灰尘的刺激。睡前用抗生素眼膏涂眼,并覆盖油纱或使用眼罩,以免角膜过度暴露后干燥受损,发生溃疡。

6.其他措施

术前教会患者头低肩高体位练习,指导患者深呼吸,学会有效咳嗽的方法,患者接往手术室后备麻醉床、引流装置、无菌手套、拆线包及气管切开包等。

(二)术后护理

(1)体位和引流:平卧位,血压平稳后半卧位以利于呼吸和引流,引流管 24～48 小时拔出。

(2)病情观察:密切观察生命指征;观察伤口渗血情况;了解患者的发音和吞咽情况;判断有无呼吸困难、声音嘶哑、音调降低、误咽、呛咳等。

(3)保持呼吸道通畅,预防肺部并发症。

(4)饮食:术后 6 小时后可进少量温或凉流质,禁忌过热饮食,以免诱发手术部位血管扩张。

(三)术后并发症的观察及护理

1.呼吸困难和窒息

多发生于术后 48 小时内,是术后最危急的并发症。表现为进行性呼吸困难、烦躁、发绀,甚至窒息;可有颈周肿胀、切口渗出鲜血等。常见原因和处理:①切口内血肿压迫气管。立即拆线,敞开切口,清除血肿,如呼吸仍无改善则吸氧、气管切开,再急送手术室止血。②喉头水肿。由于手术创伤、气管插管引起。先用激素静脉滴注,无效者行气管切开。③痰液阻塞气道,有效吸痰。④气管塌陷。气管壁长期受肿大的甲状腺压迫,气管软化所致。行气管切开术。⑤双侧喉返神经损伤,气管切开。

2.喉返神经损伤

大多数是由于术中不慎将喉返神经切断、缝扎、钳夹或牵拉过度而致永久性或暂时性损伤;少数由于血肿或瘢痕组织压迫或牵拉而致。前者在术中立即出现症状,后者在术后数小时或数天才出现症状。切断、缝扎会引起永久性损伤,钳夹、牵拉过度、血肿压迫所引起的多数为暂时性,一般经 3～6 个月理疗可恢复或好转。单侧喉返神经损伤引起声音嘶哑,可由健侧声带过度地向患侧内收而代偿。双侧喉返神经损伤导致双侧声带麻痹,可引起失声、呼吸困难,甚至窒息,应立即行气管切开。

3.喉上神经损伤

喉上神经外支损伤可使环甲肌瘫痪,引起声带松弛、声调降低;内支损伤可使喉部黏膜感觉丧失,患者进食、特别是饮水时容易发生误咽、呛咳。应协助患者取坐位进半流质饮食,一般于术后数天可恢复正常。

4.手足抽搐

术中甲状旁腺被误切、挫伤或其血液供应受累可引起甲状旁腺功能低下,血钙降低,神经肌肉的应激性提高。症状一般出现在术后 1～2 天内,轻者面部、口唇或手足部针刺感、麻木感或强直感,2～3 周后症状消失。严重者面肌和手足持续性痉挛、疼痛,频繁发作,每次持续 10～20 分钟或更长,甚至可发生喉和膈肌痉挛,引起窒息死亡。护理措施:①抽搐发作时,立即静脉注射 10％葡萄糖酸钙或 5％氯化钙 10～20 mL。②症状轻者,可口服葡萄糖酸钙或乳酸钙;症状重或长期不恢复者,加服维生素 D_3,以促进钙在肠道内的吸收。③每周测血钙和尿钙 1 次。④限制肉类、乳类和蛋类等高磷食品,多吃绿叶蔬菜、豆制品和海味等高钙低磷食物。

5.甲状腺危象

甲状腺危象是甲亢的严重并发症,死亡率为 20％～30％。其发生可能与术前准备不充分、甲亢症状未能很好控制及手术应激有关。主要表现为术后 12～36 小时内高热(＞39 ℃)、脉搏细速(＞120 次/分)、大汗、烦躁不安、谵妄甚至昏迷,常伴有呕吐、腹泻。若处理不及时或不当可迅速发展为昏迷、虚脱、休克甚至死亡。甲亢患者基础代谢率降至正常范围再实施手术,是预防甲状腺危象的关键。护理措施:①碘剂。口服复方碘化钾溶液 3～5 mL,紧急时将 10％碘化钠 5～10 mL 加入 10％葡萄糖溶液 500 mL 中静脉滴注,以降低血液中甲状腺素水平。②激素治疗。给予氢化可的松 200～400 mg/d,分次静脉滴注,以拮抗过量甲状腺素的反应。③镇静剂。常用苯巴比妥钠 100 mg 或冬眠Ⅱ号半量,6～8 小时肌内注射一次。④肾上腺素能阻滞剂。可用利血平 1～2 mg 肌内注射或胍乙啶 10～20 mg 口服,还可用普萘洛尔 5 mg 加入 5％～10％葡萄糖溶液 100 mL 中静脉滴注,以降低外周组织对肾上腺素的反应。⑤降温。物理或药物降温,使患者体温维持在 37 ℃左右。⑥静脉滴注大量葡萄糖溶液补充能量。⑦吸氧,以减轻组织缺氧。⑧心力衰竭者,遵医嘱应用洋地黄类制剂。⑨保持病室安静,避免刺激。

(四)健康教育

1.自我护理指导

指导患者保持精神愉快和心境平和,劳逸结合,适当休息和活动。

2.用药指导

说明甲亢术后继续服药的重要性并督促执行。

3.复诊指导

患者出院后定期至门诊复查,以了解甲状腺功能,若出现心悸、手足震颤、抽搐等症状时及时就诊。

五、护理效果评估

(1)患者是否出现甲状腺危象,或已发生的危象能否得到及时发现和处理。

(2)患者营养需要是否得到满足。

(3)患者术后能否有效咳嗽,保持呼吸道通畅。

(4)患者术后生命体征是否平稳,是否出现各种并发症;一旦发生,能否及时发现和处理。

(孟凡盛)

第四节 甲状腺癌

一、疾病概述

(一)概念

甲状腺肿瘤主要包括甲状腺腺瘤和甲状腺癌。甲状腺腺瘤是最常见的甲状腺良性肿瘤,多见于 40 岁以下的女性。按形态学可分为滤泡状和乳头状囊性腺瘤两种。滤泡状甲状腺腺瘤较常见,腺瘤有完整的包膜。甲状腺癌是最常见的甲状腺恶性肿瘤,约占全身恶性肿瘤的 1%。

(二)相关病理生理

甲状腺是人体最大的内分泌腺体,位于甲状软骨下方、气管两旁,分左、右两叶,中央为峡部。甲状腺由两层被膜包裹:内层被膜叫甲状腺固有被膜,很薄,紧贴腺体并形成纤维束伸入到腺实质内;外层包绕并固定于气管和环状软骨上,可随吞咽动作上、下移动。两层被膜之间有疏松的结缔组织、甲状腺动、静脉及淋巴、神经和甲状旁腺。

甲状腺的血液供应十分丰富,主要来自两侧的甲状腺上、下动脉。甲状腺上、下动脉的分支之间,及其分支与咽喉部、气管和食管动脉的分支间,都有广泛的吻合、沟通,故手术结扎两侧甲状腺上、下动脉后,残留的腺体及甲状旁腺仍有足够的血液供应。甲状腺有三条主要的静脉,即甲状腺上、中、下静脉。甲状腺上、中静脉流入颈内静脉,甲状腺下静脉流入无名静脉。甲状腺的淋巴液汇入颈深部淋巴结。支配甲状腺的神经来自迷走神经,主要有喉返神经和喉上神经。喉返神经位于甲状腺背侧的气管食管沟内,支配声带运动;喉上神经的内支(感觉支)分布于喉黏膜上,外支(运动支)支配环甲肌,使声带紧张。

甲状腺的主要功能是合成、贮存和分泌甲状腺素。甲状腺素分为三碘甲状腺原氨酸(T_3)和四碘甲状腺原氨酸(T_4)两种。甲状腺素的主要作用是参与人体的物质和能量代谢,促进蛋白质、脂肪和碳水化合物的分解,促进人体生长发育和组织分化等。甲状腺功能的调节主要依靠丘脑-垂体-甲状腺轴控制系统和甲状腺自身进行调节。

甲状腺癌除髓样癌来源于滤泡旁降钙素分泌细胞外,其他均起源于滤泡上皮细胞。按肿瘤的病理可分为如下几种类型。

1.乳头状腺癌

乳头状腺癌约占成人甲状腺癌的70%和儿童甲状腺癌的全部,30～45岁女性多见,属低度恶性,可较早出现颈部淋巴结转移,但预后较好。

2.滤泡状腺癌

滤泡状腺癌约占甲状腺癌的15%,50岁左右中年人多见,属中度恶性,可经血运转移至肺和骨,预后不如乳头状腺癌。

3.未分化癌

未分化癌占甲状腺癌的5%～10%,多见于70岁左右老年人,属高度恶性,可早期发生颈部淋巴结转移,或侵犯喉返神经、气管、食管,并常经血液转移至肺、骨等处,预后很差。

4.髓样癌

髓样癌仅占甲状腺癌的7%,常有家族史,中度恶性,较早出现淋巴结转移,也可经血行转移至肺和骨,预后不如乳头状腺癌,但较未分化癌好。

(三)病因与诱因

甲状腺肿瘤的病因与诱因尚不完全清楚,有研究表明与甲状腺的功能失调以及患者的情绪有关。

(四)临床表现

腺体内出现单个、固定、表面凹凸不平、质硬的肿块是各型甲状腺癌的共同表现。随着肿物逐渐增大,肿块随吞咽上下移动度减少。晚期常压迫气管、食管或喉返神经而出现呼吸困难、吞咽困难和声音嘶哑;压迫颈交感神经节引起霍纳综合征(表现为患侧上睑下垂、眼球内陷、瞳孔缩小、同侧头面部潮红无汗);颈丛浅支受侵时可有耳、枕、肩等部位的疼痛。髓样癌组织可产生激素样活性物质,如5-羟色胺和降钙素,患者可出现腹泻、心悸、颜面潮红和血钙降低等症状。局部转移常在颈部出现硬而固定的淋巴结,远处转移多见于扁骨(颅骨、胸骨、椎骨、骨盆)和肺。

(五)辅助检查

1.实验室检查

除常规生化和三大常规外,测定甲状腺功能和血清降钙素有助于髓样癌的诊断。

2.放射性^{131}I或^{99m}Tc扫描

甲状腺腺瘤多为温结节,若伴有囊内出血时可为冷结节或凉结节,边缘一般较清晰。甲状腺癌为冷结节,边缘一般较模糊。

3.细胞学检查

细针穿刺结节并抽吸、涂片行病理学检查,确诊率可高达80%。

4.B超检查

可显示结节位置、大小、数量及与邻近组织的关系。

5.X 线检查

颈部正侧位片,可了解有无气管移位或狭窄、肿块钙化及上纵隔增宽等。胸部及骨骼摄片可了解有无肺及骨转移。

(六)治疗原则

1.非手术治疗

未分化癌一般采用放射治疗(简称放疗)。

2.手术治疗

(1)因甲状腺腺瘤有 20％引起甲亢和 10％发生恶变的可能,故原则上应早期手术治疗,即包括腺瘤的患侧甲状腺大部或部分切除术,术中行快速冰冻切片病理检查。

(2)除未分化癌外,其他类型甲状腺癌均应行甲状腺癌根治术,手术范围包括患侧甲状腺及峡部全切除、对侧大部切除,有淋巴结转移时应行同侧颈淋巴结清扫,并辅以核素、甲状腺素和外放射等治疗。

二、护理评估

(一)一般评估

1.健康史

患者一般资料,如年龄、性别;询问患者是否曾患有结节性甲状腺肿或伴有其他免疫系统疾病;了解有无家族史及既往史等。

2.生命体征

一般体温、脉搏、血压正常。少数患者有呼吸困难。

3.患者主诉

包块有无疼痛;睡眠状况;有无疲倦、乏力、咳嗽与心慌气短等症状。

4.相关记录

甲状腺肿块的大小、形状、质地、活动度;颈部淋巴结的情况;体重;饮食、皮肤等记录结果。

(二)身体评估

1.术前评估

了解甲状腺肿块的大小、形状、质地、活动度;肿块生长速度;颈部有无肿大淋巴结;患者有无呼吸困难、声音嘶哑、吞咽困难、霍纳综合征等;有无远处转移,如骨和肺的转移征象;腹泻、心悸、颜面潮红和血钙降低等症状。

2.术后评估

了解麻醉和手术方法、手术经过是否顺利、术中出血情况;了解术后生命体征、切口及引流情况等;观察是否出现呼吸困难和窒息、喉返神经损伤、喉上神经损伤和手足抽搐等并发症。

(三)心理-社会评估

(1)术前患者情绪是否稳定。

(2)是否了解甲状腺疾病的相关知识。

(3)能否掌握康复知识。

(4)了解家庭经济承受能力等。

(四)辅助检查阳性结果评估

(1)了解放射性 ^{131}I 或 ^{99m}Tc 扫描结果,以判断温结节和冷结节。

(2)了解生化和三大常规、甲状腺功能和血清降钙素、B超、X线、心电图、细胞学等结果,判断是否有影响手术效果的因素存在。

(五)治疗效果的评估

1.非手术治疗评估要点

放疗后是否出现并发症,如放射性皮炎、骨髓抑制引起的白细胞计数下降等。

2.手术治疗评估要点

评估要点包括:①术后患者的生命体征是否平稳;切口及引流情况;有无急性呼吸困难以及喉上神经或喉返神经损伤;有无甲状旁腺损伤等。②根据病情、手术情况及术后病理检查结果,评估预后状况。

三、主要护理诊断

(一)焦虑

焦虑与担心肿瘤的性质、手术及预后有关。

(二)疼痛

疼痛与手术创伤、肿块压迫或肿块囊内出血有关。

(三)清理呼吸道无效

清理呼吸道无效与全麻未醒、手术刺激分泌物增多及切口疼痛有关。

(四)潜在并发症

1.窒息

与全麻未醒、手术刺激分泌物增多误入气管有关。

2.呼吸困难

与术后出血压迫气管有关。

3.手足抽搐

与术中误切甲状旁腺,术后出现低血钙有关。

4.神经损伤

与手术操作误伤神经有关。

四、主要护理措施

(一)术前护理

1.术前准备

指导、督促患者练习手术时的体位:将软枕垫于肩部,保持头低位(过仰后伸位)。术前晚给予镇静类药物,保证患者充分休息和睡眠。若患者行颈部淋巴结清扫术,术前1天剃去其耳后毛发。

2.心理护理

让患者及家属了解所患肿瘤的性质,讲解有关知识,帮助患者以平和的心态接受手术。

3.床旁准备气管切开包

甲状腺手术,尤其行颈淋巴结清扫术者,床旁必须备气管切开包。肿块较大、长期压迫气管的患者,术后可能出现气管软化塌陷而引起窒息,或因术后出血引流不畅而淤积颈部,局部迅速肿胀,患者呼吸困难等都需立即配合医师行气管切开及床旁抢救或拆除切口缝线,清除血肿。

(二)术后护理

1.体位

取平卧位,血压平稳后给予半卧位。

2.饮食

麻醉清醒病情平稳后,协助患者主动饮少量温水,若无不适,鼓励其进食流质,但不可过热,逐步过渡为半流质及软食。

3.病情观察

术后密切监测患者的生命体征,尤其是呼吸、脉搏变化;观察患者有无声音嘶哑、误吸、呛咳等症状;妥善固定颈部引流管,保持引流通畅,观察并记录引流液的量、颜色及性状;保持创面敷料清洁干燥,注意渗液流向肩背部,及时通知医师并配合处理。

(三)术后并发症的观察及护理

1.呼吸困难和窒息

多发生于术后48小时内,是术后最危急的并发症。表现为进行性呼吸困难、烦躁、发绀,甚至窒息;可有颈周肿胀、切口渗出鲜血等。常见原因和处理:①切口内血肿压迫气管。立即拆线,敞开切口,清除血肿,如呼吸仍无改善则吸氧、气管切开,再急送手术室止血。②喉头水肿。由于手术创伤、气管插管引起。先用激素静脉滴注,无效者行气管切开。③痰液阻塞气道,有效吸痰。④气管塌陷。气管壁长期受肿大的甲状腺压迫,气管软化所致。行气管切开术。⑤双侧喉返神经损伤,气管切开。

2.喉返神经损伤

大多数是由于术中不慎将喉返神经切断、缝扎、钳夹或牵拉过度而致永久性或暂时性损伤;少数由于血肿或瘢痕组织压迫或牵拉而致。前者在术中立即出现症状,后者在术后数小时或数天才出现症状。切断、缝扎会引起永久性损伤,钳夹、牵拉过度、血肿压迫所引起的多数为暂时性,一般经3～6个月理疗可恢复或好转。单侧喉返神经损伤引起声音嘶哑,可由健侧声带过度地向患侧内收而代偿。双侧喉返神经损伤导致双侧声带麻痹,可引起失声、呼吸困难,甚至窒息,应立即行气管切开。

3.喉上神经损伤

喉上神经外支损伤可使环甲肌瘫痪,引起声带松弛、声调降低;内支损伤可使喉部黏膜感觉丧失,患者进食、特别是饮水时容易发生误咽、呛咳。应协助患者取坐位进半流质饮食,一般于术后数天可恢复正常。

4.手足抽搐

术中甲状旁腺被误切、挫伤或其血液供应受累可引起甲状旁腺功能低下,血钙降低,神经肌肉的应激性提高。症状一般出现在术后1～2天内,轻者面部、口唇或手足部针刺感、麻木感或强直感,2～3周后症状消失。严重者面肌和手足持续性抽搐、疼痛,频繁发作,每次持续10～20分钟或更长,甚至可发生喉和膈肌痉挛,引起窒息死亡。护理措施:①抽搐发作时,立即静脉注射10%葡萄糖酸钙或5%氯化钙10～20 mL。②症状轻者,可口服葡萄糖酸钙或乳酸钙;症状重或长期不恢复者,加服维生素D_3,以促进钙在肠道内的吸收。③每周测血钙和尿钙1次。④限制肉类、乳类和蛋类等高磷食品,多吃绿叶蔬菜、豆制品和海味等高钙低磷食物。

(四)健康教育

(1)指导患者头颈部活动练习,如头后仰及左右旋转运动,以促进颈部的功能恢复,防止切口瘢痕挛缩。颈淋巴结清扫术者,斜方肌可有不同程度损伤,切口愈合后还需进行肩关节的功能锻炼,持续至出院后3个月。

(2)指导患者遵医嘱服用甲状腺素片等药物替代治疗,以满足机体对甲状腺素的需要,抑制促甲状腺激素的分泌,预防肿瘤复发。

(3)出院后定期复诊,学会自行检查颈部。若出现颈部肿块或淋巴结肿大等应及时就诊。

五、护理效果评估

(1)患者焦虑程度是否减轻,情绪是否稳定。

(2)患者疼痛是否得到有效控制。

(3)患者生命体征平稳,有无发生并发症;或已发生的并发症是否得到及时诊治。

(4)患者能否保持呼吸道通畅。

(孟凡盛)

第五节　急性乳腺炎

一、疾病概述

(一)概念

急性乳腺炎是乳腺的急性化脓性感染。多发生于产后3～4周的哺乳期妇女,以初产妇最常见。主要致病菌为金黄色葡萄球菌,少数为链球菌。

(二)相关病理生理

急性乳腺炎开始时局部出现炎性肿块,数天后可形成单房或多房性的脓肿。表浅脓肿可向外破溃或破入乳管自乳头流出;深部脓肿不仅可向外破溃,也可向深部穿至乳房与胸肌间的疏松结缔组织中,形成乳房后脓肿。感染严重者,还可并发脓毒血症。

(三)病因与诱因

1.乳汁淤积

乳汁是细菌繁殖的理想培养基,引起乳汁淤积的主要原因:①乳头发育不良(过小或凹陷)妨碍哺乳;②乳汁过多或婴儿吸乳过少导致乳汁不能完全排空;③乳管不通(脱落上皮或衣服纤维堵塞),影响乳汁排出。

2.细菌入侵

当乳头破损时,细菌沿淋巴管入侵是感染的主要途径。细菌也可直接侵入乳管,上行至腺小叶而致感染。细菌主要来自婴儿口腔、母亲乳头或外周皮肤。多数发生于初产妇,因其缺乏哺乳经验;也可发生于断奶时,6个月以后的婴儿已经长牙,易致乳头损伤。

(四)临床表现

1.局部表现

初期患侧乳房红、肿、胀、痛,可有压痛性肿块,随病情发展症状进行性加重,数天后可形成单房或多房性的脓肿。脓肿表浅时局部皮肤可有波动感和疼痛,脓肿向深部发展可穿至乳房与胸肌间的疏松结缔组织中,形成乳房后脓肿和腋窝脓肿,并出现患侧腋窝淋巴结肿大、压痛。局部表现可有个体差异,应用抗生素治疗的患者,局部症状可被掩盖。

2.全身表现

感染严重者,可并发败血症,出现寒战、高热、脉快、食欲减退、全身不适、白细胞计数上升等症状。

(五)辅助检查

1.实验室检查

白细胞计数及中性粒细胞比例增多。

2.B超检查

确定有无脓肿及脓肿的大小和位置。

3.诊断性穿刺

在乳房肿块波动最明显处或压痛最明显的区域穿刺,抽出脓液可确诊脓肿已经形成。脓液应做细菌培养和药敏试验。

(六)治疗原则

主要原则为控制感染,排空乳汁。脓肿形成以前以抗菌药治疗为主,脓肿形成后,需及时切开引流。

1.非手术治疗

(1)一般处理:①患乳停止哺乳,定时排空乳汁,消除乳汁淤积。②局部外敷,用25%硫酸镁湿敷,或采用中药蒲公英外敷,也可用物理疗法促进炎症吸收。

(2)全身抗菌治疗:原则为早期、足量应用抗生素。针对革兰阳性球菌有效的药物,如青霉素、头孢菌素等。由于抗生素可被分泌至乳汁,故避免使用对婴儿有不良影响的抗菌药,如四环素、氨基苷类、磺胺类和甲硝唑。如治疗后病情无明显改善,则应重复穿刺以了解有无脓肿形成,或根据脓液的细菌培养和药敏试验结果选用抗生素。

(3)中止乳汁分泌:患者治疗期间一般不停止哺乳,因停止哺乳不仅影响婴儿的喂养,且提供了乳汁淤积的机会。但患侧乳房应停止哺乳,并以吸乳器或手法按摩排出乳汁,局部热敷。若感染严重或脓肿引流后并发乳瘘(切口常出现乳汁)需回乳,常用方法:①口服溴隐亭1.25 mg,每天2次,服用7~14天;或口服己烯雌酚1~2 mg,每天3次,2~3天。②肌内注射苯甲酸雌二醇,每次2 mg,每天1次,至乳汁分泌停止。③中药炒麦芽,每天60 mg,分2次煎服或芒硝外敷。

2.手术治疗

脓肿形成后切开引流。于压痛、波动最明显处先穿刺抽吸取得脓液后,于该处切开放置引流,脓液做细菌培养及药物敏感试验。脓肿切开引流时注意:①切口一般呈放射状,避免损伤乳管引起乳瘘;乳晕部脓肿沿乳晕边缘做弧形切口;乳房深部较大脓肿或乳房后脓肿,沿乳房下缘做弧形切口,经乳房后间隙引流。②分离多房脓肿的房间隔以利引流。③为保证引流通畅,引流条应放在脓腔最低部位,必要时另加切口作对口引流。

二、护理评估

(一)一般评估

1.生命体征

评估是否有体温升高,脉搏加快。急性乳腺炎患者通常有发热,可有低热或高热;发热时呼吸、脉搏加快。

2.患者主诉

询问患者是否为初产妇,有无乳腺炎、乳房肿块、乳头异常溢液等病史;询问有无乳头内陷;评估有无不良哺乳习惯,如婴儿含乳睡觉、乳头未每天清洁等;询问有无乳房胀痛,浑身发热、无力、寒战等症状。

3.相关记录

体温、脉搏、皮肤异常等记录结果。

(二)身体评估

1.视诊

乳房皮肤有无红、肿、破溃、流脓等异常情况;乳房皮肤红肿的开始时间、位置、范围、进展情况。

2.触诊

评估乳房乳汁淤积的位置、范围、程度及进展情况;乳房有无肿块,乳房皮下有无波动感,脓肿是否形成,脓肿形成的位置、大小。

(三)心理-社会评估

评估患者心理状况,是否担心婴儿喂养与发育、乳房功能及形态改变。

(四)辅助检查阳性结果评估

患者血常规检查示血白细胞计数及中性粒细胞比例升高提示有炎症的存在;根据 B 超检查的结果判断脓肿的大小及位置,诊断性穿刺后方可确诊脓肿形成;根据脓液的药物敏感试验选择抗生素。

(五)治疗效果的评估

1.非手术治疗评估要点

应用抗生素是否有效果,乳腺炎症是否得到控制,患者体温是否恢复正常;回乳措施是否起效,乳汁淤积情况有无改善,患者乳房肿胀疼痛有无减轻或加重;患者是否了解哺乳卫生和预防乳腺炎的知识,情绪是否稳定。

2.手术治疗评估要点

手术切开排脓是否彻底;伤口愈合情况是否良好。

三、主要护理诊断

(一)疼痛

疼痛与乳汁淤积、乳房急性炎症使乳房压力显著增加有关。

(二)体温过高

体温过高与乳腺急性化脓性感染有关。

(三)知识缺乏

与不了解乳房保健和正确哺乳知识有关。

(四)潜在并发症

乳瘘。

四、主要护理措施

(一)对症处理

定时测患者体温、脉搏、呼吸、血压,监测白细胞计数及分类变化,必要时做血培养及药物敏感试验。密切观察患者伤口敷料引流、渗液情况。

(1)高热者,给予冰袋、乙醇擦浴等物理降温措施,必要时遵医嘱应用解热镇痛药;脓肿切开引流后,保持引流通畅,定时更换切口敷料。

(2)缓解疼痛:①患乳暂停哺乳,定时用吸乳器吸空乳汁。若乳房肿胀过大,不能使用吸乳器,应每天坚持用手揉挤乳房以排空乳汁,防止乳汁淤积。②用乳罩托起肿大的乳房以减轻疼痛。③疼痛严重时遵医嘱给予止痛药。

(3)炎症已经发生:①消除乳汁淤积用吸乳器吸出乳汁或用手顺乳管方向加压按摩,使乳管通畅。②局部热敷,每次20~30分钟,促进血液循环,利于炎症消散。

(二)饮食与运动

给予高蛋白、高维生素、低脂肪食物,保证足量水分摄入。注意休息,适当运动,劳逸结合。

(三)用药护理

遵医嘱早期使用抗菌药,根据药物敏感试验选择合适的抗菌药,注意评估患者有无药物不良反应。

(四)心理护理

观察了解患者心理状况,给予必要的疾病有关的知识宣教,抚慰其紧张急躁情绪。

(五)健康教育

1.保持乳头和乳晕清洁

每次哺乳前后清洁乳头,保持局部干燥清洁。

2.纠正乳头内陷

妊娠期每天挤捏、提拉乳头。

3.养成良好的哺乳习惯

定时哺乳,每次哺乳时让婴儿吸净乳汁,如有淤积及时用吸乳器或手法按摩排出乳汁;培养婴儿不含乳头睡眠的习惯;注意婴儿口腔卫生,及时治疗婴儿口腔炎症。

4.及时处理乳头破损

乳晕破损或皲裂时暂停哺乳,用吸乳器吸出乳汁哺乳婴儿;局部用温水清洁后涂以抗菌药软膏,待愈合后再行哺乳;症状严重时及时诊治。

五、护理效果评估

(1)患者的乳汁淤积情况有无改善,是否学会正确排出淤积乳汁的方法,是否坚持每天挤出已经淤积的乳汁,回乳措施是否产生效果,乳房胀痛有无逐渐减轻。

(2)患者乳房皮肤的红肿情况有无好转,乳房皮肤有无溃烂,乳房肿块有无消失或增大。

(3)患者应用抗生素后体温有无恢复正常,炎症有无消退,炎症有无进一步发展为脓肿。

(4)患者脓肿有无及时切开引流,伤口愈合情况是否良好。

(5)患者是否了解哺乳卫生和预防乳腺炎的知识,焦虑情绪是否改善。

(孟凡盛)

第六节　乳腺囊性增生症

乳腺囊性增生症也称慢性囊性乳腺病,或称纤维囊性乳腺病,是乳腺间质的良性增生。增生可发生于腺管周围,并伴有大小不等的囊肿形成;也可发生在腺管内而表现为上皮的乳头样增生,伴乳管囊性扩张;另一类型是小叶实质增生。本病是妇女的常见病之一,多发生于 30～50 岁妇女,临床特点是乳房胀痛、乳房肿块及乳头溢液。

一、病因病理

本病的症状常与月经周期有密切关系,且患者多有较高的流产率。一般多认为其发病与卵巢功能失调有关,可能是黄体素的减少及雌激素的相对增多,致使两者比例失去平衡,使月经前的乳腺增生变化加剧,疼痛加重,时间延长,月经后的"复旧"也不完全,日久就形成了乳腺囊性增生症。主要病理改变是导管、腺泡以及间质的不同程度的增生;病理类型可分为乳痛症型(生理性的单纯性乳腺上皮增生症)、普通型腺病小叶增生症型、纤维腺病型、纤维化型和囊肿型(即囊肿性乳腺上皮增生症),各型之间的病理改变都有不同程度的移行。

二、临床表现

乳房胀痛和肿块是本病的主要症状,其特点是部分患者具有周期性。疼痛与月经周期有关,往往在月经前疼痛加重,月经来潮后减轻或消失,有时整个月经周期都有疼痛,部分患者可伴有月经紊乱或既往有卵巢或子宫病史。体检发现一侧或两侧乳腺有弥漫性增厚,可局限于乳腺的一部分,也可分散于整个乳腺;肿块呈颗粒状、结节状或片状,大小不一,质韧而不硬;增厚区与周围乳腺组织分界不明显,与皮肤无粘连。少数患者可有乳头溢液,本病病程较长,发展缓慢。

三、治疗

主要是对症治疗,绝大多数患者不需要外科手术治疗。一般首选具有疏肝理气、调和冲任、软坚散结及调整卵巢功能的中药或中成药,如逍遥散等。由于本病有少数可发生癌变,确诊后应注意密切观察、随访。乳房胀痛严重,肿块较多、较大者,可酌情应用维生素 E 及激素类药物。在治疗过程中还应注意情志疏导,配合应用局部外敷药物、激光局部照射、磁疗等方法也有一定疗效。

四、护理评估

(一)健康史和相关因素

本病的发生与内分泌失调有关。一是体内雌、孕激素比例失调,黄体素分泌减少、雌激素量增多导致乳腺实质增生过度和复旧不全;二是部分乳腺实质中女性雌激素受体的质与量的异常,导致乳腺各部分发生不同程度的增生。

(二)身体状况

1.临床表现

(1)乳房疼痛特点是胀痛,具有周期性,常于月经来潮前疼痛发生或加重,月经来潮后减轻或消失,有时整个月经周期都有疼痛。

(2)乳房肿块一侧或双侧乳腺有弥漫性增厚,可呈局限性改变,对位于乳房外上象限,轻度触痛;也可分散于整个乳腺。肿块呈结节状或片状,大小不一。质韧而不硬,增厚区与周围乳腺组织分界不明显。

(3)乳头溢液少数患者可有乳腺溢液,呈黄绿色或血性,偶有无色浆液。

2.辅助检查

钼靶 X 线摄片、B 型超声波或组织病理学检查等均有助于本病的诊断。

(三)处理原则

主要是观察、随访和对症治疗。

1.非手术治疗

主要是观察和药物治疗。观察期间可用中医中药调理,或口服乳康片、乳康宁等;抗雌激素治疗仅在症状严重时采用,可口服他莫昔芬。由于本病有恶变可能,应嘱患者每隔 2~3 个月到医院复查,有对侧乳腺癌或有乳腺癌家族史者应密切随访。

2.手术治疗

若肿块周围乳腺组织局灶性增生较为明显、形成孤立肿块,或 B 超、钼靶 X 线摄片发现局部有沙粒样钙化灶者,应尽早手术切除肿块并做病理学检查。

五、常见护理诊断问题

疼痛与内分泌失调致乳腺实质过度增生有关。

六、护理措施

(一)减轻疼痛

(1)解释疼痛发生的原因,消除患者的思想顾虑,保持心情舒畅。

(2)用宽松胸罩托起乳房。

(3)遵医嘱服用中药调理或其他对症治疗药物。

(二)定期复查

遵医嘱定期复查,以便及时发现恶性变。

(三)乳腺增生的日常护理

为预防乳腺疾病,成年女性每月都要自检。月经正常的妇女,月经来潮后第 2~11 天是检查的最佳时间。下向介绍几种自检的方法。

1.对镜向照法

面对镜子,将双臂高举过头,观察乳房的形状和轮廓有无变化,皮肤有无异常(主要是有无红肿、皮疹、浅静脉曲张、发肤皱褶、橘皮样改变等),观察乳头是含在同一水平线上,是否有抬高、回缩、凹陷等现象,用拇指和食指轻轻挤捏乳头,检查是否有异常分泌物从乳头溢出,乳晕颜色是否改变。

2.平卧触摸法

平卧,右臂高举过头,并在右肩下垫一小枕头,使右侧乳房变平。左手四指并拢,用指端掌而检查乳房各部位是否有肿块或其他变化。

3.淋浴检查法

淋浴时,因皮肤湿润更易发现问题,用一手指指端掌面慢慢滑动,仔细检查乳房的各个部位及腋窝处是否有肿块。

（王晓燕）

第七节　乳腺良性肿瘤

一、乳腺纤维腺瘤

(一)疾病概述

乳腺纤维腺瘤是乳腺疾病中最常见的良性肿瘤,可发生于青春期后的任何年龄,多在20～30岁之间。其发生与雌激素刺激有关,所以很少发生在月经来潮前或绝经期后的妇女。单侧或双侧均可发生。少数可发生恶变,一般为单发,但有15%～20%的病例可以多发。

1.病因

本病产生的原因是小叶内纤维细胞对雌激素的敏感性异常增高,可能与纤维细胞所含雌激素受体的量或质的异常有关。

2.临床表现

除肿块外,患者常无明显自觉症状。肿块增大缓慢,质似硬橡皮球的弹性感,表面光滑,易于推动。

3.治疗原则

手术切除是治疗纤维腺瘤唯一有效的方法。

4.护理要点

(1)心理护理向患者介绍疾病的性质及治疗方法,打消患者的顾虑,消除其紧张恐惧心理,积极配合治疗。

(2)完善术前准备。

(3)术后注意生命体征的观察。

(4)术后伤口护理注意保护切口,观察切口有无渗血渗液。

(5)术后管路护理保持创腔引流通畅,妥善固定引流管,观察引流液的颜色、性质及量。

(二)健康教育

1.术前健康教育

(1)饮食指导:患者应合理饮食,加强营养,宜进食富含蛋白质、维生素、易消化的食物,增强机体抵抗力。

(2)呼吸道准备:吸烟者需戒烟,进行深呼吸、咳嗽等练习。

(3)饮食与营养:合理饮食,加强营养,食富含蛋白质、维生素且易消化的食物,增强机体抵抗力。

(4)术前一天准备:术区备皮。术前一天晚22:00后禁食、禁水。

(5)手术当天晨准备:术晨监测生命体征,若患者体温升高或女性患者月经来潮,及时通知医师;高血压、糖尿病患者需口服药物者,术日晨6:00饮5 mL温水将药物吞服;协助患者更衣,检查活动性义齿是否取下,避免佩戴手表及饰物。

2.术后健康教育

(1)患者清醒后取半卧位,生命体征稳定,无头晕等不适,应早期下床活动。

(2)病情观察:给予鼻导管吸氧 3 L/min,应用心电监护仪监测心率、血压及血氧饱和度情况。

(3)伤口护理:注意保护切口,观察敷料是否干燥,如有大量渗血及时通知医师给予处理,术后第二天即可佩戴文胸,以减轻切口张力。

(4)管路护理:保持创腔引流管通畅,妥善固定。连接空针者,护士会定时抽吸引流液。

(5)并发症的预防和护理:观察伤口局部有无渗血、渗液,伤口周围有无瘀斑,患者应体会有无胀痛的感觉,保持引流的通畅,有异常及时通知医师。

(6)心理护理:保持心情开朗,学会自我调整,积极参加社会活动。

3.出院健康教育

(1)休息与运动:注意劳逸结合,通常术后 1 周即可参加轻体力劳动。

(2)饮食指导:饮食合理搭配,进高蛋白、高热量、富含维生素的饮食。

(3)康复指导:保持切口敷料干燥,特别在夏季要避免出汗,1 周后切口愈合良好方可沐浴,定期进行乳房自检。

(4)复诊须知:1 周复诊检查切口愈合情况。

二、乳管内乳头状瘤

乳管内乳头状瘤多见于 40～50 岁妇女,本病恶变率为 6%～8%,75% 发生在大乳管近乳头的壶腹部,瘤体很小,且有很多壁薄的血管,容易出血。

(一)临床表现

一般无自觉症状,乳头溢出血性液为主要表现。因瘤体小,常不能触及;偶可在乳晕区扪及质软、可推动的小肿块,轻压此肿块,常可见乳头溢出血性液。

(二)治疗原则及要点

诊断明确者以手术治疗为主,行乳腺区段切除并作病理学检查,若有恶变应施行根治性手术。

(三)护理措施

(1)告之患者乳头溢液的病因、手术治疗的必要性,解除患者的思想顾虑。

(2)术后保持切口敷料清洁干燥,按时回院换药。

(3)定期回院复查。

(王晓燕)

第八节 乳 腺 癌

一、疾病概述

乳腺癌是起源于乳腺小叶、导管的恶性肿瘤。

(一)病因

乳腺癌的病因至今尚未明确,可能与多种因素有关。

(1)性别:男女比例约为 135∶1。

(2)年龄:20 岁后发病率迅速上升,45~50 岁较高,绝经后发病率继续上升。

(3)生育:月经初潮年龄早、绝经年龄晚、不孕及初次足月产的年龄与发病均有关。

(4)家族史:一级亲属中有乳腺癌病史者,发病危险性是普通人群的 2~3 倍。

(5)内分泌:雌酮及雌二醇与乳腺癌的发病有直接关系。

(6)乳腺良性疾病:乳腺小叶上皮高度增生或不典型增生可能与发病有关。

(7)环境因素及生活方式与乳腺癌的发病也有一定关系。

(8)营养过剩、肥胖、高脂肪饮食可增加发病机会。

(二)临床表现

根据疾病进程,表现不同,常见表现如下。

1.早期表现

患侧乳房出现无痛、单发的小肿块,肿块质硬,表面不光滑,与周围组织分界不清,在乳房内不易被推动。随肿瘤增大,可出现"酒窝征""橘皮样改变"等。

2.中晚期表现

肿块侵及胸膜、胸肌,固定于胸壁不易推动,皮肤可破溃形成溃疡,转移至肺、骨、肝时,可出现相应的症状。

(三)治疗原则

手术治疗是乳腺癌的主要治疗方法,还有辅助化学药物、内分泌、放疗及生物治疗。

二、护理要点

(一)乳腺癌患者术前护理

1.术前心理疏导

乳腺癌手术是大手术,需要在全麻下进行,常见的手术方式有乳腺癌改良根治术,单纯乳房切除＋腋窝淋巴结清扫,乳房皮下腺体切除＋假体植入等,无论哪种手术方式对患者都有较大创伤,患者术前存在不同程度的焦虑、紧张、恐惧心理,而疾病本身引起的心理压力超过了手术本身,患者处于两难境地,一方面不做手术生命受到威胁,另一方面做手术又恐惧术后胸部变形,乳房缺如会影响家庭生活与社会交往。因此医护人员及亲属都应多体贴患者、关心患者,努力换位思考,耐心倾听患者的诉说,加强心理疏导,特别是患者丈夫及亲属的心理疏导,对帮助患者树立战胜疾病的信心与勇气很重要,鼓励患者用接纳的心态对待手术,通过医护人员良好的言行使患者感到被支持、被理解、被尊重,增强正性情绪,以良好的心态接受手术。

2.术前准备

乳腺癌术前常规行乳房、锁骨上下、腋窝淋巴结彩超检查,三大常规、肝肾功能、出凝血时间等检验检查,腹部 B 超,胸部 X 摄片及心电图检查,必要时行乳房 X 线摄片或钼靶摄片检查,乳房磁共振检查,术前一天在核医学科注入示踪剂,术中行前哨淋巴结探测。多数患者术前需行多个疗程新辅助化学治疗(简称化疗),特别是阿霉素类药对心脏毒性反应较大,因此应观察患者临床表现,必要时行超声心动图检查,总之术前准备要充分,要全面评估患者,确保手术安全。术前一天做好皮肤准备:强调乳腺腔镜手术主要采取腋窝入路手术,其次经乳晕入路,故要保持腋窝、乳房周围皮肤清洁、无腋毛和汗毛;进行乳房切除二期假体植入需行皮瓣转移者,做好供皮区(常选择腹部、大腿区域皮肤)皮肤准备。训练患者在床上大小便,以便术后卧床时能适应。训练腹式呼吸,女性一般采用的是胸式呼吸,但手术部位在胸部,故需训练腹式呼吸,以减少胸式呼吸对手术的干扰,保证手术顺利完成。做好饮食宣教工作,术前鼓励患者多进高蛋白、高热量、高维生素和富含膳食纤维的饮食,为术后创面愈合创造有利条件并保持术后大便通畅,术前一天晚 24:00 后禁食,可少量饮水,术前 4 小时禁饮。

(二)乳腺癌患者术后护理

1.病情观察

乳腺癌手术是大手术,在全麻下完成,手术时间较长,故术后需严密观察病情。虽术后回病房时患者已清醒,但仍采取患者去枕平卧,头侧向一边的卧位方式,以防发生呕吐时误吸而引起窒息。术后常规持续低流量(1~2 L/min)吸氧,持续心电监护、血压及脉搏氧饱和度监测 12~24 小时,保持呼吸道通畅,观察皮肤、口唇颜色。部分患者术后血压低于正常水平,但患者无主观不适,尿量、心率也处于正常范围,这种情况主要是麻醉药物所致,麻醉药中的肌松剂在松弛全身肌肉的同时也扩张了外周血管,使部分血液滞留在外周血管,随着肌张力的逐渐恢复,血压也会逐渐恢复到正常范围,必要时再使用多巴胺升高血压。术后患者只要在监护条件下,并且脉搏氧饱和度在 90% 以上,患者可以入睡。偶尔患者脉搏氧饱和度低于 90% 主要是患者处于深睡状态使舌后坠或氧饱和度插件接触不良引起,可以呼叫患者、鼓励患者做深呼吸,适当变换头部位置,检查电源、氧饱和度插件,使氧饱和度维持在 90% 以上。术后心率持续超过 100 次/分,但患者无心慌、口渴等主观症状,血压、尿量、氧饱和度也在正常范围,可暂不处理。如果心率超过 120 次/分,则须抽血查电解质,检查皮下有无积血,适当加快输液速度,必要时使用 M 受体阻断剂如普萘洛尔等以减慢心率。由于麻醉肌松剂及镇痛泵的应用,使术后患者多有恶心、呕吐表现,一般在夜间和凌晨容易出现,可能也与副交感神经兴奋性增高有关,因此,患者术后 6~8 小时内最好不进食,为润湿咽喉部和食管,可少量饮水,次日晨开始进清淡流质或半流质饮食,逐步过渡到普食。

2.伤口敷料观察

观察伤口敷料有无渗血渗液,乳房是软组织、体表器官,乳腺手术后需在切口处覆盖棉垫,腋窝处填塞棉垫,外层以绷带包扎,一方面压迫止血,另一方面使皮瓣紧贴胸壁、腋窝,以减少皮下积血、积液的发生。由于乳腺手术是体表手术,出血主要以伤口敷料渗血渗液为表现形式,应观察其颜色、性质、渗出范围,用画线标记法标出渗出范围,小范围(直径 5 cm)浆液性或淡血性渗出,不作特殊处理,渗出范围不断扩大,渗出液为鲜红色,则说明伤口有活动性出血,需打开敷料检查出血点,必要时再次手术清创止血。

3.患侧上肢远端血循环或皮瓣血循环观察

一方面,乳腺癌手术,特别是行腋窝淋巴结清扫的患者,术中有可能损伤淋巴管或静脉而引起术后患侧上肢肿胀,术后也需用棉垫覆盖胸壁切口,棉垫填塞腋窝,外用绷带加压包扎胸壁和腋窝,使皮瓣紧贴胸壁和腋窝,防止皮下积血、积液。但另一方面,也会影响静脉血和淋巴液回流、甚至动脉供血,轻者表现为患肢远端肿胀,重者表现为患肢上臂内侧出现张力性毛细血管紫癜或患肢远端肿胀明显、皮肤颜色变深、动脉搏动减弱。因此,术后需用软枕垫高患肢,肩上臂制动,有利于静脉血和淋巴液回流。观察患肢远端皮肤颜色、手指动度、脉搏搏动情况,若皮肤呈青紫色伴皮肤温度降低、脉搏不能扪及,提示腋部血管受压,应及时调整绷带或胸带的松紧度;若患者手指远端感觉稍迟钝、上臂包扎处疼痛难忍并出现了紫癜或张力性水泡也说明包扎过紧,应适当松解绷带或胸带;若绷带或胸带松脱,应及时加压包扎。乳房皮下腺体切除＋假体植入术、保留乳头乳晕的乳癌小切口手术包扎时通常将乳头乳晕暴露在外,以便观察乳头乳晕皮肤颜色及血运情况,避免碰撞、压迫,如乳头部位皮肤出现发紫、肿胀,说明静脉血回流障碍,须松解绷带。行乳房皮下腺体切除＋假体植入术后,由于乳房皮肤薄、血运差,乳房容易发生缺血、坏死,应观察乳房皮肤有无水肿、颜色有无变化,并注意乳房皮肤保暖,避免局部受压,同时也要观察再造乳房形态,避免乳房假体滑动、上移,避免剧烈活动。

4.伤口引流管护理

乳腺癌手术患者术后均置有伤口引流管,以及时引流皮瓣下的渗血渗液,使皮瓣紧贴创面,避免皮下积血积液、皮瓣感染、坏死,促进伤口愈合。根据手术部位深浅、创伤大小,出血多少而选择不同的负压引流方式,常用的有一次性注射器行负压吸引、一次性负压引流、中心负压吸引、高负压引流。如乳房手术较表浅、出血范围较小,术毕放置硅胶小管径引流管(内径 0.2 cm),术后接一次性注射器行负压吸引;而全麻腔镜乳腺手术患者,由于乳房切口小、创伤小、出血少,术毕安置乳胶管,术后多数接一次性负压引流袋[最大负压 5.2 kPa(39 mmHg)]、一次性负压引流球[最大负压 5.9 kPa(44 mmHg)],患者携带方便,特别是一次性负压引流球容易计量。传统乳腺癌根治术或乳腺癌改良根治术患者术后大多接中心负压吸引瓶[负压调节 26.7～53.2 kPa(200～400 mmHg)]或高负压引流瓶[最大负压 80.0 kPa(600 mmHg)],前者使患者活动受限,后者不影响患者活动。应妥善固定引流管,衔接引流装置,确保有效负压、引流通畅,嘱咐患者在入睡、翻身、起床、活动时避免引流管牵拉、扭曲、折叠、脱落,并保持引流管处于功能位置,防止逆行感染。经常挤压伤口引流管,根据引流情况及时或 24 小时更换注射器、引流袋(球)或中心负压吸引瓶,高负压引流瓶没有负压时才更换。观察引流液的量、颜色、性质,一般中心负压吸引或高负压引流瓶术后 24 小时引流液在 100～200 mL,呈暗红色,以后逐渐减少。乳腺癌术后患者,在术后 5～7 天当引流量少于 10 mL 或引流袋(球、瓶)内几乎没有引流液,检查皮瓣无积液、创面紧贴皮肤则具备了拔管指征。若拔管后仍有皮下积液,可在严格消毒后抽液并局部加压包扎或重新放置引流管。

5.并发症防治

乳腺癌术后的主要并发症有患侧上肢肿胀、皮下积液、皮瓣坏死、气胸。患侧上肢肿胀:与患侧腋窝淋巴结切除后上肢淋巴回流不畅或头静脉被结扎、腋静脉栓塞、局部积液或感染等因素导致回流障碍有关。患者术后出现患肢肿胀,其主要防治措施是抬高患侧上肢,目前多采用术后卧床时软枕垫高患侧上肢,下床活动时用健侧手托扶或吊带(三角巾)托扶患侧前臂;自患肢远端开始推拿、按摩前臂上臂、肩背部,进行手握拳、放松运动、肘部伸屈运动,肿胀严重者戴弹力袖;禁止在患侧上肢测血压、抽血、输液、注射;必要时抗生素治疗。腔镜辅助下的腋窝淋巴结清扫,借助腔镜显像系统的放大功能,使手术解剖清晰,可以确认和保留腋窝重要的血管神经结构,最大限度地避免对腋窝血管淋巴管和神经的损伤,因而术后出现患侧上肢肿胀和疼痛等并发症较少。患者出现皮下积液与患者体质或绷带包扎力度不够有关,因而要注意术后绷带包扎伤口的力度要适宜,不能过早活动肩关节,需他人扶持时只能扶健侧,以免推动腋窝淋巴结;出现皮下积液时则需延长伤口引流时间,必要时严格消毒抽液后再包扎或重新放置伤口引流管。皮瓣坏死与手术方式及患者体质有关,如皮瓣厚薄不均、皮瓣太薄、损伤了皮下血管、乳房太大、中央区易缺血,故要求手术操作要熟练,缩短手术时间,减少超声刀、电刀的长时间使用,绷带包扎伤口不宜过紧,一旦发现过紧征象则松绑;出现皮瓣坏死则需清除坏死皮瓣必要时植皮。乳腺癌扩大根治术、乳腺癌改良根治术＋内乳淋巴链切除均有可能损伤胸膜而导致气胸发生,术后观察患者有无心慌、胸闷、呼吸困难,必要时行胸腔闭式引流,做好胸腔闭式引流护理。

(三)乳腺癌患者术后心理康复指导

乳腺癌是目前严重威胁妇女身心健康的重大疾病,其发病率在逐年上升,特别是在大中型城市,乳腺癌已跃居女性恶性肿瘤发病率之首。乳腺癌患者在经历了从术前化疗到手术的过程中,也经历了否认、愤怒、接纳的心理过程,也从沮丧、绝望、痛苦中逐渐得到平复,一方面需要患者具备一定的信心和勇气,另一方面也需要家庭、医护人员提供情感支持和社会支持。乳腺癌患者在完成住院期间的全部治疗后,就要从患者角色转换成社会人角色,即可以从事一般家务劳动或感兴趣的工作、学习以及其他的活动,这样可以分散注意力、淡忘不良认知,有利于疾病康复。外表可通过佩戴义乳、乳房重建、使用假发、戴帽子等方式弥补女性美的缺陷。在伤口拆线后即可佩戴义乳,佩戴义乳不仅是形体美的需要,还可纠正斜肩、凹胸、预防颈椎倾斜、畸形等发生。患者若不能正确面对乳房切除后外观改变的现实,不能调整好心态就会发生抑郁症。因此可采取多种方式帮助患者调整心态,采取积极的应对方式,鼓励患者参加社会活动,同他人建立良好的人际关系,增强自信心,快乐生活。如与性格开朗、乐观向上的乳腺癌患者个别谈心受到启发;听勇于与病魔搏斗的乳腺癌患者的现身说法受到震撼;还可参加乳腺癌病友联谊会,得到知识、信息和情感支持、社会支持。乳腺病友联谊会是一项以关注乳腺癌患者身心健康,促进乳腺癌患者身心康复的公益活动,是对乳腺癌患者进行社会支持的具体体现,通过此项活动,使乳腺癌患者感到被关心、被理解、被尊重、被支持,增强了乳腺癌患者战胜疾病的信心和勇气,提高了乳腺癌患者生存质量,使乳腺癌患者能勇敢面对,快乐生活。因此,乳腺癌病友联谊会对促进乳腺癌患者术后康复发挥了积极作用。

(四)乳腺癌患者术后患肢功能康复指导

乳腺癌术后患肢功能障碍,主要表现为上肢肿胀,肩关节运动受限,肌力低下,运动后迅速出现疲劳及精细运动功能障碍,其程度取决于手术方式、放化疗的差异及功能锻炼等。通过术后康复训练,使机体肌肉代偿、瘢痕组织延长,静脉和淋巴液回流加强,促进患者身心康复。患者在不同阶段有不同的训练要领,专业护士指导、家属参与、患者坚持,按照正确的方法循序渐进地进行锻炼才能达到预期的康复效果。通常将术后康复训练分为3个阶段:第一阶段指手术当天至拔出伤口引流管前,应特别重视第一阶段的锻炼即早期锻炼,对患者后期功能康复起到事半功倍的效果。医师片面嘱咐患者术后"不要动",主要担心患者不会正确动,怕动后引起伤口出血、皮下积液、皮瓣愈合不良,所以需要专业护士对患者进行功能康复指导。主要有患者术毕返回病房后,垫高患肢,肩上臂制动,6～8小时后协助患者活动手指关节、腕关节和肘关节。术后第1天开始帮助患者行患肢前臂、上臂的推拿、按摩、肩背部按摩及肩部穴位按压,每天3～4次,每次10～15分钟,以达到疏经活络、促进血循环目的,从而减轻患者患肢及肩背部酸痛麻木感,也有利于患者睡眠。术后第1天或第2天开始帮助患者捂住伤口,嘱咐患者用患肢手轻轻拍打对侧肩背部,触摸对侧耳廓及同侧耳廓,患侧上肢反手到背部,手背手心轮流触摸健侧肩胛骨,每天3～4次,每次5～6个轮回,以活动肩关节,防止肩韧带粘连,肩关节僵直。第二阶段指拔出伤口引流管至伤口拆线前,通常在术后5～7天,主要是增大患肢肩关节的运动幅度,鼓励患者用患侧手洗脸、刷牙、进食等,专业护士用手捂住患者伤口或患者用自己健侧手捂住伤口后,患肢逐渐外展、上举肩关节触摸患侧头顶,借助墙壁支撑缓慢上移患肢。第三阶段指伤口拆线后,乳腺癌患者手术切口大,术后皮瓣紧贴胸肋骨,局部血循环较差,因此要求间断拆线,一般需要1.0~1.5个月,应根据患者伤口愈合情况加大动作幅度和锻炼范围,伤口未拆完线时仍捂住伤口,上举患肢摸对侧耳朵,做肩关节的内旋外展的划圈运动。伤口全部拆线后,双手协同运动,做耸肩、伸展、扩胸、上举、拉吊环等运动,可按功能康复操要求进行局部与全身运动。乳腺癌术后患者只要一开始就坚持正确锻炼,一般1~1.5个月后患肢运动幅度、运动范围就可达到或接近正常人水平。

(五)乳腺癌患者化疗期间的护理

化疗是乳腺癌综合治疗中的重要环节,新辅助化疗是近年来乳腺癌治疗的一大进展,新辅助化疗也称术前化疗,术前全身治疗。新辅助化疗的目的是降低肿瘤细胞增殖活力,使瘤体缩小;减少术中肿瘤转移扩散机会;估计化疗敏感性,以便选择后续化疗药物,而术后化疗目的是防止复发和转移。乳腺癌化疗周期长,一般术前行2~6个疗程化疗,术后还要行4~6个疗程化疗,每个疗程持续3~8天不等,且一个化疗周期为21天,因此,要做好乳腺癌化疗期间护理。

1.化疗药输注过程中的注意事项

根据患者肿瘤临床分期、病理类型、经济承受能力选择不同的化疗方案,常用的化疗方案有CMF(环磷酰胺+甲氨蝶呤+氟尿嘧啶),CEF(环磷酰胺+表柔比星或吡柔比星+氟尿嘧啶),AT(表柔比星+紫杉醇或多西他赛),TG(紫杉醇+吉西他滨)。当出现乳腺癌术后复发时需解救治疗,常用的化疗方案有 NE(长春瑞滨+吉西他滨)、NT(长春瑞滨+紫杉醇)、TG(紫杉醇+吉西他滨)。在配制化疗药时应注意正确配制,如表柔比星、长春瑞滨、吉西他滨、环磷酰胺、氟尿嘧啶只能注入0.9%氯化钠注射液中,吡柔比星只能注入5%葡萄糖注射液或注射用水中,紫杉醇既可注入0.9%氯化钠注射液也可注入5%葡萄糖注射液或5%葡萄糖氯化钠注射液中,多西他赛可注入0.9%氯化钠注射液或5%葡萄糖注射液中。在输注化疗药前,应了解不同化疗药的输注速度,有的化疗药要求输注速度要快,如表柔比星、吡柔比星、长春瑞滨输注速度为100~120滴/分,环磷酰胺输注速度为80~100滴/分;有的化疗药要求输注速度要慢,如紫杉醇、多西他赛、吉西他滨的输注速度为40~60滴/分。

2.化疗不良反应的观察与护理

化疗是乳腺癌综合治疗中的重要环节,对预防或减少全身转移发挥着重要作用,大多数乳腺癌患者手术前后需要化疗,化疗药物在发挥治疗作用的同时也带来了不良反应,常见的有胃肠道反应、骨髓抑制、头发脱落、肝肾毒性反应、神经毒性反应、口腔黏膜炎等。

(1)胃肠道反应:常见的胃肠道反应有厌食、恶心、呕吐、便秘、腹泻,以化疗药阿霉素、氟尿嘧啶、环磷酰胺多见。出现反应的时间、程度与患者体质有关,一般患者在用药后3~4小时出现,应嘱咐患者化疗期间多饮水,减轻药物对消化道黏膜的刺激,有利于毒素排泄。化疗前后1小时不进食,化疗期间以少油腻、易消化、刺激小、含维生素多的食物为宜,鼓励少食多餐,只要对麻辣食物有食欲,也可少量食用。适当使用镇吐剂,化疗前30分钟肌内注射甲氧氯普胺或静脉输入格雷司琼、托烷司琼等药物,必要时加用镇静剂如异丙嗪、地塞米松等减轻胃肠道反应。有的抗癌药物的神经毒性,也可使肠蠕动变慢,鼓励患者多饮水,多食新鲜蔬菜、水果、进纤维素多食物以增强肠蠕动,同时也鼓励患者适当运动,养成良好的排便习惯,严重便秘者,给予开塞露通便或甘油灌肠。出现腹泻,应观察其量、颜色、性质,并密切观察全身表现、电解质情况,防止水电解质紊乱,要进行补液、对症、支持治疗。

(2)骨髓抑制:化疗药物的主要危险是骨髓抑制,化疗过程中常见,且引起的后果较为严重,如白细胞低下可导致抵抗力下降,诱发全身性感染或肠源性感染而对患者生命造成威胁,因此必须高度重视。化疗期间每 3～5 天监测一次血常规,了解白细胞情况,当白细胞计数低于 4.0×10^9/L,血小板计数下降至 10×10^{12}/L 时,停止化疗,行保护性隔离,防止交叉感染。尤其是当白细胞计数低于 1.0×10^9/L 时,则下达病重医嘱,患者最好入住单人间病室,严格控制陪伴与探视人员,医护人员进入病室戴口罩。保持室内整洁、空气清新,每晚病室用循环风紫外线灯空气消毒 1 次,湿式扫床,消毒液擦地每周 2 次,严格无菌操作,患者用物经消毒处理后方可使用。观察患者有无出血倾向,如牙龈、鼻出血,皮肤瘀斑,血尿及便血等。保持室内适宜的温度及湿度,患者的鼻黏膜和口唇部可涂液状石蜡防止干裂,静脉穿刺时慎用止血带,注射完毕时压迫针眼 5 分钟,严防利器损伤患者皮肤,及时皮下注射升白细胞药物,并按时监测白细胞。

(3)肝、肾、神经毒性反应:化疗药有时会引起肝功能损害导致患者转氨酶升高,因此要注意监测肝功能变化。环磷酰胺可引起出血性膀胱炎,化疗过程中应注意观察尿量、颜色及性质变化,24 小时尿量≥2 000 mL,嘱多饮水,每天≥1 500 mL,必要时给予呋塞米 20～40 mg 静脉注射,以促进排尿,排出化疗代谢产物。抗癌药物的神经毒性体现在中老年患者应用紫杉醇时常出现四肢神经末梢感觉异常,肢端麻木,为减轻症状,可口服维生素 B_1 或复合 B 族维生素,注意肢体保暖,化疗结束后症状逐渐消失。

(4)口腔黏膜炎、脱发:某些化疗药物,尤其是大剂量使用时常引起严重的口腔炎、口腔糜烂、坏死。化疗期间嘱患者多饮水以减轻药物对黏膜的毒性刺激,保持口腔清洁,1∶5 000 呋喃西林液漱口,每天 4 次。发生口腔炎后用 3% 过氧化氢漱口,给予西瓜霜等局部治疗,嘱患者不要使用牙刷,而用棉签轻轻擦洗口腔牙齿,涂药前先轻轻除去坏死组织,反复冲洗,溃疡者可用甲紫或紫草油涂抹患处。给予无刺激性软食,因口腔疼痛而致进食困难者给予 2% 普鲁卡因含漱,止痛后再进食。化疗药另一常见不良反应就是脱发,常见于阿霉素、紫杉醇的反应,应让患者了解这一可逆性反应,化疗结束后头发可再生,化疗前也可头颅置冰帽,以减轻脱发,但临床较少用。

3.化疗性静脉炎或皮下渗漏的防治

化疗药对血管刺激性大小取决于 pH、渗透压大小,pH 在 6.0～8.0 时对血管内膜刺激小、pH<4.1 时血管内膜改变明显、pH>8.0 时血管内膜粗糙,容易形成血栓。渗透压越高,对血管刺激性越大,当药物渗透压>600 mOsm/L 时可在 24 小时内造成化学性静脉炎。化疗药物,故从外周静脉输入该药物时可导致化疗性静脉炎或皮肤渗漏坏死发生,因此主张从大血管特别是中心静脉输入化疗药。虽然颈外静脉相对较粗,血流量大,回心快,可迅速稀释化疗药物,减少静脉炎发生,但浅静脉留置针留置时间最多 72～96 小时,留置时间相对较短,不能满足多个疗程化疗的需要。由于乳腺癌患者中年女性偏多,皮下脂肪较厚,血管不易显现,导致 PICC 操作难度较大;而锁骨下静脉穿刺置入 CVC 风险较大,也影响医师手术操作,因此,采用颈内静脉穿刺插管,既解决乳腺癌患者手术后输液部位的限制及手术前后多个疗程化疗的问题,又预防或减少静脉炎、皮肤渗漏发生,减轻患者痛苦,确保化疗顺利进行,由于颈内静脉是深静脉,血管粗大,血流速度快,药物很快被稀释,故化疗药物不会与血管壁接触,患者在输化疗药期间无疼痛、麻木等感觉,不影响休息和活动,护理得当,颈内静脉可长时间保留直到完成全部疗程的化疗。

表柔比星的 pH 为 4.0～5.5,长春瑞滨的 pH 为 3.5～5.5,这些呈酸性化疗药从外周静脉输入时,会造成对血管刺激,引起血管痉挛、局部供血减少,导致组织缺血缺氧、使血管内膜通透性增加,从而导致静脉炎发生或药物渗漏至皮下,引起皮肤皮下组织坏死或发生更严重后果,因此发生化疗药渗漏,必须早期、及时、正确处理,才能避免严重后果发生。在输注化疗药过程中一旦发现有渗漏,立即停止化疗药输入,保留输液针头,回抽针头及血管内药液,回抽的血及液体量以3~5 mL 为宜,然后注入生理盐水 10 mL 后拔出针头,并压迫穿刺部位 3 分钟以上,以防药液外渗。必要时遵医嘱用 2％利多卡因 100 mg、地塞米松 5 mg 加入生理盐水 10 mL 中配制成封闭液,将其 1/2 量从原静脉通路缓慢注入静脉血管内,以保护血管内皮,然后把注射针头从血管内轻轻退入皮下,边退针边推注剩余的 1/2 封闭液,这样可使封闭液更易接近外渗的细胞毒药物。同时还要进行皮下封闭,即用 2％利多卡因 100 mg、地塞米松 5 mg 加入生理盐水 5 mL 中,沿外渗边缘做环形皮下封闭,封闭范围要大于渗漏区,深度至渗漏区底部,注射时应抽回血,对于轻度渗漏者,第 1 天封闭 2 次,每次间隔 6~8 小时,第 2 天、第 3 天视情况封闭 1~2 次;对于渗漏严重者,第 1 天封闭 3~4 次,第 2 天、第 3 天各 2 次,每次间隔 6~8 小时。

发生化疗药渗漏时还要进行局部冰敷和湿敷。冰敷可使局部血管收缩,减少化疗药物吸收、减轻渗漏,应早期进行,即在局部封闭后 24 小时内间断冰敷,每次冰敷时间为 15~30 分钟,间隔时间为 1~2 小时,第 2 天、第 3 天可每天敷 4~5 次,禁止热敷,阿霉素类等强刺激化疗药 1 个月内禁止热敷,也不要用热水洗手或烤火。湿敷对局部皮肤有消炎消肿作用,且高渗葡萄糖和维生素 B_{12} 还可给损伤组织的修复提供能量及营养,可将 50％葡萄糖 20 mL、25％硫酸镁 10 mL、维生素 B_{12} 500 μg 混合液浸湿于纱布上,将纱布完全覆盖于渗漏处皮肤,持续湿敷 2 天以上。此外渗漏局部也可中药外敷或涂喜疗妥、激素类软膏。

(六)出院健康教育

1.休息与运动

生活规律,作息正常,注意劳逸结合,患肢功能恢复后可适当运动如打太极拳、做操,以不疲劳为宜。

2.饮食指导

可选用易消化的高蛋白、丰富维生素饮食(如野生鸽子、黑鱼、瘦肉等)以及各种新鲜蔬菜、水果等。动物性雌激素相对高的食品应慎用,如蜂王浆及其制品、胎盘及其制品、花粉及其制品以及未知成分的保健品。

3.康复指导

根据切口愈合情况循序渐进地进行患肢功能锻炼,最终使患肢能轻松抬高绕过头顶摸对侧耳郭,做好患肢终身保护。

4.用药指导

需要长期服药的患者一定要坚持按时服药。

5.心理指导

调整良好的心态,保持心情开朗,学会自我调整,积极参加社会活动。

6.复诊须知

术后第 1 年到第 2 年,每 3 个月随访一次;第 3 年到第 5 年,每半年随访一次;5 年以后,每年随访一次,直至终身。保管门诊病历,随访时带好相应资料。

(王晓燕)

第九节 肝 脓 肿

一、细菌性肝脓肿

当全身性细菌感染,特别是腹腔内感染时,细菌侵入肝脏,如果患者抵抗力弱,可发生细菌性肝脓肿。细菌可以从下列途径进入肝脏。①胆道:细菌沿着胆管上行,是引起细菌性肝脓肿的主要原因。包括胆石、胆囊炎、胆道蛔虫、其他原因所致胆管狭窄与阻塞等。②肝动脉:体内任何部位的化脓性病变,细菌可经肝动脉进入肝脏。如败血症、化脓性骨髓炎、痈、疖等。③门静脉:已较少见,如坏疽性阑尾炎、细菌性痢疾等,细菌可经门静脉入肝。④肝开放性损伤:细菌可直接经伤口进入肝,引起感染而形成脓肿。细菌性肝脓肿的致病菌多为大肠埃希菌、金黄色葡萄球菌、厌氧链球菌等。肝脓肿可以是单个脓肿,也可以是多个小脓肿,数个小脓肿可以融合成为一个大脓肿。

(一)护理评估

1.健康史

注意询问有无胆道感染和胆道疾病、全身其他部位的化脓性感染特别是肠道的化脓性感染、肝脏外伤病史。是否有肝脓肿病史,是否进行过系统治疗。

2.身体状况

通常继发于某种感染性先驱疾病,起病急,主要症状为骤起寒战、高热、肝区疼痛和肝大。体温可高达 39~40 ℃,多表现为弛张热,伴有大汗、恶心、呕吐、食欲缺乏。肝区疼痛多为持续性钝痛或胀痛,有时可伴有右肩牵涉痛,右下胸及肝区叩击痛,增大的肝有压痛。肝前下缘比较表浅的脓肿,可有右上腹肌紧张和局部明显触痛。巨大的肝脓肿可使右季肋区呈饱满状态,甚至可见局限性隆起,局部皮肤可出现凹陷性水肿。严重时或并发胆道梗阻者,可出现黄疸。

3.心理-社会状况

细菌性肝脓肿起病急剧,症状重,如果治疗不彻底容易反复发作转为慢性,并且细菌性肝脓肿极易引起严重的全身性感染,导致感染性休克,患者产生焦虑。

4.辅助检查

(1)血液检查:化验检查白细胞计数及中性粒细胞增多,有时出现贫血。肝功能检查可出现不同程度的损害和低蛋白血症。

(2)X 线胸腹部检查:右叶脓肿可见右膈肌升高,运动受限;肝影增大或局限性隆起;有时伴有反应性胸膜炎或胸腔积液。

(3)B 超:在肝内可显示液平段,可明确其部位和大小,阳性诊断率在 96% 以上,为首选的检查方法。必要时可做 CT 检查。

(4)诊断性穿刺:抽出脓液即可证实本病。

(5)细菌培养:脓液细菌培养有助于明确致病菌,选择敏感的抗生素,并与阿米巴性肝脓肿相鉴别。

5.治疗要点

(1)全身支持疗法:给予充分营养,纠正水和电解质及酸碱平衡失调,必要时少量多次输血和血浆以纠正低蛋白血症,增强机体抵抗力。

(2)抗生素治疗:应使用大剂量抗生素。由于肝脓肿的致病菌以大肠埃希菌、金黄色葡萄球菌和厌氧性细菌最为常见,在未确定病原菌之前,可首选对此类细菌有效的抗生素,然后根据细菌培养和抗生素敏感试验结果选用有效的抗生素。

(3)经皮肝穿刺脓肿置管引流术:适用于单个较大的脓肿。在B型超声引导下进行穿刺。

(4)手术治疗:对于较大的单个脓肿,估计有穿破可能,或已经穿破胸腹腔;胆源性肝脓肿;位于肝左外叶脓肿,穿刺易污染腹腔;慢性肝脓肿,应施行经腹切开引流。病程长的慢性局限性厚壁脓肿,也可行肝叶切除或部分肝切除术。多发性小脓肿不宜行手术治疗,但对其中较大的脓肿,也可行切开引流。

(二)护理诊断及合作性问题

1.营养失调

低于机体需要量,与高代谢消耗或慢性消耗病程有关。

2.体温过高

其与感染有关。

3.急性疼痛

其与感染及脓肿内压力过高有关。

4.潜在并发症

急性腹膜炎、上消化道出血、感染性休克。

(三)护理目标

患者能维持适当营养,维持体温正常,疼痛减轻;无急性腹膜炎休克等并发症发生。

(四)护理措施

1.术前护理

(1)病情观察,配合抢救中毒性休克。

(2)高热护理:保持病室空气新鲜、通风、温湿度合适,物理降温。衣着适量,及时更换汗湿衣。

(3)维持适当营养:对于非手术治疗和术前的患者,给予高蛋白、高热量饮食,纠正水、电解质平衡失调和低蛋白血症。

(4)遵医嘱正确应用抗生素。

2.术后护理

(1)经皮肝穿刺脓肿置管引流术术后护理:术前做术区皮肤准备,协助医师进行穿刺部位的准确定位。术后向医师询问术中情况及术后有无特殊观察和护理要求。患者返回病房后,观察引流管固定是否牢固,引流液性状,引流管道是否密闭。术后第二天或数天开始进行脓腔冲洗,冲洗液选用等渗盐水(或遵医嘱加用抗生素)。冲洗时速度缓慢,压力不宜过高,估算注入液与引出液的量。每次冲洗结束后,可遵医嘱向脓腔内注入抗生素。待到引流出或冲洗出的液体变清澈,B型超声检查脓腔直径小于2 cm即可拔管。

(2)切开引流术术后护理:切开引流术术后护理遵循腹部手术术后护理的一般要求。除此之外,每天用生理盐水冲洗脓腔,记录引流液量,少于10 mL或脓腔容积小于15 mL,即考虑拔除引流管,改凡士林纱布引流,致脓腔闭合。

3.健康指导

为了预防肝脓肿疾病的发生,应教育人们积极预防和治疗胆道疾病,及时处理身体其他部位的化脓性感染。告知患者应用抗生素和放置引流管的目的和注意事项,取得患者的信任和配合。术后患者应加强营养和提高抵抗力,定期复查。

(五)护理评价

患者是否能维持适当营养,体温是否正常;疼痛是否减轻,有无急性腹膜炎、上消化道出血、感染性休克等并发症发生。

二、阿米巴性肝脓肿

阿米巴性肝脓肿是阿米巴肠病的并发症,阿米巴原虫从结肠溃疡处经门静脉血液或淋巴管侵入肝内并发脓肿。常见于肝右叶顶部,多数为单发性。原虫产生溶组织酶,导致肝细胞坏死、液化组织和血液、渗液组成脓肿。

(一)护理评估

1.健康史

注意询问有无阿米巴痢疾病史。

2.身体状况

阿米巴性肝脓肿有着与细菌性肝脓肿相似的表现,两者的区别详见表2-1。

表 2-1　细菌性肝脓肿与阿米巴性肝脓肿的鉴别

鉴别要点	细菌性肝脓肿	阿米巴性肝脓肿
病史	继发于胆道感染或其他化脓性疾病	继发于阿米巴痢疾后
症状	病情急骤严重,全身中毒症状明显,有寒战、高热	起病较缓慢,病程较长,可有高热,或不规则发热、盗汗
血液检查	白细胞计数及中性粒细胞可明显增加。血液细菌培养可阳性	白细胞计数可增加,如无继发细菌感染液细菌培养阴性。血清学阿米巴抗体检查阳性
粪便检查	无特殊表现	部分患者可找到阿米巴滋养体或结肠溃疡(乙状结肠镜检)黏液或刮取涂片可找阿米巴滋养体或包囊
脓液	多为黄白色脓液,涂片和培养可发现细菌	大多为棕褐色脓液,无臭味,镜检有时可到阿米巴滋养体。若无混合感染,涂片和培养无细菌
诊断性治疗	抗阿米巴药物治疗无效	抗阿米巴药物治疗有好转
脓肿	较小,常为多发性	较大,多为单发,多见于肝右叶

3.心理-社会状况

由于病程长,忍受较重的痛苦,担忧预后或经济拮据等原因,患者常有焦虑、悲伤或恐惧反应。

4.辅助检查

基本同细菌性肝脓肿。

5.治疗要点

阿米巴性肝脓肿以非手术治疗为主。应用抗阿米巴药物,加强支持疗法纠正低蛋白、贫血等,无效者穿刺置管闭式引流或手术切开引流,多可获得良好的疗效。

(二)护理诊断及合作性问题

1.营养失调

低于机体需要量,与高代谢消耗或慢性消耗病程有关。

2.急性疼痛

与脓肿内压力过高有关。

3.潜在并发症

合并细菌感染。

(三)护理措施

1.非手术疗法和术前护理

(1)加强支持疗法:给予高蛋白、高热量和高维生素饮食必要时少量多次输新鲜血、补充丙种球蛋白,增强抵抗力。

(2)正确使用抗阿米巴药物,注意观察药物的不良反应。

2.术后护理

除继续做好非手术疗法护理外,重点做好引流的护理。宜用无菌水封瓶闭式引流,每天更换消毒瓶,接口处保持无菌,防止继发细菌感染。如继发细菌感染需使用抗生素。

(王晓燕)

第十节 肝 囊 肿

一、概述

肝囊肿是一种比较常见的肝脏良性疾病,可分为寄生虫性和非寄生虫性两类。前者以肝棘球蚴病为多见,后者可分为先天性、创伤性、炎症性和肿瘤性囊肿。通常所称的肝囊肿是指先天性肝囊肿,其又可分为单发性和多发性两种。单发性肝囊肿较少见,小者囊液仅数毫升,囊肿大者囊液可达 10 000 mL 以上。肝内有两个以上者即为多发性肝囊肿;两半肝有散在大小不等的囊肿又称多囊肝,这种病例大多合并多囊肾,也可同时合并胰腺、脾、卵巢、肺等囊肿。多发性肝囊肿可合并肝胆管狭窄、胆管炎和肝炎,晚期可引起肝功能损害,极少数病例还会并发癌变。

二、临床特点

(1)先天性肝囊肿生长缓慢,小的囊肿可无任何症状,仅在 B 超检查或其他腹部手术中或尸检时偶然发现。囊肿增大到一定程度,可压迫邻近脏器后出现餐后饱胀、恶心、呕吐、右上腹不适和隐痛等症状。

(2)囊肿破裂或囊内出血者可表现为急腹痛,带蒂囊肿扭转时可出现突发上腹疼痛。

(3)少数病例囊肿可压迫胆管引起梗阻性黄疸。囊内发生感染时,患者有畏寒、发热、白细胞增多等。

(4)体征:大的囊肿可于右上腹扪及肿块和肝大,肿块能随呼吸移动,表面光滑,有囊性感,无明显压痛。多发性肝囊肿在肝表面可触及无明显压痛的散在囊性结节。

三、诊断要点

一般无症状。巨大的肝囊肿可有邻近脏器受压症状,上腹部不适,胀满和疼痛。

(一)实验室检查

合并胆管狭窄、胆管炎、肝炎者及病变晚期肝功能试验可异常,如转氨酶升高、总胆红素和直接胆红素增高、低蛋白血症等;囊内感染者白细胞增多。

(二)影像学检查

B型超声、CT、腹部平片、放射性核素肝扫描等,均有助于肝囊肿的诊断。

四、鉴别诊断

本病应与肝脓肿、肝棘球蚴病、肝血管瘤等疾病鉴别。

五、治疗原则

小的无症状的肝囊肿不需特殊处理,大的而又有压迫症状者应予以适当治疗。治疗方案包括囊肿穿刺抽液术、囊肿开窗术、囊肿引流术、囊肿切除术和肝切除术等。

(1)囊肿穿刺抽液术:用于浅表的肝囊肿、患者不能耐受手术的巨大肝囊肿(直径 15 cm 以上)及合并感染的肝囊肿。在 B 超定位引导下经皮穿刺进入囊腔,尽量将囊液吸尽。大的囊肿需反复抽液,须注意避免继发感染。

(2)囊肿开窗术:适用于大的(直径 8 cm 以上)单发性肝囊肿、单发多房性肝囊肿、引起症状的多发性肝囊肿之中的大囊肿。手术在剖腹下或电视腹腔镜引导下将囊壁部分切除,吸净囊液,切缘仔细止血后囊肿开放。

(3)囊肿引流术:是用于囊壁厚的肝囊肿。一般行囊肿空肠 Roux-Y 吻合术。应注意预防肠内容物反流至囊腔引起继发感染。

(4)囊肿切除术:是用于带蒂的肝囊肿。

(5)肝切除术:是用于并发感染后囊内出血或囊液染有胆汁且病变局限于肝的一叶者,巨大的囊肿或多发性囊肿局限于肝段或肝的一叶者。

(6)多囊肝引起肝功能衰竭,应考虑肝移植。

六、护理措施

(一)术前护理

1.心理护理

患者因对手术不熟悉,恐惧心理时断时续,护士要耐心细致宣传教育,介绍术后的患者进行现身说教,缓解其心理压力,为手术做准备。

2.各种检查的护理

患者入院后会进行相关检查,护士要及时详细地向患者介绍检查的目的、方法、作用,使患者积极配合检查。

3.手术的相关准备

术前常规禁食禁水 6～8 小时,目的是防止麻醉或手术中呕吐而引起窒息或吸入性肺炎。术前一天给予肠道准备。给予备皮,清洁脐部并用棉签蘸汽油擦拭,再用湿棉签清洁干净。手术当天遵照医嘱放置胃管和尿管。

（二）术后护理

1.生命体征的监测

手术后定期监测血压、脉搏、呼吸、体温，如有异常，及时通知医师给予处理。

2.体位

全麻患者未清醒前应去枕平卧，头偏向一侧，保持呼吸道通畅，完全清醒后可垫枕。第一天取半坐位，第二天可床旁活动。

3.伤口护理

认真观察并记录伤口敷料有无渗血、渗液，术后如有恶心、呕吐、咳嗽，应用双手压迫伤口，以减轻伤口张力。

4.引流管的护理

同外科护理常规。

5.术后活动

患者术后由于伤口疼痛或内心恐惧常不敢活动，术后当天应鼓励患者床上翻身，并协助患者床上被动肢体活动。患者适当多活动，一方面可促进排气，另一方面可预防静脉血栓形成。之后可循序渐进：床旁坐起、床旁活动、下地活动。活动要注意保护患者的安全。

（三）主要护理问题

1.疼痛

其与手术创伤有关。

2.知识缺乏

缺乏疾病和手术的相关知识。

3.潜在并发症

腹腔内出血、感染与手术创伤有关。

七、健康指导

（1）出院后在整洁舒适的环境中休息1～2周，保持心情舒畅。

（2）术后恢复期选择丰富纤维素、蛋白质的饮食，以补充能量增强体质。

（3）术后可适当增加体育锻炼，避免过劳过累。

（4）伤口如出现红肿、有硬结、疼痛或发热症状时可能为伤口感染，需及时就诊。

（5）定期复查。

（王晓燕）

第十一节　门静脉高压症

门静脉的正常压力是 $1.27\sim2.35$ kPa（$13\sim24$ cmH_2O），当门静脉血流受阻、血液淤滞时，压力 2.35 kPa（24 cmH_2O）时，称为门静脉高压症，临床上常有脾大及脾功能亢进、食管胃底静脉曲张破裂出血、腹水等一系列表现。

门静脉主干由肠系膜上、下静脉和脾静脉汇合而成。门静脉系统位于两个毛细血管网之间，一端是胃、肠、脾、胰的毛细血管网，另一端连接肝小叶内的肝窦。门静脉流经肝脏的血液约占肝血流量的75％，肝动脉供血约占25％，由此可见肝脏的双重供血以门静脉供血为主。门静脉内的血含氧量较体循环的静脉血高，故门静脉对肝的供氧几乎和肝动脉相等。此外门静脉系统内无控制血流方向的静脉瓣，与腔静脉之间存在4个交通支：①胃底、食管下段交通支；②直肠下段、肛管交通支；③前腹壁交通支；④腹膜后交通支。这些交通支中，最主要的是胃底、食管下段交通支，上述交通支在正常情况下都很细小，血流量很少。

门静脉血液淤滞或血流阻力增加均可导致门脉高压，但以门静脉血流阻力增加更为常见。按阻力增加的部位，可将门静脉高压症分为肝前、肝内和肝后三型。在我国肝内型多见，其中肝炎后肝硬化是引起门静脉高压症的常见病因；但在西方国家，酒精性肝硬化是门脉高压最常见的原因。由于增生的纤维束和再生的肝细胞结节挤压肝小叶内的肝窦，使其变窄或闭塞，导致门静脉血流受阻，其次由于位于肝小叶间汇管区的肝动脉小分支和门静脉小分支之间的许多动静脉交通支大量开放，引起门静脉压力增高。肝前型门静脉高压症的常见病因是肝外门静脉血栓形成(脐炎、腹腔内感染、胰腺炎、创伤等)、先天畸形(闭锁、狭窄或海绵样变等)和外在压迫。肝前型门静脉高压症患者肝功能多正常或轻度损害，预后较好。肝后型门静脉高压症常见病因包括Budd-Chiari综合征、缩窄性心包炎、严重右心衰竭等。

一、护理评估

(一)健康史

应注意询问患者有无肝炎病史、酗酒、血吸虫病病史。既往有无出现肝昏迷、上消化道出血的病史，以及诱发的原因。对于原发病是否进行治疗。

(二)身体状况

1.脾大、脾功能亢进

脾大程度不一，早期质软、活动，左肋缘下可扪及；晚期，脾内纤维组织增生而变硬，活动度减少，左上腹甚至左下腹可扪及肿大的脾脏并能出现左上腹不适及隐痛、胀满，常伴有血白细胞、血小板数量减少，称脾功能亢进。

2.侧支循环建立与开放

门静脉与体静脉之间有广泛的交通支，在门静脉高压时，为了使淤滞在门静脉系统的血液回流，这些交通支大量开放，经扩张或曲张的静脉与体循环的静脉发生吻合而建立侧支循环。主要表现有：①食管下段与胃底静脉曲张：最常见，出现早，一旦曲张的静脉破裂可引起上消化道大出血，表现为呕血和黑便，是门静脉高压病最危险的并发症。由于肝功能损害引起凝血功能障碍，加之脾功能亢进引起的血小板减少，因此出血不易自止。②脐周围的上腹部皮下静脉曲张。③直肠下、肛管静脉曲张形成痔。

3.腹水

腹水是由于门静脉压力增高，使门静脉系统毛细血管床滤过压增高；同时肝硬化引起的低蛋白血症，造成血浆胶体渗透压下降；以及淋巴液生成增加，使液体从肝表面、肠浆膜面漏入腹腔形成腹水。此外，由于中心血流量减少，刺激醛固酮分泌过多，导致水、钠潴留而加剧腹水形成。

4.肝性脑病

门静脉高压症时由于门静脉血流绕过肝细胞或肝实质细胞功能严重受损，导致有毒物质(如氨、硫醇、γ-氨基丁酸)不能代谢与解毒而直接进入体循环,从而对脑产生毒性作用并出现精神综合征,称为肝性脑病,是门静脉高压的并发症之一。肝性脑病常因胃肠道出血、感染、大量摄入蛋白质、镇静药物、利尿剂而诱发。

5.其他

可伴有肝大、黄疸、蜘蛛病、肝掌、男性乳房发育、睾丸萎缩等。

(三)心理-社会状况

患者因反复发作、病情逐渐加重、面临手术、担心出现严重并发症和手术后的效果而有恐惧心理。另外由于治疗费用过高,长期反复住院治疗,以及生活工作严重受限产生长期的焦虑情绪。

(四)辅助检查

1.血常规检查

脾功能亢进时,血细胞计数减少,以白细胞计数降至 $3 \times 10^9 / L$ 以下和血小板计数至 $70 \times 10^9 / L$ 以下最为明显。出血、营养不良、溶血、骨髓抑制都可引起贫血。

2.肝功能检查

常有血浆清蛋白降低,球蛋白增高,白、球比例倒置;凝血酶原时间延长;还应作乙型肝炎病原学和甲胎蛋白检查。

3.食管吞钡 X 线检查

在食管为钡剂充盈时,曲张的静脉使食管及胃底呈虫蚀样改变,曲张的静脉表现为蚯蚓样或串珠状负影。

4.腹部超声检查

可显示腹水、肝密度及质地异常、门静脉扩张。

5.造影检查

腹腔动脉造影的静脉相或直接肝静脉造影可以使门静脉系统和肝静脉显影,确定静脉受阻部位及侧支回流情况,还可以为手术提供参考资料。

(五)治疗要点

外科治疗门静脉高压症主要是预防和控制食管胃底曲张静脉破裂出血。

1.食管胃底曲张静脉破裂出血

治疗主要包括非手术治疗和手术治疗。

(1)非手术治疗。①常规处理:绝对卧床休息,立即建立静脉通道,输液、输血扩充血容量;维持呼吸道通畅,防止呕吐物引起窒息或吸入性肺炎。②药物止血:应用内脏血管收缩药,常用药物有垂体后叶素、三甘氨酸加压素和生长抑素。③内镜治疗:经纤维内镜将硬化剂直接注入曲张静脉,使之闭塞及黏膜下组织硬化,达到止血和预防再出血目的。④三腔管压迫止血:利用充气的气囊分别压迫胃底和食管下段的曲张静脉,达到止血目的。⑤经颈静脉肝内门体分流术:采用介入放射方法,经颈静脉途径在肝内静脉与门静脉主要分支间建立通道,置入支架以实现门体分流。主要适用于药物和内镜治疗无效、肝功能差不宜急诊手术的患者,或等待肝移植的患者。

(2)手术治疗:上述治疗无效时,应采用手术治疗,多主张行门-奇静脉断流术,目前多采用脾切除加贲门周围血管离断术;若患者一般情况好,肝功能较好的可行急诊分流术。血吸虫性肝硬化并食管胃底静脉曲张且门脉压力较高的,主张行分流术常用式有门静脉-下腔静脉分流术,脾-肾静脉分流术。

2.严重脾大,合并明显的脾功能亢进

严重脾大,合并明显的脾功能亢进多见于晚期血吸虫病,也见于脾静脉栓塞引起的左侧门静脉高压症。这类患者单纯脾切除术效果良好。

3.肝硬化引起的顽固性腹水

有效的治疗方法是肝移植。其他方法包括 TIPS 和腹腔-上腔静脉转流术。

4.肝移植

已成为外科治疗终末期肝病的有效方法,但供肝短缺,终身服用免疫抑制药的危险,手术风险,以及费用昂贵,限制了肝移植的推广。

二、护理诊断及合作性问题

(一)焦虑或恐惧

其与担心自身疾病的愈后不良,环境改变,对手术效果有疑虑,害怕检查、治疗有关。

(二)有窒息的危险

其与呕吐、咯血和置管有关。

(三)体液不足

其与呕吐、咯血、胃肠减压、不能进食有关。

(四)营养失调

其与摄入低于人体需要量有关。

(五)潜在并发症

上消化道大出血、肝性脑病。

三、护理目标

患者无焦虑和恐惧心情,无窒息发生,能得到及时的营养补充,肝功能及全身营养状况得到改善,体液平衡得到维持,无上消化道大出血、肝性脑病等并发症发生。

四、护理措施

(一)非手术治疗及术前护理

1.心理护理

通过谈话、观察等方法,及时了解患者心理状态,医护人员要针对性地做好解释及思想工作,多给予安慰和鼓励,使之增强信心、积极配合,以保证治疗和护理计划顺利实施。对急性上消化道大出血患者,要专人看护,关心体贴。工作中要冷静静沉着,抢救操作应娴熟,使患者消除精神紧张和顾虑。

2.注意休息

术前保证充分休息,必要时卧床休息。可减轻代谢方面的负担,能增进肝血流量,有利于保护肝功能。

3.加强营养,采取保肝措施

(1)给低脂、高糖、高维生素饮食,一般应限制蛋白质饮食量,但肝功尚好者可给予富含蛋白质饮食。

(2)营养不良、低蛋白血症者静脉输给支链氨基酸、人血清蛋白或血浆等。

（3）贫血及凝血机制障碍者可输给鲜血，肌内注射或静脉滴注维生素 K。

（4）适当使用肌苷、辅酶 A、葡萄糖醛酸内脂（肝泰乐）等保肝药物，补充 B 族维生素、维生素 C、维生素 E，避免使用巴比妥类、盐酸氯丙嗪、红霉素等有害肝功能的药物。

（5）手术前 3～5 天静脉滴注 GIK 溶液（即每天补给葡萄糖 200～250 g，并加入胰岛素及氯化钾），以促进肝细胞营养储备。

（6）在出血性休克及合并较重感染的情况下应及时吸氧。

4.防止食管胃底曲张静脉破裂出血

避免劳累及恶心、呕吐、便秘、咳嗽等使腹内压增高的因素；避免干硬食物或刺激性食物（辛辣食物或酒类）；饮食不宜过热；口服药片应研成粉末冲服。手术前一般不放置胃管，必要时选细软胃管充分涂以液状石蜡，以轻巧手法协助患者徐徐吞入。

5.预防感染

手术前 2 天使用广谱抗生素。护理操作要遵守无菌原则。

6.分流手术前准备

除以上护理措施外，手术前 2～3 天口服新霉素或链霉素等肠道杀菌剂及甲硝唑，减少肠道氨的产生，防止手术后肝性脑病；手术前 1 天晚清洁灌肠，避免手术后肠胀气压迫血管吻合口；脾-肾静脉分流术前要检查明确肾功能正常。

7.食管胃底静脉曲张大出血三腔管压迫止血的护理

（1）准备：置管前先检查三腔管有无老化、漏气，向患者解释放置三腔管止血的目的、意义、方法和注意事项，以取得患者的配合；将食管气囊和胃气囊分别注气约 150 mL 和 200 mL，观察后气囊是否膨胀均匀、弹性良好、有无漏气，然后抽空气囊，并分别做好标记备用。

（2）插管方法：管壁涂液体石蜡，经患者一侧鼻孔或口腔轻轻插入，边插边嘱患者做吞咽动作，直至插入 50～60 cm；用注射器从胃管内抽得胃液后，向胃气囊注入 150～200 mL 空气，用止血钳夹闭管口，将三腔管向外提拉，感到不再被拉出并有轻度弹力时，利用滑车置在管端悬以 0.5 kg 重物作牵引压迫。然后抽取胃液观察止血效果，若仍有出血，再向食管气囊注入 100～150 mL 空气以压迫食管下端。置管后，胃管接胃肠减压器或用生理盐水反复灌洗，观察胃内有无新鲜血液吸出。若无出血，同时脉搏、血压渐趋稳定，说明出血已得到控制；反之，表明三腔管压迫止血失败。

（3）置管后护理：①患者半卧位或头偏向一侧，及时清除口腔、鼻咽腔分泌物，防止吸入性肺炎；②保持鼻腔黏膜湿润，观察调整牵引绳松紧度，防止鼻黏膜或口腔黏膜长期受压发生糜烂、坏死；三腔管压迫期间应每 12 小时放气 10～20 分钟，使胃黏膜局部血液循环暂时恢复，避免黏膜因长期受压而糜烂、坏死；③观察、记录胃肠减压引流液的量、颜色，判断出血是否停止，以决定是否需要紧急手术；若气囊压迫 48 小时后，胃管内仍有新鲜血液抽出，表明压迫止血无效，应紧急手术止血；④床旁备剪刀，若气囊上移阻塞呼吸道，可引起呼吸困难甚至窒息，应立即剪断三腔管；⑤拔管：三腔管放置时间不宜超过 3～5 天，以免食管、胃底黏膜长时间受压而缺血、坏死。气囊压迫 24 小时如出血停止，可考虑拔管。放松牵引，先抽空食管气囊、再抽空胃气囊，继续观察 12～24 小时，若无出血，让患者口服液体石蜡 30～50 mL，缓慢拔出三腔管；若再次出血，可继续行三腔管压迫止血或手术。

（二）术后护理

（1）观察病情变化：密切注视有无手术后各种并发症的发生。

（2）防止分流术后血管吻合口破裂出血，48小时内平卧位或15°低半卧位；翻身动作宜轻柔；一般手术后卧床1周，做好相应生活护理；保持排尿排便通畅；分流术后短期内发生下肢肿胀，可予适当抬高。

（3）防止脾切除术后静脉血栓形成，手术后2周内定期或必要时隔天复查1次血小板计数，如超过$600×10^9$/L时，考虑给抗凝处理，并注意用药前后凝血时间的变化。脾切除术后不再使用维生素K及其他止血药物。

（4）饮食护理，分流术后应限制蛋白质饮食，以免诱发肝性脑病。

（5）加强护肝，警惕肝性脑病：遵医嘱使用高糖、高维生素、能量合剂，禁用有损肝功能的药物。对分流术后患者，特别注意神志的变化，如发现有嗜睡、烦躁、谵妄等表现，警惕是肝性脑病发生，及时报告医师。

（三）健康指导

指导患者保持心情乐观愉快，保证足够的休息，避免劳累和较重体力劳动；禁忌烟酒、过热、刺激性强的食物；按医嘱使用护肝药物，定期来医院复查。

五、护理评价

患者有无焦虑和恐惧心情，有无窒息发生，能否得到及时的营养补充，肝功能及全身营养状况是否得到改善，体液平衡是否得到维持，有无上消化道大出血、肝昏迷等并发症发生。

（王晓燕）

第十二节　胆　囊　炎

一、疾病概述

（一）概念

胆囊炎是指发生在胆囊的细菌性和/或化学性炎症。根据发病的缓急和病程的长短分为急性胆囊炎、慢性胆囊炎和慢性胆囊炎急性发作3类。约95％的急性胆囊炎患者合并胆囊结石，称为急性胆石性胆囊炎；未合并胆囊结石者，称为急性非结石性胆囊炎。胆囊炎的发病率很高，仅次于阑尾炎。年龄多见于35岁以后，以40～60岁为高峰。女性发病率约为男性的4倍，肥胖者多于其他体型者。

（二）病因

1.急性胆囊炎

急性胆囊炎是外科常见急腹症，其发病率居于炎性急腹症的第二位，仅次于急性阑尾炎，女性居多。急性胆囊炎的病因复杂，胆囊结石和细菌感染是引发急性胆囊炎的两大重要因素，主要包括以下几点。

（1）胆道阻塞：由于结石阻塞或嵌顿于胆囊管或胆囊颈，导致胆汁排出受阻，胆汁潴留，其中水分吸收而胆汁浓缩，胆汁中的胆汁酸刺激胆囊黏膜而引起水肿、炎症，甚至坏死。90％～95％的急性胆囊炎与胆石有关，在少数情况下，胰液从胰管和胆总管共同的腔道中反流，也可进入胆囊产生化学性刺激。结石亦可直接损伤受压部位的胆囊黏膜引起炎症。此外,胆囊颈或胆囊管腔的狭窄,或受到管外肿块的压迫也可以导致阻塞。胆管和胆囊颈结石嵌塞是引起急性胆囊炎重要的诱因。

(2)细菌入侵:急性胆囊炎时胆囊胆汁的细菌培养阳性率可高达 80%～90%,包括需氧菌与厌氧菌感染,其中大肠埃希菌最为常见。细菌多来源于胃肠道,致病菌通过胆道逆行、直接蔓延或经血液循环和淋巴途径入侵胆囊。结石压迫局部囊壁的静脉,使静脉回流受阻而淤血、出血,以至坏死而引起炎症。

(3)化学性刺激:胆汁酸、逆流的胰液和溶血卵磷脂,对细胞膜有毒性作用和损伤作用。

(4)病毒感染:乙肝病毒可以侵犯许多组织和器官,可以在胆管上皮中复制,对胆道系统有直接的侵害作用。

(5)胆囊的血流灌注量不足:如休克和动脉硬化等,可引起胆囊黏膜的局灶性坏死。

(6)其他:严重创伤、烧伤后、严重过敏、长期禁食或与胆囊无关的大手术等导致的内脏神经功能紊乱时发生急性胆囊炎。

2.慢性胆囊炎

大多继发于急性胆囊炎,是急性胆囊炎反复发作的结果。有较多的病例直接由化学刺激引起。胆囊结石或有阻塞常伴有慢性胆囊炎,这些原因不去除,浓缩胆汁长期刺激可造成慢性炎症。结石和慢性胆囊炎的关系尤为密切,约 95% 的慢性胆囊炎有胆石存在和反复急性发作的病史。

(三)病理生理

1.急性胆囊炎

(1)急性结石性胆囊炎:当结石致胆囊管梗阻时,胆汁淤积,胆囊内压力升高,胆囊肿大、黏膜充血、水肿,渗出增多;镜下可见血管扩张和炎性细胞浸润,称为急性单纯性胆囊炎。若梗阻未解除或炎症未控制,病情继续发展,病变可累及胆囊壁的全层,胆囊壁充血、水肿加重,出现瘀斑或脓苔,部分黏膜坏死脱落,甚至浆膜液有纤维素和脓性渗出物;镜下可见组织中有广泛的中性粒细胞浸润,黏膜上皮脱落,即为急性化脓性胆囊炎;还可引起胆囊积脓。若梗阻仍未解除,胆囊内压力继续升高,胆囊壁张力增高,导致血液循环障碍时,胆囊组织除上述炎性改变外,整个胆囊呈片状缺血坏死;镜下见胆囊黏膜结构消失,血管内外充满红细胞,即为急性坏疽性胆囊炎。若胆囊炎症继续加重,积脓增多,胆囊内压力增高,在胆囊壁的缺血、坏死或溃疡处极易造成穿孔,会引起胆汁性腹膜炎,穿孔部位常在颈部和底部,如胆囊坏疽穿孔发生过程较慢,周围粘连包裹,则形成胆囊周围脓肿。

(2)急性非结石性胆囊炎:病理过程与急性结石性胆囊炎基本相同,但急性非结石性胆囊炎更容易发生胆囊坏疽和穿孔,约 75% 的患者发生胆囊坏疽,15% 的患者出现胆囊穿孔。

2.慢性胆囊炎

慢性胆囊炎是胆囊炎症和结石的反复刺激,胆囊壁炎性细胞浸润和纤维组织增生,胆囊壁增厚,可与周围组织粘连,甚至出现胆囊萎缩,失去收缩和浓缩胆汁的功能。可分为慢性结石性胆囊炎和慢性非结石性胆囊炎两大类,前者占本病的 70%～80%,后者占 20%～30%。

(四)临床表现

1.急性胆囊炎

(1)症状。①腹痛:多数患者有上腹部疼痛史,表现为右上腹阵发性绞痛,常在饱餐、进食油腻食物后或夜间发作,疼痛可放射至右肩及右肩胛下。②消化道症状:患者腹痛发作时常伴恶心、呕吐、厌食等消化道症状。③发热或中毒症状:根据胆囊炎症反应程度的不同,患者可出现不同程度的体温升高和脉搏加速。

(2)体征。①腹部压痛:早期可有右上腹压痛或叩痛。胆囊化脓坏疽时可扪及肿大的胆囊,可有不同程度和不同范围的右上腹压痛,或右季肋部叩痛,墨菲(Murphy)征常为阳性,伴有不同程度的肌紧张,如胆囊张力大时更加明显。腹式呼吸可因疼痛而减弱,常显吸气性抑制。②黄疸:10%～25%的患者可出现轻度黄疸,多见于胆囊炎症反复发作合并 Mirizzi 综合征的患者。

2.慢性胆囊炎

临床症状常不典型,主要表现为上腹部饱胀不适、厌食油腻和嗳气等消化不良的症状,以及右上腹和肩背部隐痛。多数患者曾有典型的胆绞痛病史。体检可发现右上腹胆囊区压痛或不适感,Murphy 征可呈弱阳性,如胆囊肿大,右上腹肋下可及光滑圆性肿块。在并发胆道急性感染时可有寒战、发热等。

(五)辅助检查

1.急性胆囊炎

(1)实验室检查:血常规检查可见血白细胞计数和中性粒细胞比例升高;部分患者可有血清胆红素、转氨酶、AKP(碱性磷酸酶)和淀粉酶升高。

(2)影像学检查:B 超检查可显示胆囊肿大,胆囊壁增厚,大部分患者可见胆囊内有结石光团。^{99m}Tc-EHIDA检查,急性胆囊炎时胆囊常不显影,但不作为常规检查。

2.慢性胆囊炎

B 超检查是慢性胆囊炎首选的辅助检查方法,可显示胆囊增大,胆囊壁增厚,胆囊腔缩小或萎缩,排空功能减退或消失,并可探知有无结石。此外,CT、MRI、口服胆囊造影、腹部 X 线平片等也是重要的检查手段。

(六)主要处理原则

主要为手术治疗,手术时机和手术方式取决于患者的病情。

1.非手术治疗

(1)适应证:诊断明确、病情较轻的急性胆囊炎患者;老年人或伴有严重心血管疾病不能耐受手术的患者。在非手术治疗的基础上积极治疗各种并发症,待患者一般情况好转后再考虑择期手术治疗。作为手术前准备的一部分。

(2)常用的非手术治疗措施:主要包括禁饮食(和)或胃肠减压、纠正水电解质和酸碱平衡紊乱、控制感染、使用消炎利胆及解痉止痛药物、全身支持、对症处理,还可以使用中药、针刺疗法等。在非手术治疗期间,若病情加重或出现胆囊坏疽、穿孔等并发症应及时进行手术治疗。

2.手术治疗

(1)急诊手术适应证:①发病在 48～72 小时以内者。②经非手术治疗无效且病情加重者。③合并胆囊穿孔、弥漫性腹膜炎、急性梗阻性化脓性胆管炎、急性坏死性胰腺炎等严重并发症者。④其余患者可根据具体情况择期手术。

(2)手术方式:①根据病情选择开腹或腹腔镜行胆囊切除术。手术过程中遇到下列情况应同时作胆总管切开探查加 T 管引流术。患者有黄疸史;胆总管内扪及结石或术前 B 超提示肝总管、胆总管结石;胆总管扩张,直径>1 cm 者;胆总管内抽出脓性胆汁或有胆色素沉淀者;患者合并有慢性复发性胰腺炎者。②行胆囊造口术,目的是减压和引流胆汁。主要用于年老体弱,合并严重心、肺、肾等内脏器官功能障碍不能耐受手术的患者,或局部炎症水肿、粘连严重导致局部解剖不清者。待病情稳定、局部炎症消退后再根据患者情况决定是否行择期手术治疗。

二、护理评估

(一)术前评估

1.健康史及相关因素

(1)一般情况:患者的年龄、性别、职业、居住地及饮食习惯等。

(2)发病的病因和诱因:腹痛的病因和诱因,腹痛发生的时间,是否与饱餐、进食油腻食物及夜间睡眠改变体位有关。

(3)腹痛的性质:是否为突发性腹痛,疼痛的性质是绞痛、隐痛、阵发性或持续性疼痛,有无放射至右肩背部或右肩胛下等。

(4)既往史:有无胆石症、胆囊炎、胆道蛔虫病史;有无胆道手术史;有无消化性溃疡及类似疼痛发作史;有无用药史、过敏史及腹部手术史。

2.身体评估

(1)全身:患者有无寒战、发热、恶心、呕吐;有无面色苍白等贫血现象;有无黏膜和皮肤黄染等;有无体重减轻;有无意识及神经系统的其他改变等。

(2)局部:腹痛的部位是位于右上腹还是剑突下,有无全腹疼痛;有无压痛、肌紧张及反跳痛;能否触及胆囊及胆囊肿大的程度,Murphy 征是否阳性等。

(3)辅助检查:血常规检查中白细胞计数及中性粒细胞比例是否升高;血清胆红素、转氨酶、AKP 及淀粉酶有无升高;B超是否观察到胆囊增大或结石影;^{99m}Tc-EHIDA 检查胆囊是否显影;心、肺、肾等器官功能有无异常。

3.心理-社会评估

了解患者及其家属在疾病治疗过程中的心理反应与需求,家庭及社会支持情况,心理承受程度及对治疗的期望等,引导患者正确配合疾病的治疗与护理。

(二)术后评估

1.手术中情况

了解手术的方式和手术范围,如是胆囊切除还是胆囊造口术,是开腹还是腹腔镜;术中有无行胆总管探查,术中出血量及输血、补液情况;有无留置引流管及其位置和目的。

2.术后病情

术后生命体征及手术切口愈合情况;T管及其他引流管引流情况,包括引流液的量、颜色、性质等;对老年患者尤其要评估其呼吸及循环功能等状况。

3.心理-社会评估

患者及其家属对术后和术后康复的认知和期望。

三、主要护理诊断(问题)

(一)疼痛

与胆囊结石突然嵌顿、胆汁排空受阻致胆囊强烈收缩或继发胆囊感染、术后伤口疼痛有关。

(二)有体液不足的危险

与恶心、呕吐、不能进食和手术前后需要禁食有关。

(三)潜在并发症

胆囊穿孔、感染等。

四、护理措施

(一)减轻或控制疼痛

根据疼痛的程度,采取非药物或药物方法止痛。

1.卧床休息

协助患者采取舒适体位,指导其有节律的深呼吸,达到放松和减轻疼痛的效果。

2.合理饮食

病情较轻且决定采取非手术治疗的急性胆囊炎患者,指导其清淡饮食,忌食油腻食物;病情严重需急诊手术的患者予以禁食和胃肠减压,以减轻腹胀和腹痛。

3.药物止痛

对诊断明确的剧烈疼痛者,可遵医嘱通过口服、注射等方式给予消炎利胆、解痉或止痛药,以缓解疼痛。

4.控制感染

遵医嘱及时合理应用抗生素。通过控制胆囊炎症,减轻胆囊肿胀和胆囊压力达到减轻疼痛的效果。

(二)维持体液平衡

对于禁食患者,根据医嘱经静脉补充足够的热量、氨基酸、维生素、水、电解质等,以维持水、电解质及酸碱平衡。对能进食、进食量不足者,指导和鼓励其进食高蛋白、高碳水化合物、高维生素和低脂饮食,以保持良好的营养状态。

(三)并发症的预防和护理

1.加强观察

严密观察患者的生命体征变化,了解腹痛的程度、性质、发作的时间、诱因及缓解的相关因素和腹部体征的变化。若腹痛进行性加重,且范围扩大,出现压痛、反跳痛、肌紧张等,同时伴有寒战、高热的症状,提示胆囊穿孔或病情加重。

2.减轻胆囊内压力

遵医嘱应用敏感抗菌药,以有效控制感染,减轻炎性渗出,达到减少胆囊内压力、预防胆囊穿孔的目的。

3.及时处理胆囊穿孔

一旦发生胆囊穿孔,应及时报告医师,并配合做好紧急手术的准备。

五、护理评价

(1)患者腹痛得到缓解,能叙述自我缓解疼痛的方法。

(2)患者在禁食期间得到相应的体液补充。

(3)患者没有发生胆囊穿孔或能及时发现和处理已发生的胆囊穿孔。

(4)疾病愈合良好,无并发症发生。

(5)患者对疾病的心理压力得到及时的调适与干预。依从性较好,并对疾病的治疗和预防有一定的了解。

（王晓燕）

第十三节 胆 石 症

一、疾病概述

(一)概念

胆石症是指胆管系统任何部位发生的结石,包括发生在胆囊和胆管内的结石,是胆管系统的最普遍疾病。其发病率随年龄增长而增高。在我国,胆石症已由以胆管的胆色素结石为主转变为胆囊的胆固醇结石为主,胆石症的患病率为 0.9％～10.1％,平均 5.6％;男女比例为 1.00：2.57。近二十余年来,随着影像学(B 型超声、CT 及 MRI 等)检查的普及,在自然人群中,胆石症的发病率达 10％左右,国内尸检结果报告,胆石症的发生率为 7％。随着生活水平的提高及饮食习惯的改变,胆石症的发生率有逐年增高的趋势,我国的胆结石以胆管的胆色素结石为主逐渐转变为以胆囊的胆固醇结石为主。

(二)相关病理生理

多年来的研究已证明,胆石是在多种因素影响下,经过一系列病理生理过程而形成的。这些因素包括胆汁成分的改变、过饱和胆汁或胆固醇呈过饱和状态、胆汁囊泡及胆固醇单水晶体的沉淀、促成核因子与抗成核因子的失调、胆囊功能异常、氧自由基的参与及胆管细菌、寄生虫感染等。部分胆管结石并不引起后果。一般胆石引起胆囊炎、结石嵌顿或阻塞胆管是重要和常见的后果。小的胆囊结石可移动到胆囊管、胆总管而使其发生堵塞,还可到达十二指肠内胆总管的末端。

(三)胆石的成因

胆石的成因非常复杂,迄今仍未完全明确,可能是多种因素综合作用的结果。有大量的研究探讨并从不同的侧面阐述了胆石的成因,提出了诸如胆固醇过饱和学说、β-葡萄糖醛酸苷酶学说、胆红素钙沉淀-溶解平衡学说等。随着生物医学的不断发展,人们对胆石形成诱因的认识也在不断深入。主要归纳为以下几个方面。

1.胆管感染

各种原因所致胆汁滞留,细菌或寄生虫侵入胆管而致感染。细菌产生的 β-葡萄糖醛酸酶和磷脂酶能水解胆汁中的脂质,使可溶性的结合胆红素水解为游离胆红素,后者与钙结合形成胆红素钙,促使胆色素结石形成。

2.胆管异物

胆汁中的脱落上皮、炎症细胞、寄生虫残体和虫卵可构成胆红素钙结石的核心。胆管手术后的手术线结或 Oddi 括约肌功能紊乱时,食物残渣随肠内容物反流入胆管成为结石形成的核心。

3.胆管梗阻

胆管梗阻引起胆汁淤滞,胆汁排出受阻,为胆红素钙的析出、沉淀、成核、聚积成石做了时间上的准备。其中的胆色素在细菌的作用下分解为非结合性胆红素,形成胆色素结石。

4.代谢因素

胆汁内的主要成分为胆盐、磷脂酰胆碱和胆固醇。正常情况下,保持相对高的浓度而又成溶解状态,3种成分按一定比例组成。胆固醇一旦代谢失调,如回肠切除术后,胆盐的肝肠循环被破坏,三种成分聚合点落在ABC曲线范围外,即可使胆固醇呈过饱和状态并析出、沉淀、结晶,从而形成胆固醇结石。此外,胆汁中的某些成核因子(如糖蛋白、黏蛋白和 Ca^{2+} 等)有明显的促成核作用,缩短了成核时间,促进结石的生长。

5.胆囊功能异常

胆囊排空障碍,淤胆是胆囊结石形成的动力学机制,为结石生长提供了充足的时间和空间。

6.其他

雌激素会影响肝内葡萄糖醛酸胆红素的形成,使非结合胆红素增高,而雌激素又影响胆囊排空,引起胆汁淤滞,促发结石形成。绝经后用雌激素者,胆结石发病率明显增高;遗传因素与胆结石的成因有关。

(四)胆石的分类

从胆石含有的化学成分的种类来看,所有的胆石都大致相同:有胆固醇、胆红素、糖蛋白、脂肪酸、胆汁酸、磷脂等有机物,碳酸盐、磷酸盐等无机盐,以及钙、镁、铜、铁等十余种金属元素。但不同的结石中,各种化学成分的含量却差别甚大。

(1)根据结石的主要成分将常见的结石分为三大类:胆固醇结石、胆色素结石和混合性结石。其中以胆固醇结石最为多见。其他少见的结石还有以脂肪酸盐为主要成分的脂肪酸盐结石和以蛋白质为主要成分的蛋白结石。①胆固醇结石:主要成分是胆固醇。成石诱因为脂类代谢紊乱。结石质坚,色白或浅黄。80%胆固醇结石位于胆囊内。小结石可通过胆囊管降入胆总管成为继发性胆总管结石;肝内胆管结石中虽然也有胆固醇结石,但极罕见。②胆色素结石:分为棕色胆色素结石和黑色胆色素结石两个亚类,主要成分都是胆红素的化合物,包括胆红素酸与钙等金属离子形成的盐和螯合型高分子聚合物。③混合型结石。

(2)根据胆石在胆管中的位置分类,可分为:①胆囊结石,指位于胆囊内的结石,其中70%以上是胆固醇结石;②肝外胆管结石;③肝内胆管结石。其中胆囊结石约占结石总数的50%。

(五)胆囊结石

1.概念

胆囊结石是指发生在胆囊内的结石,常与急性胆囊炎并存。是胆管系统的常见病、多发病。在我国,其患病率为7%～10%,其中70%～80%的胆囊结石为胆固醇结石,约25%为胆色素结石。多见于女性,男女比例为1:2～3。40岁以后发病率随着年龄增长呈增高的趋势,随着年龄增长性别差异逐渐缩小,老年男女发病比例基本相等。

2.病因

对胆囊结石,尤其是胆固醇结石成因的研究一度成为胆管外科的热点。研究表明,胆囊结石的形成不仅有多种生物学因素的影响,遗传因素和环境因素也是不可忽视的条件。胆囊结石是综合性因素作用的结果,主要与胆汁中胆固醇过饱和、胆固醇成核过程异常及胆囊功能异常有关。这些因素引起胆汁的成分和理化性质发生变化,使胆汁中的胆固醇呈过饱和状态,沉淀析出、结晶而形成结石。胆囊结石有明显的"4F征",即 female(女性)、forty(40 岁)、fat(肥胖)、fertile(多产次)。此外,相关疾病也与胆石症的发生有关,如肝硬化患者的胆石症患病率高于非肝硬化患者;糖尿病患者的胆石症患病率也明显增高;多数胆囊结石含有胆固醇部分,而胆固醇饱和指数与血脂有关,故胆囊结石与血清总胆固醇水平呈正相关;胃切除术后,患者容易并发胆石症。

3.病理生理

饱餐、进食油腻食物后胆囊收缩，或睡眠时体位改变致结石移位并嵌顿于胆囊颈部，导致胆汁排出受阻，胆囊强烈收缩而发生胆绞痛。结石长时间持续嵌顿和压迫胆囊颈部，或排入并嵌顿于胆总管，临床可出现胆囊炎、胆管炎或梗阻性黄疸，称为 Mirizzi 综合征。较小的结石可经过胆囊管排入胆总管，形成继发性胆管结石。进入胆总管的结石在通过胆总管下端时可损伤 Oddi 括约肌或嵌顿于壶腹部引起胆源性胰腺炎；较大结石可经胆囊十二指肠瘘进入小肠引起个别患者发生胆石性肠梗阻。此外，结石及炎症反复刺激胆囊黏膜可诱发胆囊癌。若胆囊结石长期嵌顿而未合并感染时，积聚于胆囊胆汁中的胆色素被胆囊膜吸收，加上胆囊分泌的黏性物质而形成胆囊积液，积液呈无色透明，称为白色胆汁。

4.临床表现

部分单发或多发的胆囊结石，在胆囊内自由存在，不易发生嵌顿，很少产生症状，被称为无症状胆囊结石。约30％的胆囊结石患者可终身无临床症状。仅于体检或手术时发现的结石称为静止性结石。单纯性胆囊结石，未合并梗阻或感染时，在早期常无临床症状，大多数是在常规体检、手术或尸体解剖中偶然发现，或仅有轻微的消化系统症状被误认为是胃病而没有及时就诊。当结石嵌顿时，则可出现明显症状和体征。

(1)症状：①胆绞痛为典型的首发症状，表现为突发的右上腹、阵发性剧烈绞痛。临床症状也可在几小时后自行缓解。常发生于饱餐、进食油腻食物后或睡眠时，是由于油腻饮食后胆囊素大量分泌，胆囊平滑肌痉挛，收缩功能增强，引起胆囊内压力增高；加之胆汁酸刺激胆囊黏膜，胆囊壁充血、水肿、炎性物质渗出，导致急性胆囊炎发生；或由于睡眠时体位改变，导致结石移位并嵌顿于胆囊颈部，胆汁不能通过胆囊颈和胆囊管排出，导致胆囊内压力增高，胆囊强烈收缩所致。有部分患者可以在几小时后临床症状自行缓解。如果胆囊结石嵌顿持续不缓解，胆囊继续增大、积液，甚至合并感染，从而进展为急性胆囊炎。如果治疗不及时，少部分患者可以进展为急性化脓性胆囊炎或胆囊坏疽，严重时可发生胆囊穿孔，临床后果严重。多数患者有右肩部、肩胛部或背部放射性疼痛，常伴有恶心、呕吐、厌油、腹胀等消化不良症状。②消化道症状主要表现为上腹部或右上腹部闷胀不适、饱胀、嗳气、恶心、呕吐、厌食、呃逆等非特异性的消化道症状。大多数患者仅在进食后，特别是进食油腻食物后，胃肠道症状更明显，服用治"胃病"药物多可缓解，易被误诊。

(2)体征：①腹部体征有时可在右上腹部触及肿大的胆囊。可有右上腹胆囊区压痛，若继发感染，右上腹部可有明显压痛、肌紧张或反跳痛。检查者将左手平放于患者右肋部，拇指置于右腹直肌外缘于肋弓交界处，嘱患者缓慢深吸气，使肝脏下移，若患者因拇指触及肿大的胆囊引起疼痛而突然屏气，称为 Murphy 征阳性。②胆囊结石形成 Mirizzi 综合征时黄疸明显。黄疸时常有尿色变深、粪色变浅。

5.辅助检查

(1)腹部超声是胆囊结石病首选的诊断方法，特异性高、诊断准确率高达96％以上。

(2)口服胆囊造影胆囊显影率很高，可达80％以上，故可发现胆囊内，甚至肝外胆管内有无结石存在。但由于显影受到较多因素的影响，故诊断胆囊结石的准确率仅为50％～60％。

(3)CT 或 MRI 检查：经 B 型超声波检查未能发现病变时，可进一步作 CT 或 MRI 检查。CT 扫描对含钙的结石敏感性很高，常可显示直径为 2 mm 的小结石，CT 扫描诊断胆石的准确率可达80％～90％。平扫即可显示肝内胆管总肝管、胆总管及胆囊内的含钙量高的结石；经口服或静脉注射造影剂后,CT 可显示胆色素性结石和混合性结石,亦能显示胆囊内的泥沙样结石。CT 扫描对单纯胆固醇性结石有时易发生漏诊。近年来 MRI 诊断技术已逐渐应用于临床,其对胆石的诊断正确率也很高。由于 CT 或 MRI 检查的费用较昂贵,所以一般不作为首选的检查方法。

6.主要处理原则

胆囊结石治疗的历史较长、方法较多,但仍以外科手术治疗为主。胆石症的治疗目的在于缓解症状、消除结石、减少复发、避免并发症的发生。急性发作期宜先行非手术治疗,待症状控制后,进一步检查,明确诊断;如病情严重,非手术治疗无效,应在初步诊断的基础上及时进行手术治疗。

(1)非手术治疗:①适应证,初次发作的青年患者;经非手术治疗症状迅速缓解者;临床症状不典型者;发病已逾 3 天,无紧急手术指征且在非手术治疗下症状有消退者。合并严重心血管疾病不能耐受手术的老年患者。②常用的非手术疗法主要包括卧床休息、禁饮食、低脂饮食或胃肠减压、输液、纠正水电解质和酸碱平衡紊乱、合理使用抗生素、解痉止痛和支持对症处理。有休克应加强抗休克的治疗,如吸氧、维持血容量、及时使用升压药物等。还可采用溶石疗法、排石疗法、体外冲击波碎石治疗等。

(2)手术治疗:①适应证,胆囊造影时胆囊不显影;结石直径超过 2 cm;胆囊萎缩或瓷样胆囊;B 超提示胆囊局限性增厚;病程超过 5 年,年龄在 50 岁以上的女性患者;结石嵌顿于颈部或胆囊管;慢性胆囊炎,结石反复发作引起临床症状;无症状,但结石已充满整个胆囊。②胆囊切除术是胆囊结石治疗的首选方法。但对无症状的胆囊结石,一般无须立即手术切除胆囊,只需观察和随诊。根据病情选择经腹或腹腔镜作胆囊切除术。继发胆管感染的患者,最好是待控制急性感染发作和缓解症状后再择期手术治疗。

(六)胆管结石

1.概念

胆管结石为发生在肝内、外胆管的结石。又分为原发性和继发性胆管结石。原发于胆囊的结石迁徙到肝外胆管,称继发性胆管结石;不是来自胆囊,而是直接在肝外胆管生成的结石,称原发性胆管结石。因此,凡是不伴有胆囊结石者可确认为原发性胆管结石。但伴有胆囊结石的胆管结石是原发性还是继发性,要具体分析。肝内胆管结石无论是否合并胆囊结石,均为原发性胆管结石。

2.病因

胆管结石的主要原因包括胆汁淤滞、细菌感染和脂类代谢异常。肝外胆管结石的形成除上述原因外,胆管内异物,如虫卵和蛔虫的尸体亦可成为结石的核心;胆囊内结石或肝内胆管结石在某些因素作用下进入肝外胆管(左右肝管汇合部以下)引起肝外胆管结石。

3.病理生理

胆管结石所致的病理生理改变与结石的部位、大小及病史的长短有关。胆管结石可引起胆管不同程度的梗阻,梗阻可使近端胆管呈现不同程度的扩张、管壁增厚、胆汁滞留在胆管内;胆管壁的充血、水肿进一步加重梗阻,使之从不完全梗阻变为完全性梗阻而出现梗阻性黄疸。胆管的完全性梗阻可激发化脓性感染,引起急性梗阻性化脓性胆管炎;脓液在胆管内积聚,使胆管内压力继续升高,当胆管内压力超过1.96 kPa(20 cmH$_2$O)时,细菌和毒素可随胆汁逆流入血,引起脓毒血症;当感染致胆管壁坏死、破溃,甚至形成胆管与肝动脉或门静脉瘘时,可并发胆管大出血。胆管的梗阻和化脓性感染可造成肝细胞损害,甚至肝细胞坏死或形成肝源性肝脓肿;长期梗阻和/或反复发作可引起胆汁性肝硬化和门脉高压症。当结石嵌顿于胆总管壶腹部时,可造成胰液排出受阻甚至发生逆流而引起胆源性急、慢性胰腺炎。

肝内胆管结石可局限于一叶或一段肝内,也可弥漫分布于所有肝内胆管,临床以左叶及右叶肝内胆管结石多见。其基本病理生理改变为结石导致的肝内胆管狭窄或扩张、胆管炎及肝纤维组织增生、肝硬化、萎缩,甚至癌变。

4.分类

根据胆管结石发病的病因,胆管结石可分为原发性胆管结石和继发性胆管结石。在胆管内形成的结石称为原发性胆管结石,以胆色素结石和混合性结石多见。胆管内结石来自胆囊结石者,称为继发性胆管结石,以胆固醇结石多见。根据结石所在的部位,胆管结石可分为肝外胆管结石和肝内胆管结石。肝管分叉部以下的胆管结石为肝外胆管结石,肝管分叉部以上的胆管结石为肝内胆管结石。

5.临床表现

临床表现取决于胆管有无梗阻、感染及其程度。当结石阻塞胆管并继发感染时,典型的表现是反复发作的腹痛、寒战高热和黄疸,称为查科三联征。

(1)肝外胆管结石:①腹痛多为剑突下或右上腹部阵发性绞痛,或持续性疼痛、阵发性加剧,呈阵发性刀割样,疼痛常向右肩背部放射。这是由于结石下移嵌顿于胆总管下端或壶腹部,刺激胆管平滑肌,引起Oddi括约肌痉挛收缩和胆管高压所致。②寒战、高热是结石阻塞胆管并继发感染后引起的全身性中毒症状。由于胆管梗阻,胆管内压升高,感染随胆管逆行扩散,细菌和毒素通过肝窦入肝静脉进入体循环,引起菌血症或毒血症。多发生于剧烈腹痛后,体温可高达39~40 ℃,呈弛张热热型,伴有寒战。③黄疸是胆管梗阻后胆红素逆流入血所致。胆管结石嵌于Vater壶腹部不缓解,1~2天后即可出现黄疸。患者首先表现为尿黄,接着出现巩膜黄染,然后出现皮肤黄染伴瘙痒。黄疸的程度取决于梗阻的程度及是否继发感染,若梗阻不完全或结石有松动,则黄疸程度轻,且呈波动性;若为完全性梗阻,则黄疸呈进行性加深。若梗阻性黄疸长期未得到解决,将会导致严重的肝功能损害。部分患者结石嵌顿不重,阻塞的胆管近端扩张,胆石可漂移上浮,或小结石通过壶腹部排入十二指肠,使上述症状缓解。间歇性黄疸是肝外胆管结石的特点。④消化道症状多数患者有恶心、腹胀、嗳气、厌食油腻食物等。

(2)肝内胆管结石:常与肝外胆管结石并存,其临床表现与肝外胆管结石相似。一般没有肝外胆管结石那样典型和严重。位于周围胆管的小结石平时可无症状。当胆管梗阻和感染仅发生在部分肝叶、段胆管时,患者可无症状或仅有轻微的肝区和患侧背部胀痛。位于Ⅱ、Ⅲ级胆管的结石平时只有肝区不适或轻微疼痛。结石位于Ⅰ、Ⅱ级胆管或整个肝内胆管充满结石,患者会有肝区胀痛,常无胆绞痛,一般无黄疸。若一侧肝内胆管结石合并感染而未能及时治疗,并发展为叶、段胆管积脓或肝脓肿时,则出现寒战、高热、轻度黄疸,甚至休克,称为急性梗阻性化脓性胆管炎(acute obstructive suppurative cholangitis, AOSC)。1983 年,我国胆管外科学组建议将原AOSC改称为急性重症胆管炎(acute cholangitis of sever type, ACST),因为,胆管梗阻引起的急性化脓性胆管炎并非全部表现为 AOSC,还有一部分表现为没有休克的轻型急性化脓性胆管炎,而且后者为多数。因此,目前在我国,AOST一词已逐渐被废弃,被更能反映实际病因、病例特点的 ACST 替代。患者可由于长时间发热、消耗而出现消瘦、体弱等表现。部分患者可有肝大、肝区压痛和叩痛等体征。

6.辅助检查

(1)实验室检查:血常规检查可见血白细胞计数和中性粒细胞比例明显升高;血清胆红素、转氨酶和碱性磷酸酶升高。尿液检查示尿胆红素升高,尿胆原降低甚至消失,粪便检查示粪中尿胆原减少。高热时血细菌培养阳性,以大肠埃希菌最多见,厌氧菌感染也属常见。

(2)影像学检查:B超诊断肝内胆管结石的准确率可达100%。检查可显示胆管内结石影,提示胆石存在的部位、胆管有无扩张、有无肝萎缩。同时可提供是否合并肝硬化、脾大、门脉高压及肝外胆管结石等信息。PTC、ERCP或MRCP等检查可显示梗阻部位、程度、结石大小和数量等。

7.处理原则

处理原则以手术治疗为主。原则为解除胆管梗阻或狭窄,取净结石,去除感染灶。肝内胆管结石的治疗难度明显高于胆外胆管结石。胆管术后常放置T引流管。主要目的是:①引流胆汁和减压,防止因胆汁排出受阻导致胆总管内压力增高、胆汁外漏而引起胆汁性腹膜炎。②引流残余结石,使胆管内残余结石,尤其是泥沙样结石通过T管排出体外。③支撑胆管,防止胆总管切口瘢痕狭窄、管腔变小、粘连狭窄等。④经T管溶石或造影等。

此外,术后注意调整水、电解质及酸碱失衡,合理应用抗生素,注意保护肝功能。

二、护理评估

(一)一般评估

1.生命体征(T、P、R、Bp)

胆石症患者如与细菌感染并存,可出现体温偏高,疼痛刺激可能会导致心率加快、呼吸频率加快、血压上升,应监测生命体征的变化。还要注意评估患者的神志、皮肤色泽、肢端循环、尿量等,以判断有无休克的发生。

2.患者主诉

腹痛、腹胀、恶心等不适症状,发病及诊治经过等。

3.相关记录

体重、体位、饮食、面容与表情、皮肤、出入量等。

(二)身体评估

1.视诊

面部表情、皮肤黏膜颜色(黄疸、贫血)、体态、体位、腹部外形等。

2.触诊

(1)腹部触诊:腹壁紧张度、压痛与反跳痛、腹腔内包块。

(2)胆囊触诊:胆囊肿大、Murphy征等。

3.叩诊

胆囊叩击痛(胆囊炎的重要体征)。

4.听诊

一般无特殊。

(三)心理-社会评估

患者在疾病治疗过程中的心理反应与需求,家庭及社会支持情况,引导患者正确配合疾病的治疗与护理。

(四)辅助检查阳性结果评估

1.实验室检查

胆管结石血常规检查可见血白细胞计数和中性粒细胞比例明显升高;血清胆红素、转氨酶和碱性磷酸酶升高,凝血酶原时间延长。尿液检查示尿胆红素升高,尿胆原降低甚至消失,粪便检查示粪中尿胆原减少。

2.影像学检查

胆囊结石B超检查可显示胆囊内结石影;胆管结石可显示胆管内结石影,近端胆管扩张。PTC、ERCP或MRCP等检查可显示梗阻部位、程度、结石大小和数量等。

(五)治疗效果的评估

1.非手术治疗评估要点

生命体征平稳、疼痛缓解。

2.手术治疗评估要点

(1)患者自觉症状:有无腹痛、恶心、呕吐的情况。

(2)生命体征稳定,无腹部疼痛(术后伤口疼痛除外)。

(3)腹部及全身体征:腹部无阳性体征、肠鸣音恢复正常、皮肤无黄染及瘙痒等不适。

(4)伤口愈合情况:一期愈合。

(5)T管引流的评估:引流液色泽正常、引流量逐渐减少。

(6)结合辅助检查:如胆管造影无结石残留或结合B超检查判断。

三、主要护理诊断(问题)

(一)疼痛

疼痛与胆囊结石突然嵌顿、胆汁排空受阻致胆囊强烈收缩及手术后伤口疼痛有关。

(二)体温过高

体温过高与细菌感染致急性胆囊炎或胆管结石梗阻导致急性胆管炎有关。

(三)知识缺乏

知识缺乏与缺乏胆石症和腹腔镜手术相关知识、引流管及饮食保健知识有关。

(四)有体液不足的危险

体液不足与恶心、呕吐及感染性休克有关。

(五)营养失调

营养低于机体需要量与胆汁流动途径受阻有关。

(六)焦虑

焦虑与手术及不适有关。

(七)潜在并发症

1.术后出血

与术中结扎血管线脱落、肝断面渗血及凝血功能障碍有关。

2.胆瘘

与胆管损伤、胆总管下端梗阻、T管引流不畅等有关。

3.胆管感染

与腹部切口及多种置管(引流管、导尿管、输液管)有关。

4.胆管梗阻

与手术及引流不畅有关。

5.水、电解质平衡紊乱

与患者恶心、呕吐、体液补充不足有关。

6.皮肤受损

与胆管梗阻、胆盐沉积致皮肤黄疸、瘙痒及术后胆汁渗漏有关。

四、主要护理措施

(一)减轻或控制疼痛

根据疼痛的程度,采取非药物或药物方法止痛。

1.加强观察

观察疼痛的程度、性质;发作的时间、诱因及缓解的相关因素;与饮食、体位、睡眠的关系;腹膜刺激征及 Murphy 征是否阳性等,为进一步治疗和护理提供依据。

2.卧床休息

协助患者采取舒适体位,指导其有节律的深呼吸,达到放松和减轻疼痛的效果。

3.合理饮食

根据病情指导患者进食清淡饮食,忌食油腻食物;病情严重者予以禁食、胃肠减压,以减轻腹胀和腹痛。

4.药物止痛

对诊断明确的剧烈疼痛者,可遵医嘱通过口服、注射等方式给予消炎利胆、解痉或止痛药,以缓解疼痛。

(二)降低体温

根据患者的体温情况,采取物理降温和/或药物降温的方法尽快降低患者的体温。遵医嘱应用足量有效的抗菌药,以有效控制感染,恢复患者正常体温。

(三)营养支持

对于梗阻未解除的禁食患者,通过胃肠外途径补充足够的热量、氨基酸、维生素、水、电解质等,以维持良好的营养状态。对梗阻已解除、进食量不足者,指导和鼓励患者进食高蛋白、高碳水化合物、高维生素和低脂饮食。

(四)皮肤护理

1.提供相关知识

胆管结石患者常因胆管梗阻致胆汁淤滞、胆盐沉积而引起皮肤瘙痒等,应告知患者相关知识,不可用手抓挠,防止抓破皮肤。

2.保持皮肤清洁

可用温水擦洗皮肤,减轻瘙痒。瘙痒剧烈者,遵医嘱使用外用药物和/或其他药物治疗。

3.注意引流管周围皮肤的护理

若术后放置引流管,应注意其周围皮肤的护理。若引流管周围见胆汁样渗出物,应及时更换被胆汁浸湿的敷料,局部皮肤涂氧化锌软膏,防止胆汁刺激和损伤皮肤。

(五)心理护理

关心体贴患者,使患者保持良好情绪,减轻焦虑,安心接受治疗与护理。

(六)并发症的预防与护理

1.出血的预防和护理

术后早期出血的原因多由于术中结扎血管线脱落、肝断面渗血及凝血功能障碍所致,应加强预防和观察。

(1)卧床休息:对于肝部分切除术后的患者,术后应卧床 3~5 天,以防过早活动致肝断面出血。

(2)改善和纠正凝血功能:遵医嘱予以维生素 K 110 mg 肌内注射,每天 2 次,以纠正凝血机制障碍。

(3)加强观察:术后早期若患者腹腔引流管内引流出血性液增多,每小时 100 mL,持续 3 小时以上,或患者出现腹胀、腹围增大,伴面色苍白、脉搏细速、血压下降等表现时,提示患者可能有腹腔内出血,应立即报告医师,并配合医师进行相应的急救和护理。治疗上如经积极的保守治疗效果不佳,则应及时采用介入治疗或手术探查止血。

2.胆瘘的预防和护理

胆管损伤、胆总管下端梗阻、T 管引流不畅等均可引起胆瘘。

(1)加强观察:术后患者若出现发热、腹胀、腹痛等腹膜炎的表现,或患者腹腔引流液呈黄绿色胆汁样,常提示患者发生胆瘘。应及时与医师联系,并配合进行相应处理。

(2)妥善固定引流管:无论是腹腔引流管还是 T 管,均应用缝线或胶布将其妥善固定于腹壁,避免将管道固定在床上,以防患者在翻身或活动时被牵拉而脱出,T 管引流袋挂于床旁应低于引流口平面。对躁动及不合作的患者,应采取相应的防护措施,防止脱出。

(3)保持引流通畅:避免腹腔引流管或 T 管扭曲、折叠及受压,定期从引流管的近端向远端挤捏,以保持引流通畅,术后 5~7 天内,禁止加压冲洗引流管。

(4)观察引流情况:定期观察并记录引流管引出胆汁的量、颜色及性质。正常成人每天分泌胆汁的量为 800~1 200 mL,呈黄绿色、清亮、无沉渣、有一定黏性。术后 24 小时内引流量为 300~500 mL,恢复进食后,每天可有 600~700 mL,以后逐渐减少至每天 200 mL 左右。术后 1~2 天胆汁的颜色可呈淡黄色、混浊状,以后逐渐加深、清亮。若胆汁突然减少甚至无胆汁引出,提示引流管阻塞、受压、扭曲、折叠或脱出,应及时查找原因和处理;若引出胆汁量较多,常提示胆管下端梗阻,应进一步检查,并采取相应的处理措施。

3.感染的预防和护理

(1)采取合适体位:病情允许时应采取半坐或斜坡卧位,以利于引流和防止腹腔内渗液积聚于膈下而发生感染;平卧时引流管的远端不可高于腋中线,坐位、站立或行走时不可高于腹部手术切口,以防止引流液和/或胆汁逆流而引起感染。

(2)加强皮肤护理:每天清洁、消毒腹壁引流管口周围皮肤,并覆盖无菌纱布,保持局部干燥,防止胆汁浸润皮肤而引起炎症反应。

(3)加强引流管护理:定期更换引流袋,并严格执行无菌技术操作。

(4)保持引流通畅:避免腹腔引流管或 T 管扭曲、折叠和滑脱,以免胆汁引流不畅、胆管内压力升高而致胆汁渗漏和腹腔内感染。

(七)T 管拔管的护理

若 T 管引流出的胆汁色泽正常,且引流量逐渐减少,可在术后 10 天左右,试行夹管 1~2 天,夹管期间应注意观察病情,患者若无发热、腹痛、黄疸等症状,可经 T 管做胆管造影,如造影无异常发现,在持续开放 T 管 24 小时充分引流造影剂后,再次夹管 2～3 天,患者仍无不适时即可拔管。拔管后残留窦道可用凡士林纱布填塞,1～2 天可自行闭合。若胆管造影发现有结石残留,则需保留 T 管 6 周以上,再做取石或其他处理。

五、护理效果评估

(1)患者自觉症状好转(腹痛等不适消失),食欲增加。

(2)疾病愈合良好,无并发症发生。

(3)患者对疾病的心理压力得到及时的调适与干预。

(4)患者依从性较好,并对疾病的治疗和预防有一定的了解。

(王晓燕)

第三章

呼吸内科护理

第一节　支气管扩张

支气管扩张是指直径大于 2 mm 支气管由于管壁的肌肉和弹性组织破坏引起的慢性异常扩张。临床表现为慢性咳嗽,咳大量脓性痰和/或反复咯血。患者多有童年麻疹、百日咳或支气管肺炎等病史。由于生活条件的改善,麻疹和百日咳疫苗的预防接种及抗生素的应用等,本病的发病率已明显减少。

一、病因及发病机制

(一)支气管-肺组织感染和阻塞

婴幼儿期支气管-肺组织感染是支气管扩张最常见的原因。由于儿童支气管管腔细和管壁薄,易阻塞,反复感染导致支气管壁各层组织,尤其是平滑肌和弹性纤维的破坏,削弱了对管壁的支撑作用。支气管炎症使支气管黏膜充血、水肿,分泌物阻塞管腔,致使引流不畅而加重感染。另外,支气管内膜结核引起管腔狭窄和阻塞、肺结核纤维组织增生和收缩牵拉、吸入腐蚀性气体、支气管曲真菌感染等均可损伤支气管壁,反复继发感染也可引起支气管扩张。肿瘤、异物、感染、支气管周围肿大的淋巴结或肺癌的压迫可使支气管阻塞导致肺不张,胸腔负压直接牵拉支气管管壁,导致支气管扩张。感染引起支气管阻塞,阻塞又加重感染,两者互为因果,促使支气管扩张的发生与发展。

(二)支气管先天性发育障碍和遗传因素

支气管先天发育障碍,如巨大气管-支气管症、Kartagener 综合征(支气管扩张、鼻窦炎及内脏转位),先天性软骨缺失症、支气管肺隔离症、肺囊性纤维化、遗传性 α1-抗胰蛋白酶缺乏症、先天性免疫缺乏症等与发育和遗传因素有关的疾病也可伴有支气管扩张。

(三)全身性疾病

全身性疾病如类风湿关节炎、克罗恩病、溃疡性结肠炎、系统性红斑狼疮、人免疫缺陷病毒(HIV)感染等疾病可同时伴有支气管扩张。心肺移植术后也可因移植物慢性排斥发生支气管扩张。有些不明原因的支气管扩张患者体液免疫和/或细胞免疫功能有不同程度的改变,提示支气管扩张可能与机体免疫功能失调有关。

二、临床表现

(一)症状

1.慢性咳嗽、大量脓痰

痰量与体位改变有关,这是由于分泌物积储于支气管的扩张部位,改变体位时分泌物刺激支气管黏膜引起咳嗽和排痰。严重度可用痰量估计:<10 mL/d 为轻度;10～50 mL/d 为中度;>150 mL/d为重度。感染急性发作时,黄绿色脓痰量明显增加,每天可达数百毫升。感染时痰液静置后出现分层的特征:上层为泡沫,下悬脓性成分,中层为浑浊黏液,下层为坏死组织沉淀物。厌氧菌感染时痰有臭味。

2.反复咯血

50%～70%的患者有不同程度的咯血,可为痰中带血或大量咯血,咯血量与病情严重程度、病变范围有时不一致。部分患者无咳嗽、咳痰,仅以反复咯血为唯一症状,临床上称为"干性支气管扩张",其病变多位于引流良好的上叶支气管,常见于结核性支气管扩张。

3.反复肺部感染

其特点为同一肺段反复发生感染并迁延不愈。

4.慢性感染中毒症状

可出现发热、乏力、食欲缺乏、消瘦、贫血等全身中毒症状。

(二)体征

早期或干性支气管扩张肺部体征可无异常,病变重或继发感染时,在下胸部、背部可闻及固定而持久的局限性粗湿啰音,有时可闻及哮鸣音,部分慢性患者有杵状指(趾)。

三、护理

(一)护理目标

患者能掌握有效咳痰技巧,营养得到改善,未发生并发症。

(二)护理措施

1.一般护理

(1)休息与活动:休息能减少肺活动度,避免因活动诱发咯血。急性感染或病情严重者应卧床休息。保持室内空气流通,维持适宜的温湿度,注意保暖。

(2)饮食护理:提供高热量、高蛋白质、富含维生素饮食,避免冰冷食物诱发咳嗽,少食多餐。指导患者在咳痰后及进食前后漱口,祛除痰臭,保持口腔清洁,促进食欲。为了稀释痰液,利于排痰,应鼓励患者多饮水,每天不少于1 500 mL。合并充血性心力衰竭或肾脏疾病者应指导患者低盐饮食。

2.病情观察

观察痰液的量、颜色、性质、气味,及与体位的关系,痰液静置后是否有分层现象,记录24 小时痰液排出量。观察咯血的颜色、性质及量。病情严重者需观察患者的缺氧情况,是否有呼吸困难、发绀、面色的改变。密切观察病情变化,警惕窒息的各种症状,并备好抢救药品和用品;注意患者有无发热、消瘦、贫血等全身症状。

3.体位引流

体位引流是利用重力作用促使呼吸道分泌物流入气管、支气管排出体外。应根据病变部位采取相应的体位进行引流。如体位引流排痰效果不理想可经纤维支气管镜吸痰及用生理盐水冲洗痰液,也可局部注入抗生素。

(1)引流前准备:引流前向患者说明体位引流的目的、过程和注意事项,消除顾虑,取得合作。同时监测生命体征和肺部听诊,明确病变部位。对于痰液黏稠者,可先用生理盐水雾化吸入。

(2)引流体位:根据病变部位和患者耐受程度采取适当的体位。原则上应使病变部位处于高处,引流支气管开口在下,利于痰液流入大支气管和气管排出。

(3)引流时间:要视病变部位、患者身体状况而定,一般每天1~3次,每次15~20分钟;在空腹下进行。

(4)引流时的观察:引流时应有护士或家人协助,观察患者有无出汗、脉搏细弱、头晕、疲劳、面色苍白等症状,如出现咯血、头晕、发绀、心悸、呼吸困难等情况,应及时停止引流。评估患者对体位引流的耐受程度,在体位引流过程中,鼓励并指导患者作腹式深呼吸,辅以胸部叩击或震荡等措施。同时指导患者进行有效咳嗽,以提高引流效果。

(5)引流后的护理:引流后,协助患者休息,给予漱口,并记录痰量和性质,复查生命体征和肺部呼吸音及啰音变化。评价体位引流的效果。

4.咯血的护理

(1)饮食护理:大量咯血者暂时禁食,小量咯血者或大咯血停止后,宜进少量凉或温的流质饮食,多饮水、多食含纤维素食物,保持大便通畅,避免排便时增加腹压而引起再度咯血。

(2)休息与体位:小量咯血者应静卧休息,中量和大量咯血者需绝对卧床休息,保持病室安静,避免搬动患者。协助患者取平卧位,头偏向一侧,及时咯出或吸出呼吸道积血,防止血块阻塞呼吸道;或取患侧卧位(如肺结核),减少患侧活动度,防止病灶向健侧扩散,有利于健侧肺的通气功能。如若有窒息征象立即采取头低脚高体位,轻叩背部,排出血块,必要时做好气管插管或气管切开的准备。

(3)其他:告诉患者咯血时不能屏气,以免诱发喉头痉挛,血液引流不畅形成血块,导致窒息。保持呼吸道的通畅,嘱患者轻轻将气管内存留的积血咯出。及时为患者擦净血迹,漱口,保持口腔清洁、舒适,以防口腔异味刺激,再度引起咯血。

5.防止窒息的护理

(1)备好抢救物品,如吸引器、氧气、鼻导管、气管切开包、止血药、呼吸兴奋剂、升压药等抢救设备和药品。

(2)注意观察患者有无胸闷、气急、发绀、烦躁、面色苍白、大汗淋漓等异常表现,监测生命指征。

(3)痰液黏稠咳痰无力者,可经鼻腔吸痰,为防止吸痰引起低氧血症,重症患者应在吸痰前后加大吸氧浓度。

(4)咯血时劝告患者身心放松,不要屏气,防止声门痉挛,应将气管内痰液和积血轻轻咳出,保持气道通畅。

(5)大咯血出现窒息征象时,立即取头低脚高45°俯卧位,面部偏向一边,轻拍背部以利血块排出,迅速清除口鼻腔血凝块,必要时行气管插管或气管切开。

6.用药护理

治疗原则:保持呼吸道引流通畅,控制感染,处理咯血,必要时手术治疗。

(1)保持呼吸道通畅:遵医嘱应用祛痰药及支气管舒张药稀释脓痰和促进排痰,再经体位引流清除痰液,痰液引流和抗生素治疗同等重要,以减少继发感染及减轻全身中毒症状。祛痰药可选用溴己新或盐酸氨溴索。支气管舒张药在支气管痉挛时,用 β_2 受体激动剂、异丙托溴铵喷雾吸入或口服氨茶碱及其缓释制剂。

(2)控制感染:是急性感染期的主要治疗措施。轻症者可口服阿莫西林或第一、二代头孢菌素,喹诺酮类药物、磺胺类药物。重症患者特别是假单胞菌属细菌感染者,常选用抗假单胞菌抗生素,常需静脉给药,如头孢他啶、头孢吡肟和亚胺培南等。如有厌氧菌混合感染,加用甲硝唑、替硝唑或克林霉素。雾化吸入庆大霉素或妥布霉素可改善气道分泌和炎症。

(3)抗生素、祛痰剂、支气管舒张药,掌握药物的疗效、剂量、用法和不良反应。

7.心理护理

该病迁延不愈,患者易产生悲观、焦虑心理;咯血时,又感到对生命造成严重威胁,会出现恐惧,甚至绝望的心理。医护人员态度应亲切,多与患者交谈,说明支气管扩张反复发作的原因及治疗进展,来帮助患者树立战胜疾病的信心,消除焦虑不安心理。咯血时,医护人员应陪伴及安慰患者,使患者情绪稳定,避免因情绪波动加重出血。

8.健康指导

(1)预防呼吸道感染:支气管扩张与感染密切相关。积极防治百日咳、麻疹、支气管肺炎、肺结核等呼吸道感染;及时治疗上呼吸道慢性病灶(如龋齿、扁桃体炎、鼻窦炎),避免受凉,预防感冒;减少刺激性气体吸入等措施。戒烟、避免烟雾和灰尘刺激有助于避免疾病的复发,防止病情恶化。

(2)疾病及保健知识的指导:帮助患者和家属了解疾病发生、发展与治疗、护理过程。与患者及家属共同制订长期防治的计划。指导患者自我监测病情,患者和家属应学会识别病情变化的征象,学会识别支气管扩张典型的临床表现;一旦发现症状加重,如痰量增多、血痰、呼吸困难加重、发热、寒战和胸痛等,应及时就诊。掌握有效咳嗽、雾化吸入、体位引流方法,以及抗生素的作用、用法、不良反应等。

(3)生活指导:讲明营养对机体康复的作用,使患者能主动摄取必需的营养素,以增加机体抗病能力。鼓励患者参加体育锻炼,建立良好的生活习惯,劳逸结合,消除紧张心理,防止病情进一步恶化。以维护心、肺功能状态。

(三)护理评价

患者能进行有效的咳嗽,将痰液咳出,保持呼吸道的通畅。能识别咯血的先兆,并采取有效的预防措施。症状消失或明显改善,未发生窒息。

(李新英)

第二节　支气管哮喘

支气管哮喘(简称哮喘)是由多种细胞(如嗜酸性粒细胞、肥大细胞、T淋巴细胞、中性粒细胞、气道上皮细胞等)和细胞组分参与的气道慢性炎症性疾病。这种慢性炎症导致气道高反应性和广泛多变的可逆性气流受限,并引起反复发作性的喘息、气急、胸闷或咳嗽等症状,常在夜间和/或清晨发作和加重,多数患者可自行缓解或治疗后缓解。支气管哮喘如贻误诊治,随病程的延长可产生气道不可逆性狭窄和气道重塑。因此,合理的防治至关重要。

一、病因及发病机制

(一)病因

本病的病因不十分清楚。目前认为哮喘是多基因遗传病,受遗传因素和环境因素双重影响。

1.遗传因素

哮喘发病具有明显的家族集聚现象,临床家系调查发现,哮喘患者亲属患病率高于群体患病率,且亲缘关系越近患病率越高;病情越严重,其亲属患病率也越高。

2.环境因素

主要为哮喘的激发因素,如下。

(1)吸入性变应原:尘螨、花粉、真菌、动物毛屑、二氧化硫、氨气等各种特异和非特异性吸入物。

(2)感染:细菌、病毒、原虫、寄生虫等。

(3)食物:鱼、虾、蟹、蛋类、牛奶等。

(4)药物:普萘洛尔(心得安)、阿司匹林等。

(5)其他:气候改变、运动、妊娠等。

(二)发病机制

哮喘的发病机制非常复杂(图 3-1),变态反应、气道炎症、气道反应性增高和神经等因素及其相互作用被认为与哮喘的发病关系密切。其中气道炎症是哮喘发病的本质,而气道高反应性是哮喘的重要特征。根据变应原吸入后哮喘发生的时间,可分为速发性哮喘反应(IAR)、迟发性哮喘反应(LAR)和双相型哮喘反应(DAR)。IAR 在吸入变应原的同时立即发生反应,15～30 分钟达高峰,2 小时逐渐恢复正常。LAR 在吸入变应原 6 小时左右发作,持续时间长,症状重,常呈持续性哮喘表现,为气道慢性炎症反应的结果。

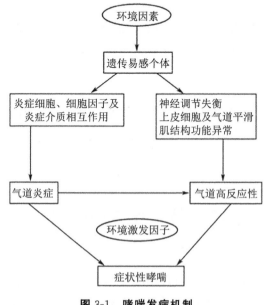

图 3-1 哮喘发病机制

二、临床表现

(一)症状

典型表现为发作性呼气性呼吸困难或发作性胸闷和咳嗽,伴有哮鸣音。严重者呈强迫坐位或端坐呼吸,甚至出现发绀等;干咳或咳大量泡沫样痰。哮喘发作前常有干咳、呼吸紧迫感、连打喷嚏、流泪等先兆表现;有时仅以咳嗽为唯一的症状(咳嗽变异性哮喘)。哮喘症状可在数分钟内发作,经数小时至数天,用支气管舒张药可缓解或自行缓解。在夜间及凌晨发作和加重常是哮喘的特征之一。有些青少年,在运动时出现咳嗽、胸闷和呼吸困难(运动性哮喘)。

(二)体征

发作时胸部呈过度充气征象,双肺可闻及广泛的哮鸣音,呼气音延长。严重者可有辅助呼吸肌收缩加强,心率加快、奇脉、胸腹反常运动和发绀。但在轻度哮喘或非常严重哮喘发作时,哮鸣音可不出现,称之为寂静胸。非发作期可无阳性体征。

三、分期

根据临床表现哮喘分为急性发作期、慢性持续期和缓解期。

(一)急性发作期

急性发作期是指气促、咳嗽、胸闷等症状突然发生,常有呼吸困难,以呼气流量降低为其特征,常因接触刺激物或治疗不当所致。哮喘急性发作时严重程度评估见表3-1。

表 3-1　哮喘急性发作时病情严重程度的分级

病情程度	临床表现	生命体征	血气分析	支气管舒张剂
轻度	对日常生活影响不大,可平卧,说话连续成句,步行、上楼时有气短	脉搏<100 次/分	基本正常	能被控制
中度	日常生活受限,稍事活动便喘息,喜坐位,讲话时断时续,有焦虑和烦躁,哮鸣音响亮而弥漫	脉搏 100~120 次/分	PaO$_2$ 8.0~10.7 kPa(60~80 mmHg) PaCO$_2$<6.0 kPa(45 mmHg)	仅有部分缓解
重度	喘息持续发作,日常生活受限,休息时亦喘,端坐前弓位,大汗淋漓,常有焦虑和烦躁	脉搏明显增快,有奇脉、发绀	PaO$_2$<8.0 kPa(60 mmHg) PaCO$_2$>6.0 kPa(45 mmHg)	无效
危重	患者不能讲话,出现意识障碍,呼吸时,哮鸣音明显减弱或消失,胸腹部矛盾运动	脉搏>120 次/分或脉律徐缓不规则,血压下降	PaO$_2$<8.0 kPa(60 mmHg) PaCO$_2$>6.0 kPa(45 mmHg)	无效

注:1 mmHg=0.13 kPa。

(二)慢性持续期

在哮喘非急性发作期,患者仍有不同程度的哮喘症状或 PEF 降低。根据临床表现和肺功能可将慢性持续期的病情程度分为 4 级,见表3-2。

表 3-2　哮喘慢性持续期病情严重度的分级

分级	临床表现	肺功能改变
间歇发作(第一级)	症状<每周 1 次,短暂发作,夜间哮喘症状<每月 2 次	FEV$_1$≥80%预计值或 PEF≥80%个人最佳值,PEF 或 FEV$_1$ 变异率<20%
轻度持续(第二级)	症状≥每周 1 次,但<每天 1 次,可能影响活动及睡眠,夜间哮喘症状>每月 2 次,但<每周 1 次	FEV$_1$≥80%预计值或 PEF≥80%个人最佳值,PEF 或 FEV$_1$ 变异率 20%~30%
中度持续(第三级)	每天有症状,影响活动及睡眠,夜间哮喘症状≥每周 1 次	FEV$_1$ 60%~79%预计值或 PEF 60%~79%个人最佳值,PEF 或 FEV$_1$ 变异率>30%
重度持续(第四级)	每天有症状,频繁发作,经常出现夜间哮喘症状,体力活动受限	FEV$_1$<60%预计值或 PEF<60%个人最佳值,PEF 或 FEV$_1$ 变异率>30%

(三)缓解期

缓解期是指经过或未经过治疗症状、体征消失,肺功能恢复到急性发作前水平,并维持 4 周以上。

四、护理

(一)护理目标

患者呼吸困难缓解,能进行有效呼吸;痰液能排出;能正确使用雾化吸入器;未发生并发症。

(二)护理措施

支气管哮喘目前尚无根治的方法。护理措施和治疗的目的为控制症状,防止病情恶化,尽可能保持肺功能正常,维持正常活动能力(包括运动),避免治疗不良反应,防止不可逆气道阻塞,避免死亡。

1.一般护理

(1)环境与体位:提供安静、舒适、温湿度适宜的环境,保持室内清洁、空气流通。脱离变应原非常必要,找到引起哮喘发作的变应原或其他非特异刺激因素,并使患者迅速脱离,这是防治哮喘最有效的方法。病室不宜布置花草,避免使用羽绒或蚕丝织物。发作时,协助患者采取舒适的半卧位或坐位,或用过床桌使患者伏桌休息,以减轻体力消耗。

(2)饮食护理:大约 20%的成年人和 50%的哮喘患儿可因不适当饮食而诱发或加重哮喘。护理人员应帮助患者找出与哮喘发作的有关食物。哮喘患者的饮食以清淡、易消化、高蛋白,富含维生素 A、维生素 C、钙食物为主,如哮喘发作与进食某些异体蛋白如鱼、虾、蟹、蛋类、牛奶等有关,应忌食;某些食物添加剂如酒石黄、亚硝酸盐(制作糖果、糕点用于漂白、防腐)也可诱发哮喘发作,应当引起注意。慎用或忌用某些引起哮喘的药物,如阿司匹林或阿司匹林的复方制剂。戒酒、戒烟。哮喘发作时,患者呼吸增快、出汗,极易形成痰栓阻塞小支气管,若无心、肾功能不全时,应鼓励患者饮水 2 000~3 000 mL/d,必要时,遵医嘱静脉补液,注意输液速度。

(3)保持身体清洁舒适:哮喘患者常会大量出汗,应每天以温水擦浴,勤换衣服和床单,保持皮肤的清洁、干燥和舒适。协助并鼓励患者咳嗽后用温水漱口,保持口腔清洁。

(4)氧疗护理:重症哮喘患者常伴有不同程度的低氧血症存在,应遵医嘱给予吸氧,吸氧流量为每分钟 1~3 L,吸氧浓度一般不超过 40%。为避免气道干燥和寒冷气流的刺激而导致气道痉挛,吸入的氧气应尽量温暖湿润。

2.病情观察

观察哮喘发作的前驱症状,如鼻咽痒、喷嚏、流涕、眼痒等黏膜过敏症状;哮喘发作时,观察患者意识状态、呼吸频率、节律、深度及辅助呼吸肌是否参与呼吸运动等,监测呼吸音、哮鸣音变化,监测动脉血气分析和肺功能情况,了解病情和治疗效果。呼吸困难时遵医嘱给予吸氧,注意氧疗效果;哮喘发作严重时,如经治疗病情无缓解,做好机械通气准备工作;加强对急性期患者的监护,尤其在夜间和凌晨易发生哮喘的时间段内,严密观察有无病情变化。

3.用药护理

(1)β₂肾上腺素受体激动剂(简称 β₂ 受体激动剂):是控制哮喘急性发作症状的首选药物,短效 β₂ 受体激动剂起效较快,但药效持续时间较短,一般仅维持 4～6 小时,常用药物有沙丁胺醇、特布他林等。长效β₂受体激动剂作用时间均在 10 小时以上,且有一定抗感染作用,如福莫特罗、沙美特罗及丙卡特罗等,用药方法可采用定量气雾剂(MDI)吸入、干粉吸入、持续雾化吸入等,也可用口服或静脉注射。首选吸入法,因药物直接作用于呼吸道,局部浓度高且作用迅速,所用剂量较小,全身性不良反应少。常用沙丁胺醇或特布他林,每天 3～4 次,每次 1～2 喷。干粉吸入方便较易掌握。持续雾化吸入多用于重症和儿童患者,方法简单易于配合。β₂ 激动剂的缓(控)释型口服制剂,用于防治反复发作性哮喘和夜间哮喘。注射用药,用于严重哮喘,一般每次用量为沙丁胺醇 0.5 mg,只在其他疗法无效时使用。指导患者按医嘱用药,不宜长期规律、单一、大量使用,否则会引起气道β₂受体功能下调,药物减效;由于本类药物(特别是短效制剂)无明显抗炎作用,故宜与吸入激素等抗炎药配伍使用。口服沙丁胺醇或特布他林时,观察有无心悸、骨骼肌震颤等不良反应。静脉点滴沙丁胺醇注意滴速 2～4 μg/min,并注意有无心悸等不良反应。

(2)糖皮质激素:是当前控制哮喘发作最有效的药物。可分为吸入、口服和静脉用药。吸入治疗是目前推荐长期抗感染治疗哮喘的最常用的方法。常用吸入药物有倍氯米松、氟替卡松、莫米松等,起效慢,通常需规律用药一周以上方能起效。口服药物用于吸入糖皮质激素无效或需要短期加强的患者。有泼尼松、泼尼松龙,起始 30～60 mg/d,症状缓解后逐渐减量至≤10 mg/d。然后停用,或改用吸入剂。在重度或严重哮喘发作时,提倡及早静脉给药。吸入治疗药物全身性不良反应少,少数患者可出现口腔念珠菌感染、声音嘶哑或呼吸道不适,指导患者吸药后必须立即用清水充分漱口以减轻局部反应和胃肠吸收。全身用药应注意肥胖、糖尿病、高血压、骨质疏松、消化性溃疡等不良反应,口服用药宜在饭后服用,以减少对胃肠道黏膜的刺激。气雾吸入糖皮质激素可减少其口服量,当用吸入剂替代口服剂时,通常需同时使用两周后逐步减少口服量,指导患者不得自行减量或停药。

(3)茶碱类:是目前治疗哮喘的有效药物,通过抑制磷酸二酯酶,提高平滑肌细胞内的cAMP浓度,拮抗腺苷受体,刺激肾上腺分泌肾上腺素,增强呼吸肌的收缩;同时具有气道纤毛清除功能和抗炎作用。口服氨茶碱一般剂量每天 6～10 mg/kg,控(缓)释茶碱制剂,可用于夜间哮喘。静脉给药主要应用于危、重症哮喘,静脉注射首次剂量 4～6 mg/kg,注射速度不超过 0.25 mg/(kg·min),静脉滴注维持量为 0.6～0.8 mg/(kg·h)日注射量一般不超过 1.0 g。其主要不良反应为胃肠道、心脏和中枢神经系统的毒性反应。氨茶碱用量过大或静脉注射(滴注)速度过快可引起恶心、呕吐、头痛、失眠、心律失常,严重者引起室性心动过速,抽搐乃至死亡。静脉注射时浓度不宜过高,速度不宜过快,注射时间宜在 10 分钟以上,以防中毒症状发生,观察用药后疗效和不良反应,最好在用药中监测血药浓度,其安全有效浓度为 6～15 μg/mL。发热、妊娠、小儿或老年有心、肝、肾功能障碍及甲状腺功能亢进者慎用。合用西咪替丁(甲氰米胍)、喹诺酮类、大环内酯类药物等可影响茶碱代谢而使其排泄减慢,应减少用量。茶碱缓释片或茶碱控释片由于药片有控释材料,不能嚼服,必须整片吞服。

(4)抗胆碱药:胆碱能受体(M 受体)拮抗剂,有舒张支气管及减少痰液的作用。常用异丙托溴铵吸入或雾化吸入,约 10 分钟起效,维持 4~6 小时;长效抗胆碱药噻托溴铵作用维持时间可达 24 小时。

(5)其他:色苷酸钠是非糖皮质激素抗炎药物。对预防运动或变应原诱发的哮喘最为有效。色苷酸钠雾化吸入 3.5~7.0 mg 或干粉吸入 20 mg,每天 3~4 次。酮替酚和新一代组胺 H_1 受体拮抗剂阿司咪唑、曲尼斯特等对轻症哮喘和季节性哮喘有效,也可与 β_2 受体激动剂联合用药。色苷酸钠及尼多酸钠,少数病例可有咽喉不适、胸闷、偶见皮疹,孕妇慎用。抗胆碱药吸入后,少数患者可有口苦或口干感。白三烯(LT)拮抗剂具有抗炎和舒张支气管平滑肌的作用。白三烯调节剂的主要不良反应是较轻微的胃肠道症状,少数有皮疹、血管性水肿、转氨酶升高,停药后可恢复正常。

4.吸入器的正确使用

(1)定量雾化吸入器(MDI):MDI 的使用需要患者协调呼吸动作,正确使用是保证吸入治疗成功的关键。根据患者文化层次、学习能力,提供雾化吸入器的学习资料。

MDI 使用方法:打开盖子,摇匀药液,深呼气至不能再呼时,张口,将 MDI 喷嘴置于口中,双唇包住咬口,以慢而深的方式经口吸气,同时以手指按压喷药,至吸气末屏气 10 秒,使较小的雾粒沉降在气道远端,然后缓慢呼气,休息 3 分钟后可再重复使用一次。指导患者反复练习,医护人员演示,直至患者完全掌握。

特殊 MDI 的使用:对不易掌握 MDI 吸入方法的儿童或重症患者,可在 MDI 上加储物罐,可以简化操作,增加吸入到下呼吸道和肺部的药物量,减少雾滴在口咽部沉积引起刺激,增加雾化吸入疗效。

(2)干粉吸入器:较常用的有蝶式吸入器、都宝装置和准纳器。①蝶式吸入器:指导患者正确将药物转盘装进吸入器中,打开上盖至垂直部位(刺破胶囊),用口唇含住吸嘴用力深吸气,屏气数秒钟。重复上述动作 3~5 次,直至药粉吸尽为止。完全拉出滑盘,再推回原位(此时旋转转盘至一个新囊泡备用)。②都宝装置:使用时移去瓶盖,一手垂直握住瓶体,另一手握住底盖,先右转再向左旋转至听到"喀"的一声。吸入前先呼气,然后含住吸嘴,仰头,用力深吸气,屏气 5~10 秒。③准纳器:使用时一手握住外壳,另一手的大拇指放在拇指柄上向外推动至完全打开,推动滑杆直至听到"咔哒"声,将吸嘴放入口中,经口深吸气,屏气 10 秒。

5.心理护理

研究证明,精神因素在哮喘的发生发展过程中起重要作用,培养良好的情绪和战胜疾病的信心是哮喘治疗和护理的重要内容。哮喘患者的心理表现类型多种多样,可有抑郁、焦虑、恐惧、性格的改变(如悲观、失望、孤独、脆弱、躁动、敌对、易于冲动、神经质、自卑等)、社会工作能力的下降(如自信心及适应能力下降、交际减少等)或自主神经紊乱的表现,如多汗、头晕、眼花、食欲减退、手颤、胸闷、气短、心悸等。针对哮喘患者心理障碍的情况,护理人员应体谅和同情患者的痛苦,尤其对于慢性哮喘治疗效果不佳的患者更应关心,给予心理疏导和教育,向患者解释避免不良情绪的重要性,多用鼓励性语言,减轻患者的心理压力,提高治疗的信心和依从性。

6.健康指导

(1)疾病知识指导:通过教育使患者能懂得哮喘虽不能彻底治愈,但只要坚持充分地正规治疗,完全可以有效地控制哮喘的发作,即患者可达到没有或仅有轻度症状,能坚持日常工作和学习。

(2)识别和避免触发因素:针对个体情况,指导患者有效控制可诱发哮喘发作的各种因素,如避免摄入引起过敏的食物;室内布局力求简洁,避免使用地毯、种植花草、不养宠物;经常打扫房间,清洗床上用品;避免接触刺激性气体及预防呼吸道感染;避免进食易引起哮喘的食物;避免强烈的精神刺激和剧烈的运动;避免大笑、大哭、大喊等过度换气动作;在缓解期应加强体育锻炼、耐寒锻炼及耐力训练,以增强体质。

(3)自我监测病情:识别哮喘加重的早期情况,学会哮喘发作时进行简单的紧急自我处理方法,学会利用峰流速仪来监测最大呼气峰流速(PEFR),做好哮喘日记,为疾病预防和治疗提供参考资料。峰流速仪是一种可随身携带,能测量 PEFR 的一种小型仪器。使用方法:取站立位,尽可能深吸一口气,然后用唇齿部分包住口含器后,以最快的速度,用一次最有力的呼气吹动游标滑动,游标最终停止的刻度,就是此次峰流速值。峰流速测定是发现早期哮喘发作最简便易行的方法,在没有出现症状之前,PEFR 下降,提示早期哮喘的发生。临床试验观察证实,每天测量的 PEFR 与标准的 PEFR 进行比较,不仅能早期发现哮喘发作,还能判断哮喘控制的程度和选择治疗措施。如果 PEFR 经常地、有规律地保持在80%～100%,为安全区,说明哮喘控制理想;如果 PEFR 在 50%～80%,为警告区,说明哮喘加重,需及时调整治疗方案;如果 PEFR <50%,为危险区,说明哮喘严重,需要立即到医院就诊。

(4)用药指导:哮喘患者应了解自己所用的每种药的药名、用法及使用时的注意事项,了解药物的主要不良反应及如何采取相应的措施来避免。指导患者或家属掌握正确的药物吸入技术。一般先用 β_2 受体激动剂,后用糖皮质激素吸入剂。与患者共同制订长期管理、防止复发的计划。坚持定期随访保健,指导正确用药,使药物不良反应减至最少,受体激动剂使用量减至最小,甚至不用也能控制症状。

(5)心理-社会指导:保持有规律的生活和乐观情绪,积极参加体育锻炼,最大程度恢复劳动能力,特别向患者说明发病与精神因素和生活压力的关系。动员与患者关系密切的力量,如家人或朋友参与对哮喘患者的管理;为其身心健康提供各方面的支持,并充分利用社会支持系统。

(三)护理评价

患者呼吸平稳,肺部听诊呼吸音正常,哮鸣音消失。动脉血气检测结果维持在正常范围;患者能摄入足够的液体,痰液稀薄,容易咳出;患者能描述使用吸入器的目的、注意事项、正确掌握使用方法。

(李新英)

第三节 慢性阻塞性肺疾病

慢性阻塞性肺疾病(chronic obstructive pulmonary disease,COPD)是一种以不完全可逆性气流受限为特征,呈进行性发展的肺部疾病。COPD 是呼吸系统疾病中的常见病和多发病,由于其患病人数多,死亡率高,社会经济负担重,已成为一个重要的公共卫生问题。

一、病因及发病机制

确切的病因不清,可能与下列因素有关。

(一)吸烟

吸烟是最危险的因素。国内外的研究均证明吸烟与慢支的发生有密切关系,吸烟者慢性支气管炎的患病率比不吸烟者高 2～8 倍,吸烟时间越长,量越大,COPD 患病率越高。烟草中的多种有害化学成分,可损伤气道上皮细胞使巨噬细胞吞噬功能降低和纤毛运动减退;黏液分泌增加,使气道净化能力减弱;支气管黏膜充血水肿、黏液积聚,而易引起感染。慢性炎症及吸烟刺激黏膜下感受器,引起支气管平滑肌收缩,气流受限。烟草、烟雾还可使氧自由基增多,诱导中性粒细胞释放蛋白酶,抑制抗蛋白酶系统,使肺弹力纤维受到破坏,诱发肺气肿形成。

(二)职业性粉尘和化学物质

职业性粉尘及化学物质,如烟雾、变应原、工业废气及室内污染空气等,浓度过大或接触时间过长,均可导致与吸烟无关的 COPD。

(三)空气污染

大气污染中的有害气体(如二氧化硫、二氧化氮、氯气等)可损伤气道黏膜,并有细胞毒作用,使纤毛清除功能下降,黏液分泌增多,为细菌感染创造条件。

(四)感染

感染是 COPD 发生发展的重要因素之一。长期、反复感染可破坏气道正常的防御功能,损伤细支气管和肺泡。主要病毒为流感病毒、鼻病毒和呼吸道合胞病毒等;细菌感染以肺炎链球菌、流感嗜血杆菌、卡他莫拉菌及葡萄球菌为多见,支原体感染也是重要因素之一。

(五)蛋白酶-抗蛋白酶失衡

蛋白酶对组织有损伤和破坏作用;抗蛋白酶对弹性蛋白酶等多种蛋白酶有抑制功能。在正常情况下,弹性蛋白酶与其抑制因子处于平衡状态。其中 α_1-抗胰蛋白酶(α_1-AT)是活性最强的一种。蛋白酶增多和抗蛋白酶不足均可导致组织结构破坏产生肺气肿。

(六)其他

机体内在因素如呼吸道防御功能及免疫功能降低、自主神经功能失调、营养、气温的突变等都可能参与 COPD 的发生、发展。

二、临床表现

(一)症状

1.慢性咳嗽

晨间起床时咳嗽明显,白天较轻,睡眠时有阵咳或排痰。随病程发展可终生不愈。

2.咳痰

一般为白色黏液或浆液性泡沫痰,偶可带血丝,清晨排痰较多。急性发作伴有细菌感染时,痰量增多,可有脓性痰。

3.气短或呼吸困难

早期仅在体力劳动或上楼等活动时出现,随着病情发展逐渐加重,日常活动甚至休息时也感到气短。气短或呼吸困难是 COPD 的标志性症状。

4.喘息和胸闷

重度患者或急性加重时出现喘息,甚至静息状态下也感气促。

5.其他

晚期患者有体重下降,食欲减退等全身症状。

(二)体征

早期可无异常,随疾病进展慢性支气管炎病例可闻及干啰音或少量湿啰音。有喘息症状者可在小范围内出现轻度哮鸣音。肺气肿早期体征不明显,随疾病进展出现桶状胸,呼吸活动减弱,触觉语颤减弱或消失;叩诊呈过清音,心浊音界缩小或不易叩出,肺下界和肝浊音界下移,听诊心音遥远,两肺呼吸音普遍减弱,呼气延长,并发感染时,可闻及湿啰音。

三、COPD 严重程度分级及病程分期

(一)COPD 严重程度分级

根据第一秒用力呼气容积占用力肺活量的百分比(FEV$_1$/FVC%)、第一秒用力呼气容积占预计值百分比(FEV$_1$%预计值)和症状对 COPD 的严重程度做出分级(表 3-3)。

表 3-3　慢性阻塞性肺疾病的严重程度分级

分级	分级标准	分级	分级标准
0 级:高危	有罹患 COPD 的危险因素 肺功能在正常范围 有慢性咳嗽、咳痰症状	Ⅲ级:重度	FEV$_1$/FVC<70% 30%≤FEV$_1$<50%预计值 有或无慢性咳嗽、咳痰症状
Ⅰ级:轻度	FEV$_1$/FVC<70% FEV$_1$≥80%预计值 有或无慢性咳嗽、咳痰症状	Ⅳ级:极重度	FEV$_1$/FVC<70% FEV$_1$<30%预计值 或 FEV$_1$<50%预计值,伴慢性呼吸衰竭
Ⅱ级:中度	FEV$_1$/FVC<70% 50%≤FEV$_1$<80%预计值 有或无慢性咳嗽、咳痰症状		

(二)COPD 病程分期

COPD 按病程可分为急性加重期和稳定期,前者指在短期内咳嗽、咳痰、气短和/或喘息加重、脓痰量增多,可伴发热等症状;稳定期指咳嗽、咳痰、气短症状稳定或轻微。

四、护理

(一)护理目标

患者痰能咳出,喘息缓解;活动耐力增强;营养得到改善;焦虑减轻。

(二)护理措施

1.一般护理

(1)休息和活动:患者采取舒适的体位,晚期患者宜采取身体前倾位,使辅助呼吸肌参与呼吸。发热、咳喘时应卧床休息,视病情安排适当的活动量,活动以不感到疲劳、不加重症状为宜。室内保持合适的温湿度,冬季注意保暖,避免直接吸入冷空气。

(2)饮食护理:呼吸功的增加可使热量和蛋白质消耗增多,导致营养不良。应制订出高热量、

高蛋白、高维生素的饮食计划。正餐进食量不足时,应安排少量多餐,避免餐前和进餐时过多饮水。餐后避免平卧,有利于消化。为减少呼吸困难,保存能量,患者饭前至少休息30分钟。每天正餐应安排在患者最饥饿、休息最好的时间。指导患者采用缩唇呼吸和腹式呼吸减轻呼吸困难。为促进食欲,提供给患者舒适的就餐环境和喜爱的食物,餐前及咳痰后漱口,保持口腔清洁;腹胀的患者应进软食,细嚼慢咽。避免进食产气的食物,如汽水、啤酒、豆类、马铃薯和胡萝卜等;避免易引起便秘的食物,如油煎食物、干果、坚果等。如果患者通过进食不能吸收足够的营养,可应用管喂饮食或全胃肠外营养。

2.病情观察

观察咳嗽、咳痰的情况,痰液的颜色、量及性状,咳痰是否顺畅;呼吸困难的程度,能否平卧,与活动的关系,有无进行性加重;患者的营养状况、肺部体征及有无慢性呼吸衰竭、自发性气胸、慢性肺源性心脏病等并发症产生。监测动脉血气分析和水、电解质、酸碱平衡情况。

3.氧疗的护理

呼吸困难伴低氧血症者,遵医嘱给予氧疗。一般采用鼻导管持续低流量吸氧,氧流量1~2 L/min。COPD患者因长期二氧化碳潴留,主要靠缺氧刺激呼吸中枢,如果吸入高浓度的氧,反而会导致呼吸频率和幅度降低,引起二氧化碳潴留。而持续低流量吸氧维持 $PaO_2 \geqslant 8.0$ kPa(60 mmHg),既能改善组织缺氧,也可防止因缺氧状态解除而抑制呼吸中枢。护理人员应密切注意患者吸氧后的变化,如观察患者的意识状态、呼吸的频率及幅度、有无窒息或呼吸停止和动脉血气复查结果。氧疗有效指标:患者呼吸困难减轻、呼吸频率减慢、发绀减轻、心率减慢、活动耐力增加。

对COPD慢性呼吸衰竭者提倡进行长期家庭氧疗(LTOT)。LTOT为持续低流量吸氧它能改变疾病的自然病程,改善生活质量。LTOT是指一昼夜吸入低浓度氧15小时以上,并持续较长时间,使 $PaO_2 \geqslant 8.0$ kPa(60 mmHg),或 SaO_2 升至 90% 的一种氧疗方法。LTOT指征:① $PaO_2 \leqslant 7.3$ kPa(55 mmHg)或 $SaO_2 \leqslant 88\%$,有或没有高碳酸血症。② PaO_2 为 7.3~8.0 kPa(55~60 mmHg)或 $SaO_2 < 88\%$,并有肺动脉高压、心力衰竭所致的水肿或红细胞增多症(血细胞比容>0.55)。LTOT对血流动力学、运动耐力、肺生理和精神状态均会产生有益的影响,从而提高COPD患者的生活质量和生存率。

4.用药护理

(1)稳定期治疗用药。①支气管舒张药:短期应用以缓解症状,长期规律应用预防和减轻症状。常选用 β_2 肾上腺素受体激动剂、抗胆碱药、氨茶碱或其缓(控)释片。②祛痰药:对痰不易咳出者可选用盐酸氨溴索或羧甲司坦。

(2)急性加重期的治疗用药:使用支气管舒张药及对低氧血症者进行吸氧外,应根据病原菌类型及药物敏感情况合理选用抗生素治疗。如给予 β 内酰胺类/β 内酰胺酶抑制剂;第二代头孢菌素、大环内酯类或喹诺酮类。如出现持续气道阻塞,可使用糖皮质激素。

(3)遵医嘱应用抗生素,支气管舒张药,祛痰药物,注意观察疗效及不良反应。

5.呼吸功能锻炼

COPD患者需要增加呼吸频率来代偿呼吸困难,这种代偿多数是依赖于辅助呼吸肌参与呼吸,即胸式呼吸,而非腹式呼吸。然而胸式呼吸的有效性要低于腹式呼吸,患者容易疲劳。因此,护理人员应指导患者进行缩唇呼气、腹式呼吸、膈肌起搏(体外膈神经电刺激)、吸气阻力器等呼吸锻炼,以加强胸、膈呼吸肌肌力和耐力,改善呼吸功能。

(1)缩唇呼吸:缩唇呼吸的技巧是通过缩唇形成的微弱阻力来延长呼气时间,增加气道压力,延缓气道塌陷。患者闭嘴经鼻吸气,然后通过缩唇(吹口哨样)缓慢呼气,同时收缩腹部。吸气与呼气时间比为1：2或1：3。缩唇大小程度与呼气流量,以能使距口唇15～20 cm处,与口唇等高点水平的蜡烛火焰随气流倾斜又不至于熄灭为宜。

(2)膈式或腹式呼吸:患者可取立位、平卧位或半卧位,两手分别放于前胸部和上腹部。用鼻缓慢吸气时,膈肌最大程度下降,腹肌松弛,腹部凸出,手感到腹部向上抬起。呼气时用口呼出,腹肌收缩,膈肌松弛,膈肌随腹腔内压增加而上抬,推动肺部气体排出,手感到腹部下降。

另外,可以在腹部放置小枕头、杂志或书锻炼腹式呼吸。如果吸气时,物体上升,证明是腹式呼吸。缩唇呼吸和腹式呼吸每天训练3～4次,每次重复8～10次。腹式呼吸需要增加能量消耗,因此指导患者只能在疾病恢复期如出院前进行训练。

6.心理护理

COPD患者因长期患病,社会活动减少、经济收入降低等方面发生的变化,容易形成焦虑和压抑的心理状态,失去自信,躲避生活。也可由于经济原因,患者可能无法按医嘱常规使用某些药物,只能在病情加重时应用。医护人员应详细了解患者及其家庭对疾病的态度,关心体贴患者,了解患者心理、性格、生活方式等方面发生的变化,与患者和家属共同制订和实施康复计划,定期进行呼吸肌功能锻炼、合理用药等,减轻症状,增强患者战胜疾病的信心;对表现焦虑的患者,教会患者缓解焦虑的方法,如听轻音乐、下棋、做游戏等娱乐活动,以分散注意力,减轻焦虑。

7.健康指导

(1)疾病知识指导:使患者了解COPD的相关知识,识别和消除使疾病恶化的因素,戒烟是预防COPD的重要且简单易行的措施,应劝导患者戒烟;避免粉尘和刺激性气体的吸入;避免和呼吸道感染患者接触,在呼吸道传染病流行期间,尽量避免去人群密集的公共场所。指导患者要根据气候变化,及时增减衣物,避免受凉感冒。学会识别感染或病情加重的早期症状,尽早就医。

(2)康复锻炼:使患者理解康复锻炼的意义,充分发挥患者进行康复的主观能动性,制订个体化的锻炼计划,选择空气新鲜、安静的环境,进行步行、慢跑、气功等体育锻炼。在潮湿、大风、严寒气候时,避免室外活动。教会患者和家属依据呼吸困难与活动之间的关系,判断呼吸困难的严重程度,以便合理的安排工作和生活。

(3)家庭氧疗:对实施家庭氧疗的患者,护理人员应指导患者和家属做到以下几点。①了解氧疗的目的、必要性及注意事项;注意安全,供氧装置周围严禁烟火,防止氧气燃烧爆炸;吸氧鼻导管需每天更换,以防堵塞,防止感染;氧疗装置定期更换、清洁、消毒。②告诉患者和家属宜采取低流量(氧流量1～2 L/min或氧浓度25%～29%)吸氧,且每天吸氧的时间不宜少于10～15小时,因夜间睡眠时,部分患者低氧血症更为明显,故夜间吸氧不宜间断;监测氧流量,防止随意调高氧流量。

(4)心理指导:引导患者适应慢性病并以积极的心态对待疾病,培养生活乐趣,如听音乐、养花种草等爱好,以分散注意力,减少孤独感,缓解焦虑、紧张的精神状态。

(三)护理评价

患者PaO_2和$PaCO_2$维持在正常范围内;能坚持药物治疗;能演示缩唇呼吸和腹式呼吸技术;呼吸困难发作时能采取正确体位,使用节能法;清除过多痰液,保持呼吸道通畅;使用控制咳嗽方法;增加体液摄入;减少症状恶化;根据身高和年龄维持正常体重;减少急诊就诊和入院的次数。

(李新英)

第四节 肺 炎

肺炎是指终末气道、肺泡和肺间质的炎症,可由病原微生物、理化因素、免疫损伤、过敏及药物所致。细菌性肺炎是最常见的肺炎,也是最常见的感染性疾病之一。尽管新的强效抗生素不断投入应用,但其发病率和病死率仍很高。

一、概述

(一)分类

1.解剖分类

(1)大叶性(肺泡性)肺炎:为肺实质炎症,通常并不累及支气管。病原体先在肺泡引起炎症,经肺泡间孔向其他肺泡扩散,导致部分或整个肺段、肺叶发生炎症改变。致病菌多为肺炎链球菌。

(2)小叶性(支气管)肺炎:指病原体经支气管入侵,引起细支气管、终末细支气管和肺泡的炎症。病原体有肺炎链球菌、葡萄球菌、病毒、肺炎支原体以及军团菌等。常继发于其他疾病,如支气管炎、支气管扩张、上呼吸道病毒感染以及长期卧床的危重患者。

(3)间质性肺炎:以肺间质炎症为主,病变累及支气管壁及其周围组织,有肺泡壁增生及间质水肿。可由细菌、支原体、衣原体、病毒或肺孢子菌等引起。

2.病因分类

(1)细菌性肺炎:如肺炎链球菌、金黄色葡萄球菌、甲型溶血性链球菌、肺炎克雷伯菌、流感嗜血杆菌、铜绿假单胞菌、棒状杆菌、梭形杆菌等引起的肺炎。

(2)非典型病原体所致肺炎:如支原体、军团菌和衣原体等。

(3)病毒性肺炎:如冠状病毒、腺病毒、呼吸道合胞病毒、流感病毒、麻疹病毒、巨细胞病毒、单纯疱疹病毒等。

(4)真菌性肺炎:如白念珠菌、曲霉、放射菌等。

(5)其他病原体所致的肺炎:如立克次体、弓形虫、寄生虫等。

(6)理化因素所致的肺炎:如放射性损伤引起的放射性肺炎、胃酸吸入、药物等引起的化学性肺炎等。

3.患病环境分类

(1)社区获得性肺炎:是指在医院外罹患的感染性肺实质炎症,也称院外肺炎,包括具有明确潜伏期的病原体感染而在入院后平均潜伏期内发病的肺炎。常见致病菌为肺炎链球菌、流感嗜血杆菌、卡他莫拉菌和非典型病原体。

(2)医院获得性肺炎:简称医院内肺炎,是指患者入院时既不存在、也不处于潜伏期,而于入院48小时后在医院(包括老年护理院、康复院等)内发生的肺炎,也包括出院后48小时内发生的肺炎。无感染高危因素患者的常见病原体依次为肺炎链球菌、流感嗜血杆菌、金黄色葡萄球菌、铜绿假单胞菌、大肠埃希菌、肺炎克雷伯菌等;有感染高危因素患者的常见病原体依次为金黄色葡萄球菌、铜绿假单胞菌、肠杆菌属、肺炎克雷伯菌等。

(二)病因及发病机制

正常的呼吸道免疫防御机制(支气管内黏液-纤毛运载系统、肺泡巨噬细胞防御的完整性等)使气管隆凸以下的呼吸道保持无菌。肺炎的发生主要由病原体和宿主两个因素决定。如果病原体数量多、毒力强和/或宿主呼吸道局部和全身免疫防御系统损害,即可发生肺炎。病原体可通过空气吸入、血行播散、邻近感染部位蔓延、上呼吸道定植菌的误吸引起社区获得性肺炎。医院获得性肺炎还可通过误吸胃肠道的定植菌(胃食管反流)和通过人工气道吸入环境中的致病菌引起。

二、肺炎链球菌肺炎

肺炎链球菌肺炎或称肺炎球菌肺炎,是由肺炎链球菌或称肺炎球菌所引起的肺炎,约占社区获得性肺炎的半数以上。通常急骤起病,以高热、寒战、咳嗽、血痰及胸痛为特征。X线胸片呈肺段或肺叶急性炎性实变,近年来因抗菌药物的广泛使用,致使本病的起病方式、症状及X线改变均不典型。

(一)临床表现

1.症状

起病多急骤,高热、寒战,全身肌肉酸痛,体温通常在数小时内升至39～40 ℃,高峰在下午或傍晚,或呈稽留热,脉率随之增速。可有患侧胸部疼痛,放射到肩部或腹部,咳嗽或深呼吸时加剧。痰少,可带血或呈铁锈色,食欲锐减,偶有恶心、呕吐、腹痛或腹泻,易被误诊为急腹症。

2.体征

患者呈急性病容,面颊绯红,鼻翼扇动,皮肤灼热、干燥,口角及鼻周有单纯疱疹;病变广泛时可出现发绀。有败血症者,可出现皮肤、黏膜出血点,巩膜黄染。早期肺部体征无明显异常,仅有胸廓呼吸运动幅度减小,叩诊稍浊,听诊可有呼吸音减低及胸膜摩擦音。肺实变时叩诊浊音、触觉语颤增强并可闻及支气管呼吸音。消散期可闻及湿啰音。心率增快,有时心律不齐。重症患者有肠胀气,上腹部压痛多与炎症累及膈胸膜有关。重症感染时可伴休克、急性呼吸窘迫综合征及神经精神症状,表现为神志模糊、烦躁、呼吸困难、嗜睡、谵妄、昏迷等。累及脑膜时有颈抵抗及出现病理性反射。

本病自然病程大致1～2周。发病5～10天,体温可自行骤降或逐渐消退;使用有效的抗菌药物后可使体温在1～3天恢复正常。患者的其他症状与体征亦随之逐渐消失。

(二)护理

1.护理目标

体温恢复正常范围;患者呼吸平稳,发绀消失;症状减轻呼吸道通畅;疼痛减轻,感染控制未发生休克。

2.护理措施

(1)一般护理。①休息与环境:保持室内空气清新,病室保持适宜的温、湿度,环境安静、清洁、舒适。限制患者活动,限制探视,避免因谈话过多影响体力。要集中安排治疗和护理活动,保证足够的休息,减少氧耗量,缓解头痛、肌肉酸痛、胸痛等症状。②体位:协助或指导患者采取合适的体位。对有意识障碍患者,如病情允许可取半卧位,增加肺通气量;或侧卧位,以预防或减少分泌物吸入肺内。为促进肺扩张,每2小时变换体位1次,减少分泌物淤积在肺部而引起并发症。③饮食与补充水分:给予高热量、高蛋白质、高维生素、易消化的流质或半流质饮食,以补充高热引起的营养物质消耗。宜少食多餐,避免压迫膈肌。若有明显麻痹性肠梗阻或胃扩张,应暂时禁食,遵医嘱给予胃肠减压,直至肠蠕动恢复。鼓励患者多饮水(1~2 L/d),来补充发热、出汗和呼吸急促所丢失的水分,并利于痰液排出。轻症者无须静脉补液,脱水严重者可遵医嘱补液,补液有利于加快毒素排泄和热量散发,尤其是食欲差或不能进食者。心脏病或老年人应注意补液速度,过快过多易导致急性肺水肿。

(2)病情观察:监测患者神志、体温、呼吸、脉搏、血压和尿量,并做好记录。尤其应注意密切观察体温的变化。观察有无呼吸困难及发绀,及时适宜给氧。重点观察儿童、老年人、久病体弱者的病情变化,注意是否伴有感染性休克的表现。观察痰液颜色、性状和量,如肺炎球菌肺炎呈铁锈色,葡萄球菌肺炎呈粉红色乳状,厌氧菌感染者痰液多有恶臭等。

(3)对症护理。①高热的护理:体温超过 37.5 ℃,应每 4 小时测体温 1 次,观察体温过高的早期症状和体征,体温突然升高或骤降时,应随时测量和记录,并及时报告医师。体温>39 ℃时,要采取物理降温。降温效果不好可遵照医嘱选用适当的解热剂进行降温。患者出汗后应及时处理,保持皮肤的清洁和干燥,并注意保暖。鼓励多饮水。②咳嗽、咳痰的护理:协助和鼓励患者有效咳嗽、排痰,及时清除口腔和呼吸道内痰液、呕吐物。痰液黏稠不易咳出时,在病情允许情况下可扶患者坐起,给予拍背,协助咳痰,遵医嘱应用祛痰药以及超声雾化吸入,稀释痰液,促进痰的排出。必要时吸痰,预防窒息。吸痰前,注意告知病情。③气急发绀的护理:监测动脉血气分析值,给予吸氧,提高血氧饱和度,改善发绀,增加患者的舒适度。氧流量一般为每分钟4~6 L,若为 COPD 患者,应给予低流量低浓度持续吸氧。注意观察患者呼吸频率、节律、深度等变化,皮肤色泽和意识状态有无改变,如果病情恶化,准备气管插管和呼吸机辅助通气。④胸痛的护理:维持患者舒适的体位。患者胸痛时,常随呼吸、咳嗽加重,可采取患侧卧位,在咳嗽时可用枕头等物夹紧胸部,必要时用宽胶布固定胸廓,以降低胸廓活动度,减轻疼痛。疼痛剧烈者,遵医嘱应用镇痛、止咳药,缓解疼痛和改善肺通气,如口服可待因。⑤其他:鼓励患者经常漱口,做好口腔护理。口唇疱疹者局部涂液体石蜡或抗病毒软膏,防止继发感染。烦躁不安、谵妄、失眠者酌情使用地西泮或水合氯醛,禁用抑制呼吸的镇静药。

(4)感染性休克的护理。①观察休克的征象:密切观察生命体征、实验室检查和病情的变化。发现患者神志模糊、烦躁、发绀、四肢湿冷、脉搏细数、脉压变小、呼吸浅快、面色苍白、尿量减少(<30 mL/h)等休克早期症状时,及时报告医师,采取救治措施。②环境与体位:应将感染性休克的患者安置在重症监护室,注意保暖和安全。取仰卧中凹位,抬高头胸部 20°,抬高下肢约30°,有利于呼吸和静脉回流,增加心排血量。尽量减少搬动。③吸氧:应给高流量吸氧,维持动脉氧分压在 8.0 kPa(60 mmHg)以上,改善缺氧状况。④补充血容量:快速建立两条静脉通路,遵医嘱给予右旋糖酐或平衡液以维持有效血容量,降低血液的黏稠度,防止弥散性血管内凝血。随时监测患者一般情况、血压、尿量、尿比重、血细胞比容等;监测中心静脉压,作为调整补液速度的指标,中心静脉压<5 cmH₂O 可放心输液,达到 10 cmH₂O 应慎重。以中心静脉压不超过10 cmH₂O、尿量每小时在 30 mL 以上为宜。补液不宜过多过快,以免引起心力衰竭和肺水肿。若血容量已补足而 24 小时尿量仍<400 mL、尿比重<1.018 时,应及时报告医师,注意是否合并急性肾衰竭。⑤纠正酸中毒:有明显酸中毒可静脉滴注 5%的碳酸氢钠,因其配伍禁忌较多,宜单独输入。随时监测和纠正电解质和酸碱失衡等。⑥应用血管活性药物的护理:遵医嘱在应用血管活性药物,如多巴胺、间羟胺(阿拉明)时,滴注过程中应注意防止液体溢出血管外,引起局部组织坏死和影响疗效。可应用输液泵单独静脉输入血管活性药物,根据血压随时调整滴速,维持收缩压在 12.0~13.3 kPa(90~100 mmHg),保证重要器官的血液供应,改善微循环。⑦对因治

疗:应联合、足量应用强有力的广谱抗生素控制感染。⑧病情转归观察:随时监测和评估患者意识、血压、脉搏、呼吸、体温、皮肤、黏膜、尿量的变化,判断病情转归。如患者神志逐渐清醒、皮肤及肢体变暖、脉搏有力、呼吸平稳规则、血压回升、尿量增多,预示病情已好转。

(5)用药护理:遵医嘱及时使用有效抗感染药物,注意观察药物疗效及不良反应。

抗菌药物治疗:一经诊断即应给予抗菌药物治疗,不必等待细菌培养结果。首选青霉素 G,用药途径及剂量视病情轻重及有无并发症而定。对于成年轻症患者,可用 240 万 U/d,分 3 次肌内注射,或用普鲁卡因青霉素每 12 小时肌内注射 60 万 U;病情稍重者,宜用青霉素 G 每天 240 万~480 万 U,每 6~8 小时静脉滴注 1 次;重症及并发脑膜炎者,可增至每天 1 000 万~3 000 万 U,分 4 次静脉滴注;对青霉素过敏者或耐青霉素或多重耐药菌株感染者,可用呼吸氟喹诺酮类、头孢噻肟或头孢曲松等药物,多重耐药菌株感染者可用万古霉素、替考拉宁等。药物治疗 48~72 小时后应对病情进行评价,治疗有效表现为体温下降、症状改善、白细胞数量逐渐降低或恢复正常等。如用药 72 小时后病情仍无改善,需及时报告医师并作相应处理。药物不良反应及护理措施可参见表 3-4。

表 3-4　治疗肺炎常用抗感染药物的剂量用法、主要不良反应及护理措施

药名	剂量及用法	主要不良反应	注意事项和/或护理措施
青霉素 G	40 万~80 万单位/次,肌内注射或静脉滴注,每天 1~2 次,重症患者每天剂量可增至 1 000 万~3 000 万 U	变态反应最常见,以荨麻疹、药疹和血清样反应多见。最严重的是过敏性休克,另外可出现局部红肿、疼痛和硬结	1.仔细询问病史,对青霉素过敏者禁用,使用前要进行皮试;避免滥用和局部用药,避免在饥饿时注射,注射液要现用现配,同时要准备好急救药物和抢救设备,用药后需观察 30 分钟。一旦发生过敏性休克,立即组织抢救 2.避免快速给药,注意皮疹及局部反应情况
苯唑西林	每次 0.5~1 g,空腹口服或肌内注射或静脉滴注,每 4~6 小时一次	不良反应少,除与青霉素 G 有交叉变态反应外,少数患者可出现口干、恶心、腹痛、腹胀、胃肠道反应	1.观察药物疗效及胃肠道反应,反应较重者可遵医嘱服用制酸剂等药物 2.注意变态反应的发生,变态反应的注意事项和/或护理措施同上
头孢呋辛	每次 0.75~1.5 g,肌内注射或静脉滴注,每天 3 次	不良反应较少,常见的是变态反应,多表现为皮疹,过敏性休克少见	注意观察用药疗效及皮疹出现情况
左氧氟沙星	每次 0.1 g,口服,每天 3 次	胃肠道反应	1.嘱患者餐后服药,注意观察用药效果,胃肠道反应较重者可遵医嘱加服制酸剂 2.儿童、孕妇、哺乳期妇女慎用或禁用
红霉素	每次 0.25~0.5 g,口服,每天 3~4 次	胃肠道反应较多见,少数患者可发生肝损害、药疹、耳鸣、耳聋等反应	1.嘱患者餐后服药以减轻胃肠道反应,反应较重者及时报告医师 2.注意有无黄疸及肝大等情况,同时要检测肝功能 3.注意有无过敏性药疹、耳鸣、耳聋等反应
利巴韦林	0.8~1.0 g/d,分 3~4 次口服;或肌内注射或静脉滴注每天 10~15 mg/kg,分 2 次缓慢静脉滴注	少数患者可出现口干、稀便、白细胞减少等症状,另动物试验有致畸作用	注意监测血常规及消化道反应,发现异常及时向医师汇报。妊娠初期 3 月内孕妇禁用

支持疗法：患者应卧床休息，注意补充足够蛋白质、热量及维生素。密切监测病情变化，注意防止休克。剧烈胸痛者，可酌情用少量镇痛药，如可待因 15 mg。不用阿司匹林或其他解热药，以免过度出汗、脱水及干扰真实热型，导致临床判断错误。鼓励饮水每天 1～2 L，轻症患者不需要常规静脉输液，确有失水者可输液，保持尿比重<1.020，血清钠<145 mmol/L。中等或重症患者[PaO_2<8.0 kPa(60 mmHg)或有发绀]应给氧。若有明显麻痹性肠梗阻或胃扩张，应暂时禁食、禁饮和胃肠减压，直至肠蠕动恢复。烦躁不安、谵妄、失眠者酌用地西泮 5 mg 或水合氯醛1.0～1.5 g，禁用抑制呼吸的镇静药。

并发症的处理：经抗菌药物治疗后，高热常在 24 小时内消退，或数天内逐渐下降。若体温降而复升或3 天后仍不降者，应考虑肺炎链球菌的肺外感染，如脓胸、心包炎或关节炎等。持续发热的其他原因尚有耐青霉素的肺炎链球菌（PRSP）或混合细菌感染、药物热或并存其他疾病。肿瘤或异物阻塞支气管时，经治疗后肺炎虽可消散，但阻塞因素未除，肺炎可再次出现。约 10％～20％肺炎链球菌肺炎伴发胸腔积液者，应酌情取胸液检查及培养以确定其性质。若治疗不当，约5％并发脓胸，应积极排脓引流。

（6）心理护理：患病前健康状态良好的患者会因突然患病而焦虑不安；病情严重或患有慢性基础疾病的患者则可能出现消极、悲观和恐慌的心理反应。要耐心给患者讲解疾病的有关知识，解释各种症状和不适的原因，讲解各项诊疗、护理操作目的、操作程序和配合要点，使患者清楚大部分肺炎治疗、预后良好。询问和关心患者的需要，鼓励患者说出内心感受，与患者进行有效的沟通。帮助患者祛除不良心理反应，树立治愈疾病的信心。

（7）健康指导。①疾病知识指导：让患者及家属了解肺炎的病因和诱因，有皮肤疖、痈、伤口感染、毛囊炎、蜂窝织炎时应及时治疗。避免受凉、淋雨、酗酒和过度疲劳，特别是年老体弱和免疫功能低下者，如糖尿病、慢性肺病、慢性肝病、血液病、营养不良、艾滋病等。天气变化时随时增减衣服，预防上呼吸道感染。可注射流感或肺炎免疫疫苗，使之产生免疫力。②生活指导：劝导患者要注意休息，劳逸结合，生活有规律。保证摄取足够的营养物质，适当参加体育锻炼，增强机体抗病能力。对有意识障碍、慢性病、长期卧床者，应教会家属注意帮助患者经常改变体位、翻身、拍背，协助并鼓励患者咳出痰液，有感染征象时及时就诊。③出院指导：出院后需继续用药者，应指导患者遵医嘱按时服药，向患者介绍所服药物的疗效、用法、疗程、不良反应，不能自行停药或减量。教会患者观察疾病复发症状，如出现发热、咳嗽、呼吸困难等不适表现时，应及时就诊。告知患者随诊的时间及需要准备的有关资料，如 X 线胸片等。

3.护理评价

患者体温恢复正常；能进行有效咳嗽，痰容易咳出，显示咳嗽次数减少或消失，痰量减少；休克发生时及时发现并给予及时的处理。

三、其他类型肺炎

（一）葡萄球菌肺炎

葡萄球菌肺炎是由葡萄球菌引起的急性肺部化脓性炎症。葡萄球菌的致病物质主要是毒素与酶，具有溶血、坏死、杀白细胞和致血管痉挛等作用。其致病力可用血浆凝固酶来测定，阳性者致病力较强，是化脓性感染的主要原因。但其他凝固酶阴性的葡萄球菌亦可引起感染。随着医院内感染的增多，由凝固酶阴性葡萄球菌引起的肺炎也不断增多。医院获得性肺炎中，葡萄球菌感染占 11％～25％。常发生于有糖尿病、血液病、艾滋病、肝病或慢性阻塞性肺疾病等原有基础疾病者。若治疗不及时或不当,病死率甚高。

1.临床表现

(1)症状:起病多急骤、寒战、高热,体温高达 39～40 ℃,胸痛,咳大量脓性痰,带血丝或呈脓血状。全身肌肉和关节酸痛,精神萎靡,病情严重者可出现周围循环衰竭。院内感染者常起病隐袭,体温逐渐上升,咳少量脓痰。老年人症状可不明显。

(2)体征:早期可无体征,晚期可有双肺散在湿啰音。病变较大或融合时出现肺实变体征。但体征与严重的中毒症状和呼吸道症状不平行。

2.治疗要点

早期清除原发病灶,积极抗感染治疗,加强支持疗法,预防并发症。通常首选耐青霉素酶的半合成青霉素或头孢菌素,如苯唑西林、头孢呋辛等。用法、剂量等可见表 3-4。对甲氧西林耐药株可用万古霉素、替考拉宁等治疗。疗程为 2～3 周,有并发症者需 4～6 周。

(二)肺炎支原体肺炎

肺炎支原体肺炎是由肺炎支原体引起的呼吸道和肺部的急性炎症。常同时有咽炎、支气管炎和肺炎。肺炎支原体是介于细菌和病毒之间,兼性厌氧、能独立生活的最小微生物。健康人吸入患者咳嗽、打喷嚏时喷出的口鼻分泌物可感染,即通过呼吸道传播。病原体通常吸附宿主呼吸道纤毛上皮细胞表面,不侵入肺实质,抑制纤毛活动和破坏上皮细胞。其致病性可能与患者对病原体及其代谢产物的变态反应有关。支原体肺炎约占非细菌性肺炎的 1/3 以上,或各种原因引起的肺炎的 10%。以秋冬季发病较多,可散发或小流行,患者以儿童和青年人居多,婴儿间质性肺炎亦应考虑本病的可能。

1.临床表现

(1)症状:通常起病缓慢,潜伏期 2～3 周,症状主要为乏力、咽痛、头痛、咳嗽、发热、食欲缺乏、肌肉酸痛等。多为刺激性咳嗽,咳少量黏液痰,发热可持续 2～3 周,体温恢复正常后可仍有咳嗽。偶伴有胸骨后疼痛。

(2)体征:可见咽部充血、颈部淋巴结肿大等体征。肺部可无明显体征,与肺部病变的严重程度不相称。

2.治疗要点

肺炎支原体肺炎首选大环内酯类抗生素,如红霉素,用法、剂量等可见表 3-4。疗程一般为 2～3 周。

(三)病毒性肺炎

病毒性肺炎是由上呼吸道病毒感染,向下蔓延所致的肺部炎症。常见病毒为甲、乙型流感病毒、腺病毒、副流感病毒、呼吸道合胞病毒和冠状病毒等。患者可同时受一种以上病毒感染,气道防御功能降低,常继发细菌感染。病毒性肺炎为吸入性感染,常有气管-支气管炎。呼吸道病毒通过飞沫与直接接触而迅速传播,可暴发或散发流行。病毒性肺炎约占需住院的社区获得性肺炎的 8%,大多发生于冬春季节。密切接触的人群或有心肺疾病者、老年人等易受感染。

1.临床表现

(1)症状:一般临床症状较轻,与支原体肺炎症状相似。起病较急,发热、头痛、全身酸痛、乏力等较突出。有咳嗽、少痰或白色黏液痰、咽痛等症状。老年人或免疫功能受损的重症患者,可表现为呼吸困难、发绀、嗜睡、精神萎靡,甚至并发休克、心力衰竭和呼吸衰竭,严重者可发生急性呼吸窘迫综合征。

(2)体征:本病常无显著的胸部体征,病情严重者有呼吸浅速、心率增快、发绀、肺部干湿啰音。

2.治疗要点

病毒性肺炎以对症治疗为主,板蓝根、黄芪、金银花、连翘等中药有一定的抗病毒作用。对某些重症病毒性肺炎应采用抗病毒药物,如选用利巴韦林、阿昔洛韦等。

(四)真菌性肺炎

肺部真菌感染是最常见的深部真菌病。真菌感染的发生是机体与真菌相互作用的结果,最终取决于真菌的致病性、机体的免疫状态及环境条件对机体与真菌之间关系的影响。广谱抗生素、糖皮质激素、细胞毒药物及免疫抑制剂的广泛使用,人免疫缺陷病毒(HIV)感染和艾滋病增多使肺部真菌感染的机会增加。

1.临床表现

真菌性肺炎多继发于长期应用抗生素、糖皮质激素、免疫抑制剂、细胞毒药物或因长期留置导管、插管等诱发,其症状和体征无特征性变化。

2.治疗要点

真菌性肺炎目前尚无理想的药物,两性霉素 B 对多数肺部真菌仍为有效药物,但由于其不良反应较多,使其应用受到限制。其他药物尚有氟胞嘧啶、米康唑、酮康唑、制霉菌素等也可选用。

(五)重症肺炎

目前重症肺炎还没有普遍认同的标准,各国诊断标准不一,但都注重肺部病变的范围、器官灌注和氧合状态。我国制定的重症肺炎标准为:①意识障碍。②呼吸频率>30 次/分。③PaO_2<8.0 kPa(60 mmHg),PO_2/FiO_2<300,需行机械通气治疗。④血压<12.0/8.0 kPa(90/60 mmHg)。⑤胸片显示双侧或多肺叶受累,或入院 48 小时内病变扩大≥50%。⑥少尿:尿量<20 mL/h,或每 4 小时<80 mL,或急性肾衰竭需要透析治疗。

(李新英)

第五节 肺 脓 肿

肺脓肿是由多种病原菌引起肺实质坏死的肺部化脓性感染。早期为肺组织的化脓性炎症,继而坏死、液化,由肉芽组织包绕形成脓肿。高热、咳嗽和咳大量脓臭痰为其临床特征。本病可见于任何年龄,青壮年男性及年老体弱有基础疾病者多见。自抗生素广泛应用以来,发病率有明显降低。

一、病因及发病机制

急性肺脓肿的主要病原体是细菌,常为上呼吸道、口腔的定植菌,包括需氧、厌氧和兼性厌氧菌。厌氧菌感染占主要地位,较重要的厌氧菌有核粒梭形杆菌、消化球菌等。常见的需氧和兼性厌氧菌为金黄色葡萄球菌、化脓链球菌(A 组溶血性链球菌)、肺炎克雷伯菌和铜绿假单胞菌等。免疫力低下者,如接受化疗、白血病或艾滋病患者其病原菌也可为真菌。根据不同病因和感染途径,肺脓肿可分为以下三种类型。

(一)吸入性肺脓肿

吸入性肺脓肿是临床上最多见的类型,病原体经口、鼻、咽吸入致病,误吸为最主要的发病原因。正常情况下,吸入物可由呼吸道迅速清除,但当由于受凉、劳累等诱因导致全身或局部免疫力下降时;在有意识障碍,如全身麻醉或气管插管、醉酒、脑血管意外时,吸入的病原菌即可致病。此外,也可由上呼吸道的慢性化脓性病灶,如扁桃体炎、鼻窦炎、牙槽脓肿等脓性分泌物经气管被吸入肺内致病。吸入性肺脓肿发病部位与解剖结构有关,常为单发性,由于右主支气管较陡直,且管径较粗大,因而右侧多发。病原体多为厌氧菌。

(二)继发性肺脓肿

继发性肺脓肿可继发于某些肺部疾病如细菌性肺炎、支气管扩张、空洞型肺结核、支气管肺癌、支气管囊肿等感染;支气管异物堵塞也是肺脓肿尤其是小儿肺脓肿发生的重要因素;邻近器官的化脓性病变蔓延至肺,如食管穿孔感染、膈下脓肿、肾周围脓肿及脊柱脓肿等波及肺组织引起肺脓肿。阿米巴肝脓肿可穿破膈肌至右肺下叶,形成阿米巴肺脓肿。

(三)血源性肺脓肿

血源性肺脓肿是因皮肤外伤感染、痈、疖、骨髓炎、静脉吸毒、感染性心内膜炎等肺外感染病灶的细菌或脓毒性栓子经血行播散至肺部引起小血管栓塞,产生化脓性炎症、组织坏死导致肺脓肿。金黄色葡萄球菌、表皮葡萄球菌及链球菌为常见致病菌。

二、临床表现

(一)症状

急性肺脓肿患者,起病急、寒战、高热,体温高达 39～40 ℃,伴有咳嗽、咳少量黏液痰或黏液脓性痰,典型痰液呈黄绿色、脓性,有时带血。炎症累及胸膜可引起胸痛。伴精神不振、全身乏力、食欲减退等全身毒性症状。如感染未能及时控制,于发病后 10～14 天可突然咳出大量脓臭痰及坏死组织,痰量可达 300～500 mL/d,痰静置后分三层。厌氧菌感染时痰带腥臭味。一般在咳出大量脓痰后,体温明显下降,全身毒性症状随之减轻。约 1/3 患者有不同程度的咯血,偶有中、大量咯血而突然窒息死亡者。部分患者发病缓慢,仅有一般的呼吸道感染症状。血源性肺脓肿多先有原发病灶引起的畏寒、高热等全身脓毒血症的表现。经数天或数周后出现咳嗽、咳痰,痰量不多,极少咯血。慢性肺脓肿患者除咳嗽、咳脓痰、不规则发热、咯血外,还有贫血、消瘦等慢性消耗症状。

(二)体征

肺部体征与肺脓肿的大小、部位有关。早期病变较小或位于肺深部,多无阳性体征;病变发展较大时可出现肺实变体征,有时可闻及异常支气管呼吸音;病变累及胸膜时,可闻及胸膜摩擦音或胸腔积液体征。慢性肺脓肿常有杵状指(趾)、消瘦、贫血等。血源性肺脓肿多无阳性体征。

三、护理

(一)护理目标

体温降至正常,营养改善,呼吸系统症状减轻或消失,未发生并发症。

(二)护理措施

1.一般护理

保持室内空气流通、适宜温湿度、阳光充足。晨起、饭后、体位引流后及睡前协助患者漱口，做好口腔护理。鼓励患者多饮水，进食高热量、高蛋白、高维生素等营养丰富的食物。

2.病情观察

观察痰的颜色、性状、气味和静置后是否分层。准确记录 24 小时排痰量。当大量痰液排出时，要注意观察患者咳痰是否顺畅，咳嗽是否有力，避免脓痰引起窒息；当痰液减少时，要观察患者中毒症状是否好转，若中毒症状严重，提示痰液引流不畅，做好脓液引流的护理，以保持呼吸道通畅。若发现血痰，应及时报告医师，咯血量较多时，应严密观察体温、脉搏、呼吸、血压以及神志的变化，准备好抢救药品和用品，嘱患者患侧卧位，头偏向一侧，警惕大咯血或窒息的突然发生。

3.用药及体位引流护理

(1)抗生素治疗：吸入性肺脓肿一般选用青霉素，对青霉素过敏或不敏感者可用林可霉素、克林霉素或甲硝唑等药物。开始给药采用静脉滴注，体温通常在治疗后 3～10 天降至正常，然后改为肌内注射或口服。如抗生素有效，宜持续 8～12 周，直至胸片上空洞和炎症完全消失，或仅有少量稳定的残留纤维化。若疗效不佳，要注意根据细菌培养和药物敏感试验结果选用有效抗菌药物。遵医嘱使用抗生素、祛痰药、支气管扩张剂等药物，注意观察疗效及不良反应。

(2)痰液引流：可缩短病程，提高疗效。无大咯血、中毒症状轻者可进行体位引流排痰，每天 2～3 次，每次 10～15 分钟。痰黏稠者可用祛痰药、支气管舒张药或生理盐水雾化吸入以利脓液引流。有条件应尽早应用纤维支气管镜冲洗及吸引治疗，脓腔内还可注入抗生素，加强局部治疗。

(3)手术治疗：内科积极治疗 3 个月以上效果不好，或有并发症可考虑手术治疗。

4.心理护理

向患者及家属及时介绍病情，解释各种症状和不适的原因，说明各项诊疗、护理操作目的、操作程序和配合要点。由于疾病带来口腔脓臭气味使患者害怕与人接近，在帮助患者口腔护理的同时消除患者的紧张心理。主动关心并询问患者的需要，使患者增加治疗的依从性和信心，指导患者正确对待本病，使其勇于说出内心感受，并积极进行疏导。教育患者家属配合医护人员做好患者的心理指导，使患者树立治愈疾病的信心，以促进疾病早日康复。

5.健康指导

(1)疾病知识指导：指导患者及家属了解肺脓肿发生、发展、治疗和有效预防方面的知识。积极治疗肺炎、皮肤疖、痈或肺外化脓性等原发病灶。教会患者练习深呼吸，鼓励患者咳嗽并采取有效的咳嗽方式进行排痰，保持呼吸道的通畅，促进病变的愈合。对重症患者做好监护，教育家属及时发现病情变化，并及时向医师报告。

(2)生活指导：指导患者生活要有规律，注意休息，劳逸结合，应增加营养物质的摄入。提倡健康的生活方式，重视口腔护理，在晨起、饭后、体位引流后、晚睡前要漱口、刷牙，防止污染分泌物误吸入下呼吸道。鼓励平日多饮水，戒烟、酒。保持环境整洁、舒适，维持适宜的室温与湿度，注意保暖，避免受凉。

(3)用药指导：抗生素治疗非常重要，但需要时间较长，为防止病情反复，应遵从治疗计划。指导患者及家属根据医嘱服药，向患者讲解抗生素等药物的用药疗程、方法、不良反应，发现异常及时向医师报告。

（4）加强易感人群护理：对意识障碍、慢性病、长期卧床者，应注意指导家属协助患者经常变换体位、翻身、拍背促进痰液排出，疑有异物吸入时要及时清除。有感染征象时应及时就诊。

（三）护理评价

患者体温平稳，呼吸系统症状消失，营养改善，无并发症发生或发生后及时得到处理。

（李新英）

第六节 急性呼吸窘迫综合征

急性呼吸窘迫综合征（acute respiratory distress syndrome，ARDS）是指严重感染、创伤、休克等非心源性疾病过程中，肺毛细血管内皮细胞和肺泡上皮细胞损伤造成弥漫性肺间质及肺泡水肿，导致的急性低氧性呼吸功能不全或衰竭，属于急性肺损伤（acute lung injury，ALI）的严重阶段。以肺容积减少、肺顺应性降低、严重的通气/血流比例失调为病理生理特征。临床上表现为进行性低氧血症和呼吸窘迫，肺部影像学表现为非均一性的渗出性病变。本病起病急、进展快、死亡率高。

ALI 和 ARDS 是同一疾病过程中的两个不同阶段，ALI 代表早期和病情相对较轻的阶段，而 ARDS 代表后期病情较为严重的阶段。发生 ARDS 时患者必然经历过 ALI，但并非所有的 ALI 都要发展为 ARDS。引起 ALI 和 ARDS 的原因和危险因素很多，根据肺部直接和间接损伤对危险因素进行分类，可分为肺内因素和肺外因素。肺内因素是指致病因素对肺的直接损伤，包括：①化学性因素，如吸入毒气、烟尘、胃内容物及氧中毒等。②物理性因素，如肺挫伤、放射性损伤等。③生物性因素，如重症肺炎。肺外因素是指致病因素通过神经体液因素间接引起肺损伤，包括严重休克、感染中毒症、严重非胸部创伤、大面积烧伤、大量输血、急性胰腺炎、药物或麻醉品中毒等。ALI 和 ARDS 的发生机制非常复杂，目前尚不完全清楚。多数学者认为，ALI 和 ARDS 是由多种炎性细胞、细胞因子和炎性介质共同参与引起的广泛肺毛细血管急性炎症性损伤过程。

一、临床特点

ARDS 的临床表现可以有很大差别，取决于潜在疾病和受累器官的数目和类型。

（一）症状体征

（1）发病迅速：ARDS 多发病迅速，通常在发病因素攻击（如严重创伤、休克、败血症、误吸）后 12～48 小时发病，偶尔有长达 5 天者。

（2）呼吸窘迫：是 ARDS 最常见的症状，主要表现为气急和呼吸频率增快，呼吸频率大多在 25～50 次/分。其严重程度与基础呼吸频率和肺损伤的严重程度有关。

（3）咳嗽、咳痰、烦躁和神志变化：ARDS 可有不同程度的咳嗽、咳痰，可咳出典型的血水样痰，可出现烦躁、神志恍惚。

（4）发绀：是未经治疗 ARDS 的常见体征。

（5）ARDS 患者也常出现呼吸类型的改变，主要为呼吸浅快或潮气量的变化。病变越严重，这一改变越明显，甚至伴有吸气时鼻翼翕动及三凹征。在早期自主呼吸能力强时，常表现为深快呼吸,当呼吸肌疲劳后,则表现为浅快呼吸。

(6)早期可无异常体征,或仅有少许湿啰音;后期多有水泡音,亦可出现管状呼吸音。

(二)影像学表现

1.X线胸片

早期病变以间质性为主,胸部X线片常无明显异常或仅见血管纹理增多,边缘模糊,双肺散在分布的小斑片状阴影。随着病情进展,上述的斑片状阴影进一步扩展,融合成大片状,或两肺均匀一致增加的毛玻璃样改变,伴有支气管充气征,心脏边缘不清或消失,称为"白肺"。

2.胸部CT

与X线胸片相比,胸部CT尤其是高分辨CT(HRCT)可更为清晰地显示出肺部病变分布、范围和形态,为早期诊断提供帮助。由于肺毛细血管膜通透性一致性增高,引起血管内液体渗出,两肺斑片状阴影呈现重力依赖性现象,还可出现变换体位后的重力依赖性变化。在CT上表现为病变分布不均匀:①非重力依赖区(仰卧时主要在前胸部)正常或接近正常。②前部和中间区域呈毛玻璃样阴影。③重力依赖区呈现实变影。这些提示肺实质的实变出现在受重力影响最明显的区域。无肺泡毛细血管膜损伤时,两肺斑片状阴影均匀分布,既不出现重力依赖现象,也无变换体位后的重力依赖性变化。这一特点有助于与感染性疾病鉴别。

(三)实验室检查

1.动脉血气分析

$PaO_2 < 8.0$ kPa(60 mmHg),有进行性下降趋势,在早期$PaCO_2$多不升高,甚至可因过度通气而低于正常;早期多为单纯呼吸性碱中毒;随病情进展可合并代谢性酸中毒,晚期可出现呼吸性酸中毒。氧合指数较动脉氧分压更能反映吸氧时呼吸功能的障碍,而且与肺内分流量有良好的相关性,计算简便。氧合指数参照范围为$53.3 \sim 66.7$ kPa($400 \sim 500$ mmHg),在ALI时$\leqslant 40.0$ kPa(300 mmHg),ARDS时$\leqslant 26.7$ kPa(200 mmHg)。

2.血流动力学监测

通过漂浮导管,可同时测定并计算肺动脉压(PAP)、肺动脉楔压(PAWP)等,不仅对诊断、鉴别诊断有价值,而且对机械通气治疗亦为重要的监测指标。肺动脉楔压一般< 1.6 kPa(12 mmHg),若> 2.4 kPa(18 mmHg),则支持左侧心力衰竭的诊断。

3.肺功能检查

ARDS发生后呼吸力学发生明显改变,包括肺顺应性降低和气道阻力增高,肺无效腔/潮气量是不断增加的,肺无效腔/潮气量增加是早期ARDS的一种特征。

二、诊断及鉴别诊断

1999年,中华医学会呼吸病学分会制定的诊断标准如下。

(1)有ALI和/或ARDS的高危因素。

(2)急性起病、呼吸频数和/或呼吸窘迫。

(3)低氧血症:ALI时氧合指数$\leqslant 40.0$ kPa(300 mmHg);ARDS时氧合指数$\leqslant 26.7$ kPa(200 mmHg)。

(4)胸部X线检查显示两肺浸润阴影。

(5)肺动脉楔压$\leqslant 2.4$ kPa(18 mmHg)或临床上能排除心源性肺水肿。

符合以上5项条件者,可以诊断ALI或ARDS。必须指出,ARDS的诊断标准并不具有特异性,诊断时必须排除大片肺不张、自发性气胸、重症肺炎、急性肺栓塞和心源性肺水肿(表 3-5)。

表 3-5 ARDS 与心源性肺水肿的鉴别

类别	ARDS	心源性肺水肿
特点	高渗透性	高静水压
病史	创伤、感染等	心脏疾病
双肺浸润阴影	＋	＋
重力依赖性分布现象	＋	＋
发热	＋	可能
白细胞增多	＋	可能
胸腔积液	—	＋
吸纯氧后分流	较高	可较高
肺动脉楔压	正常	高
肺泡液体蛋白	高	低

三、治疗

ARDS 是呼吸系统的一个急症,必须在严密监护下进行合理治疗。治疗目标是:改善肺的氧合功能,纠正缺氧,维护脏器功能和防治并发症。治疗措施如下。

(一)氧疗

应采取一切有效措施尽快提高 PaO_2,纠正缺氧。可给高浓度吸氧,使 $PaO_2 \geqslant 8.0$ kPa(60 mmHg)或 $SaO_2 \geqslant 90\%$。轻症患者可使用面罩给氧,但多数患者需采用机械通气。

(二)祛除病因

病因治疗在 ARDS 的防治中占有重要地位,主要是针对涉及的基础疾病。感染是 ALI 和 ARDS 常见原因也是首位高危因素,而 ALI 和 ARDS 又易并发感染。如果 ARDS 的基础疾病是脓毒症,除了清除感染灶外,还应选择敏感抗生素,同时收集痰液或血液标本分离培养病原菌和进行药敏试验,指导下一步抗生素的选择。一旦建立人工气道并进行机械通气,即应给予广谱抗生素,以预防呼吸道感染。

(三)机械通气

机械通气是最重要的支持手段。如果没有机械通气,许多 ARDS 患者会因呼吸衰竭在数小时至数天内死亡。机械通气的指征目前尚无统一标准,多数学者认为一旦诊断为 ARDS,就应进行机械通气。在 ALI 阶段可试用无创正压通气,使用无创机械通气治疗时应严密监测患者的生命体征及治疗反应。神志不清、休克、气道自洁能力障碍的 ALI 和 ARDS 患者不宜应用无创机械通气。如无创机械通气治疗无效或病情继续加重,应尽快建立人工气道,行有创机械通气。

为了防止肺泡萎陷,保持肺泡开放,改善氧合功能,避免机械通气所致的肺损伤,目前常采用肺保护性通气策略,主要措施包括以下两方面。

1.呼气末正压

适当加用呼气末正压可使呼气末肺泡内压增大,肺泡保持开放状态,从而达到防止肺泡萎陷,减轻肺泡水肿,改善氧合功能和提高肺顺应性的目的。应用呼气末正压应首先保证有效循环血容量足够,以免因胸内正压增加而降低心排血量,而减少实际的组织氧运输;呼气末正压先从低水平 0.29～0.49 kPa(3～5 cmH$_2$O)开始,逐渐增加,直到 PaO$_2$>8.0 kPa(60 mmHg)、SaO$_2$>90％时的呼气末正压水平,一般呼气末正压水平为 0.49～1.76 kPa(5～18 cmH$_2$O)。

2.小潮气量通气和允许性高碳酸血症

ARDS 患者采用小潮气量(6～8 mL/kg)通气,使吸气平台压控制在 34.3 kPa(35 cmH$_2$O)以下,可有效防止因肺泡过度充气而引起的肺损伤。为保证小潮气量通气的进行,可允许一定程度的 CO$_2$ 潴留[PaCO$_2$ 一般不宜高于 13.3 kPa(100 mmHg)]和呼吸性酸中毒(pH 7.25～7.30)。

(四)控制液体入量

在维持血压稳定的前提下,适当限制液体入量,配合利尿药,使出入量保持轻度负平衡(每天 500 mL 左右),使肺脏处于相对"干燥"状态,有利于肺水肿的消除。液体管理的目标是在最低 0.7～1.1 kPa(5～8 mmHg)的肺动脉楔压下维持足够的心排血量及氧运输量。在早期可给予高渗晶体液,一般不推荐使用胶体液。存在低蛋白血症的 ARDS 患者,可通过补充清蛋白等胶体溶液和应用利尿药,有助于实现液体负平衡,并改善氧合。若限液后血压偏低,可使用多巴胺和多巴酚丁胺等血管活性药物。

(五)加强营养支持

营养支持的目的在于不但纠正现有的患者的营养不良,还应预防患者营养不良的恶化。营养支持可经胃肠道或胃肠外途径实施。如有可能应尽早经胃肠补充部分营养,不但可以减少补液量,而且可获得经胃肠营养的有益效果。

(六)加强护理、防治并发症

有条件时应在 ICU 中动态监测患者的呼吸、心律、血压、尿量及动脉血气分析等,及时纠正酸碱失衡和电解质紊乱。注意预防呼吸机相关性肺炎的发生,尽量缩短病程和机械通气时间,加强物理治疗,包括体位、翻身、拍背、排痰和气道湿化等。积极防治应激性溃疡和多器官功能障碍综合征。

(七)其他治疗

糖皮质激素、肺泡表面活性物质替代治疗、吸入一氧化氮在 ALI 和 ARDS 的治疗中可能有一定价值,但疗效尚不肯定。不推荐常规应用糖皮质激素预防和治疗 ARDS。糖皮质激素既不能预防 ARDS 的发生,对早期 ARDS 也没有治疗作用。ARDS 发病>14 天应用糖皮质激素会明显增加病死率。感染性休克并发 ARDS 的患者,如合并肾上腺皮质功能不全,可考虑应用替代剂量的糖皮质激素。肺表面活性物质,有助于改善氧合,但是还不能将其作为 ARDS 的常规治疗手段。

四、护理

在救治 ARDS 过程中,精心护理是抢救成功的重要环节。护士应做到及早发现病情,迅速协助医师采取有力的抢救措施。密切观察患者生命体征,做好各项记录,准确完成各种治疗,备齐抢救器械和药品,防止机械通气和气管切开的并发症。

(一)护理目标

(1)及早发现 ARDS 的迹象,及早有效地协助抢救。维持生命体征稳定,挽救患者生命。

(2)做好人工气道的管理,维持患者最佳气体交换,改善低氧血症,减少机械通气并发症。

(3)采取俯卧位通气护理,缓解肺部压迫,改善心脏的灌注。

(4)积极预防感染等各种并发症,提高救治成功率。

(5)加强基础护理,增加患者舒适感。

(6)减轻患者心理不适,使其合作、平静。

(二)护理措施

1.病情观察

及早发现病情变化ARDS通常在疾病或严重损伤的最初24～48小时后发生。首先出现呼吸困难,通常呼吸浅快。吸气时可存在肋间隙和胸骨上窝凹陷。皮肤可出现发绀和斑纹,吸氧不能使之改善。

护士发现上述情况要高度警惕,及时报告医师,进行动脉血气和胸部X线等相关检查。一旦诊断考虑ARDS,立即积极治疗。若没有机械通气的相应措施,应尽早转至有条件的医院。患者转运过程中应有专职医师和护士陪同,并准备必要的抢救设备,氧气必不可少。若有指征行机械通气治疗,可以先行气管插管后转运。

2.严密监测生命体征

迅速连接监测仪,密切监护心率、心律、血压等生命体征,尤其是呼吸的频率、节律、深度及血氧饱和度等。观察患者意识、发绀情况、末梢温度等。注意有无呕血、黑粪等消化道出血的表现。

3.氧疗和机械通气的护理

治疗ARDS最紧迫问题在于纠正顽固性低氧,改善呼吸困难,为治疗基础疾病赢得时间。需要对患者实施氧疗甚至机械通气。

严密监测患者呼吸情况及缺氧症状。若单纯面罩吸氧不能维持满意的血氧饱和度,应予辅助通气。首先可尝试采用经面罩持续气道正压吸氧等无创通气,但大多需要机械通气吸入氧气。遵医嘱给予高浓度氧气吸入或使用呼气末正压呼吸(positive end expiratory pressure,PEEP)并根据动脉血气分析值的变化调节氧浓度。

使用PEEP时应严密观察,防止患者出现气压伤。PEEP是在呼气终末时给予气道以一恒定正压使之不能恢复到大气压的水平。可以增加肺泡内压和功能残气量改善氧合,防止呼气使肺泡萎陷,增加气体分布和交换,减少肺内分流,从而提高PaO_2。由于PEEP使胸腔内压升高,静脉回流受阻,致心搏减少,血压下降,严重时可引起循环衰竭,另外正压过高,肺泡过度膨胀、破裂有导致气胸的危险。所以在监护过程中,注意PEEP观察有无心率增快、突然胸痛、呼吸困难加重等相关症状,发现异常立即调节PEEP压力并报告医师处理。

帮助患者采取有利于呼吸的体位,如端坐位或高枕卧位。

人工气道的管理有以下几方面。

(1)妥善固定气管插管,观察气道是否通畅,定时对比听诊双肺呼吸音。经口插管者要固定好牙垫,防止阻塞气道。每班检查并记录导管刻度,观察有无脱出或误入一侧主支气管。套管固定松紧适宜,以能放入一指为准。

(2)气囊充气适量。充气过少易产生漏气,充气过多可压迫气管黏膜导致气管食管瘘,可以采用最小漏气技术,用来减少并发症发生。方法:用10 mL注射器将气体缓慢注入,直至在喉及气管部位听不到漏气声,每次向外抽出气体0.25～0.50 mL,至吸气压力到达峰值时出现少量漏气为止,再注入0.25～0.50 mL气体,此时气囊容积为最小封闭容积,气囊压力为最小封闭压力,记录注气量。观察呼吸机上气道峰压是否下降及患者能否发音说话,长期机械通气患者要观察气囊有无破损、漏气现象。

(3)保持气道通畅。严格无菌操作,按需适时吸痰。过多反复抽吸会刺激黏膜,使分泌物增加。先吸气道再吸口、鼻腔,吸痰前给予充分气道湿化、翻身叩背、吸纯氧 3 分钟,吸痰管最大外径不超过气管导管内径的 1/2,迅速插吸痰管至气管插管,感到阻力后撤回吸痰管 1~2 cm,打开负压边后退边旋转吸痰管,吸痰时间不应超过 15 秒。吸痰后密切观察痰液的颜色、性状、量及患者心率、心律、血压和血氧饱和度的变化,一旦出现心律失常和呼吸窘迫,立即停止吸痰,给予吸氧。

(4)用加温湿化器对吸入气体进行湿化,根据病情需要加入盐酸氨溴索、异丙托溴铵等,每天 3 次雾化吸入。湿化满意标准为痰液稀薄、无泡沫、不附壁能顺利吸出。

(5)呼吸机使用过程中注意电源插头要牢固,不要与其他仪器共用一个插座;机器外部要保持清洁,上端不可放置液体;开机使用期间定时倒掉管道及集水瓶内的积水,集水瓶安装要牢固;定时检查管道是否漏气、有无打折、压缩机工作是否正常。

4.维持有效循环,维持出入液量轻度负平衡

循环支持治疗的目的是恢复和提供充分的全身灌注,保证组织的灌流和氧供,促进受损组织的恢复。在能保持酸碱平衡和肾功能前提下达到最低水平的血管内容量。①护士应迅速帮助完成该治疗目标。选择大血管,建立 2 个以上的静脉通道,正确补液,改善循环血容量不足。②严格记录出入量、每小时尿量。出入量管理的目标是在保证血容量、血压稳定前提下,24 小时出量大于入量 500~1 000 mL,利于肺内水肿液的消退。充分补充血容量后,护士遵医嘱给予利尿剂,消除肺水肿。观察患者对治疗的反应。

5.俯卧位通气护理

由仰卧位改变为俯卧位,可使 75% ARDS 患者的氧合改善。可能与血流重新分布,改善背侧肺泡的通气,使部分萎陷肺泡再膨胀达到"开放肺"的效果有关。随着通气/血流比例的改善进而改善了氧合。但存在血流动力学不稳定、颅内压增高、脊柱外伤、急性出血、骨科手术、近期腹部手术、妊娠等为禁忌实施俯卧位。①患者发病 24~36 小时后取俯卧位,翻身前给予纯氧吸入 3 分钟。预留足够的管路长度,注意防止气管插管过度牵拉致脱出。②为减少特殊体位给患者带来的不适,用软枕垫高头部 15°~30°,嘱患者双手放在枕上,并在髋、膝、踝部放软枕,每 1~2 小时更换 1 次软枕的位置,每 4 小时更换 1 次体位,同时考虑患者的耐受程度。③注意血压变化,因俯卧位时支撑物放置不当,可使腹压增加,下腔静脉回流受阻而引起低血压,必要时在翻身前提高吸氧浓度。④注意安全、防坠床。

6.预防感染的护理

注意严格无菌操作,每天更换气管插管切口敷料,保持局部清洁干燥,预防或消除继发感染。加强口腔及皮肤护理,以防护理不当而加重呼吸道感染及发生压疮。密切观察体温变化,注意呼吸道分泌物的情况。

7.心理护理

减轻恐惧,增加心理舒适度:①评估患者的焦虑程度,指导患者学会自我调整心理状态,调控不良情绪。主动向患者介绍环境,解释治疗原则,解释机械通气、监测及呼吸机的报警系统,尽量消除患者的紧张感。②耐心向患者解释病情,对患者提出的问题要给予明确、有效和积极的信息,消除心理紧张和顾虑。③护理患者时保持冷静和耐心,表现出自信和镇静。④如果患者由于呼吸困难或人工通气不能讲话,可提供纸笔或以手势与患者交流。⑤加强巡视,了解患者的需要,帮助患者解决问题。⑥帮助并指导患者及家属应用松弛疗法、按摩等。

8.营养护理

ARDS患者处于高代谢状态,应及时补充热量和高蛋白、高脂肪营养物质。能量的摄取既应满足代谢的需要,又应避免糖类的摄取过多,蛋白摄取量一般为每天1.2~1.5 g/kg。

尽早采用肠内营养,协助患者取半卧位,充盈气囊,证实胃管在胃内后,用加温器和输液泵匀速泵入营养液。若有肠鸣音消失或胃潴留,暂停鼻饲,给予胃肠减压。一般留置5~7天后拔除,更换到对侧鼻孔,以减少鼻窦炎的发生。

(三)健康指导

在疾病的不同阶段,根据患者的文化程度做好有关知识的宣传和教育,让患者了解病情的变化过程。

(1)提供舒适安静的环境以利于患者休息,指导患者正确卧位休息,讲解由仰卧位改变为俯卧位的意义,尽可能减少特殊体位给患者带来的不适。

(2)向患者解释咳嗽、咳痰的重要性,指导患者掌握有效咳痰的方法,鼓励并协助患者咳嗽、排痰。

(3)指导患者自己观察病情变化,如有不适及时通知医护人员。

(4)嘱患者严格按医嘱用药,按时服药,不要随意增减药物剂量及种类。服药过程中,需密切观察患者用药后反应,以指导用药剂量。

(5)出院指导指导患者出院后仍以休息为主,活动量要循序渐进,注意劳逸结合。此外,患者病后生活方式的改变需要家人的积极配合和支持,应指导患者家属给患者创造一个良好的身心休养环境。出院后1个月内来院复查1~2次,出现情况随时来院复查。

(李新英)

第七节 呼吸衰竭

呼吸衰竭是各种原因引起的肺通气和/或换气功能严重障碍,以致在静息条件下亦不能维持有效的气体交换,导致缺氧伴(或不伴)二氧化碳潴留,引起一系列生理功能和代谢紊乱的临床综合征。即在海平面大气压、静息状态下,呼吸室内空气,排除心内解剖分流和原发心排血量降低等情况后,动脉血氧分压(PaO_2)<8.0 kPa(60 mmHg),伴(或不伴)有二氧化碳分压($PaCO_2$)>6.7 kPa(50 mmHg),即为呼吸衰竭,简称呼衰。

一、病因及发病机制

(一)病因

导致呼吸衰竭的原因很多,参与呼吸运动的任何环节,包括呼吸中枢、运动神经、肌肉、胸廓、胸膜、肺和气道的病变都会导致呼衰的发生。临床常见的病因如下。

1.呼吸系统疾病

(1)上呼吸道梗阻、气管-支气管炎、支气管哮喘、呼吸道肿瘤等引起气道阻塞,导致通气不足或伴有气体分布不匀,引起通气/血流比例失调。

(2)肺组织病变,如肺部感染、重症肺结核、肺气肿、弥漫性肺纤维化、肺水肿、急性呼吸窘迫综合征(ARDS)、硅肺等导致有效呼吸面积减少,肺顺应性下降。

(3)胸廓病变,如胸廓畸形、外伤、手术创伤、气胸和大量胸腔积液等影响换气功能;肺血管疾病,如肺血管栓塞、肺毛细血管瘤等引起通气/血流比例失调。

2.神经系统及呼吸肌病变

如脑血管病变、脑炎、脑外伤、药物中毒、电击等直接或间接抑制呼吸中枢;脊髓灰质炎、多发性神经炎、重症肌无力等导致呼吸肌无力和麻痹,因呼吸动力下降引起通气不足。

慢性呼吸衰竭是指原有慢性疾病,包括呼吸和神经肌肉系统疾病等,导致呼吸功能损害逐渐加重,经过较长时间才发展为呼吸衰竭。在引起慢性呼吸衰竭的病因中,以支气管-肺疾病为最多见,如 COPD、重症肺结核、肺间质纤维化、尘肺等。胸廓及神经肌肉病变亦可导致慢性呼吸衰竭的发生。

(二)发病机制

缺氧和二氧化碳潴留发生的主要机制为肺泡通气量不足,通气/血流比例失调,以及气体弥散障碍。

1.肺泡通气不足

COPD 可引起气道阻力增加,呼吸动力减弱,生理无效腔增加,最终导致肺泡通气不足。肺泡通气不足引起缺氧和二氧化碳潴留。

2.通气/血流比例失调

通气/血流比例失调是造成低氧血症最常见的原因。正常每分钟肺泡通气量(V)为 4 L,肺毛细血管血流量(Q)为 5 L,两者之比(V/Q)在正常情况下应保持在 0.8,才能保证有效的气体交换。若 V/Q<0.8,则静脉血不能充分氧合,形成肺动-静脉分流;若 V/Q>0.8,吸入气体则不能与血液进行有效的气体交换,即生理无效腔增多。V/Q 失调通常只引起缺氧而无二氧化碳潴留。

3.弥散障碍

肺内气体交换是通过弥散过程来实现的。弥散过程受多种因素影响,如弥散面积、肺泡膜的厚度、气体的弥散能力、气体分压差等。氧的弥散能力仅为二氧化碳的 1/20,故弥散障碍主要影响氧的交换,产生单纯缺氧。

二、分类

(一)按动脉血气分析分类

1.1 型呼吸衰竭

1 型呼吸衰竭有缺氧但无二氧化碳潴留,即 $PaO_2<8.0$ kPa(60 mmHg)、$PaCO_2$ 降低或正常,见于存在换气功能障碍(通气/血流比例失调、弥散功能损害和肺动-静脉分流)的患者,如 ARDS 等。

2.2 型呼吸衰竭

2 型呼吸衰竭有缺氧同时伴二氧化碳潴留,即 $PaO_2<8.0$ kPa(60 mmHg)、$PaCO_2>6.7$ kPa (50 mmHg),由肺泡通气不足所致,单纯通气不足,缺氧和二氧化碳潴留的程度是平行的,若伴换气功能损害,则缺氧更为严重,如 COPD。

(二)按发病急缓分类

1.急性呼吸衰竭

急性呼吸衰竭是指呼吸功能原来正常,由于多种突发致病因素使通气或换气功能迅速出现严重损害,在短时间内发展为呼衰。

2.慢性呼吸衰竭

慢性呼吸衰竭多发生在一些慢性疾病,主要是在呼吸和神经肌肉系统疾病的基础上,导致呼吸功能损害逐渐加重,经过较长时间才发展为呼衰。

(三)按发病机制分类

1.泵衰竭

泵衰竭由呼吸泵(驱动或制约呼吸运动的神经、肌肉和胸廓)功能障碍引起。

2.肺衰竭

肺衰竭是由肺组织及肺血管病变或气道阻塞引起。

三、临床表现

(一)症状

除原发病症状外,主要是缺氧和二氧化碳潴留引起的呼吸困难和多脏器功能紊乱的表现。

1.呼吸困难

呼吸困难是最早、最突出的症状,患者可出现呼吸频率、节律和深度的改变。表现为呼吸浅促、点头、提肩呼吸,或出现"三凹征"。严重者,有呼吸节律的改变,如中枢性呼吸衰竭呈潮式、间歇或抽泣样呼吸;严重肺心病并发呼吸衰竭二氧化碳麻醉时,可出现浅慢呼吸。

2.发绀

发绀是缺氧的典型症状,当动脉血氧饱和度(SaO_2)<90%时,可在口唇、甲床等处出现发绀。因发绀的程度与还原血红蛋白含量相关,故伴有严重贫血或出血者,发绀可不显露,而COPD的患者,由于红细胞数量增多,发绀则更明显。

3.精神神经症状

慢性呼衰的精神症状不如急性呼衰明显,多表现为智力或定向功能障碍。缺氧早期由于脑血管扩张、血流量增加,出现搏动性头痛,继而注意力分散,智力或定向力减退;随着缺氧程度的加重,患者可逐渐出现烦躁不安、神志恍惚,进而嗜睡、昏迷。二氧化碳潴留常表现出先兴奋后抑制的症状,兴奋症状包括多汗、烦躁不安、白天嗜睡、夜间失眠等;二氧化碳潴留加重时,中枢神经系统则表现出抑制作用,患者出现神志淡漠、肌肉震颤或扑翼样震颤、间歇抽搐、昏睡、昏迷等称"肺性脑病"。

4.心血管系统症状

二氧化碳潴留使外周浅表静脉充盈、皮肤充血、温暖多汗。早期,由于心排血量增多,患者可有心率增快、血压升高;后期出现周围循环衰竭、血压下降、心率减慢和心律失常,同时,由于长期的慢性缺氧和二氧化碳潴留引起肺动脉高压,患者可出现右心衰竭的症状。

(二)体征

主要为缺氧和二氧化碳潴留的表现。除与症状共有的表现外,可见外周浅表静脉充盈,皮肤温暖、面色潮红、多汗、球结膜充血水肿。部分患者可见视盘水肿,瞳孔缩小,腱反射减弱或消失,锥体束征阳性等。

四、护理

(一)护理目标

患者呼吸困难缓解,发绀减轻或消失;气道通畅,痰能排出,痰鸣音明显减少或消失;精神状态好转,神志逐渐清醒;体重增加,营养状态好转;能够与医护人员有效沟通,并积极配合治疗护理;各种紊乱得以纠正,并发症能被及时发现并采取相应措施。

(二)护理措施

本病为临床急症,一旦发现,应立即采取有效措施。处理原则是在保持呼吸道通畅的条件下,改善缺氧,纠正二氧化碳潴留以及代谢功能紊乱,防止多器官功能损害,从而为基础疾病和诱发因素的治疗争取时间和创造条件。慢性呼吸衰竭死亡率的高低,与能否早期诊断、合理治疗与护理有密切关系。

1.改善呼吸,保持气道通畅

(1)休息与体位:协助患者取半卧位,以利于增加通气量。注意室内空气清新、温暖,定时消毒,防止交叉感染。

(2)清除呼吸道分泌物:注意清除口咽部分泌物或胃内反流物,预防呕吐物反流入气管。要鼓励患者多饮水和用力咳嗽排痰;对咳嗽无力者应定时帮助翻身、拍背,边拍边鼓励排痰。可遵医嘱给予口服祛痰剂,无效时采用雾化吸入的方法以湿化气道。对昏迷患者则定时使用无菌多孔导管吸痰,以保持呼吸道通畅。

(3)缓解支气管痉挛:遵医嘱应用支气管扩张剂,以松弛支气管平滑肌,减少气道阻力,改善通气功能。

(4)控制感染:呼吸衰竭时,呼吸道分泌物积滞常易导致继发感染而加重呼吸困难。因此,在保持呼吸道引流通畅的前提下,根据痰菌培养和药敏试验结果,选择有效的抗生素控制呼吸道感染十分重要。在实施氧疗、气管插管、气管切开、建立人工气道进行机械通气的过程中,必须注意无菌操作,并注意保暖和口腔清洁,以防呼吸道感染。

(5)建立人工气道:对于病情严重又不能配合,昏迷或呼吸道大量痰液潴留伴有窒息危险,全身状态较差,明显无力,或动脉血二氧化碳分压进行性增高的患者,应及时建立人工气道和机械通气支持。

(6)鼻插管护理:为避免气管插管及气管切开,近年来多采用经鼻插管。经鼻插管的患者耐受性好,可停留较长时间,并减少了并发症的发生。①插管前将塑料导管经 30 ℃加温使之变软,使之易于经鼻腔从鼻孔插入气道,减少插管对气道的机械损伤。②因管腔长,吸痰管必须超过导管顶端,吸痰时边抽边旋转吸痰,将深部分泌物吸出。③充分湿化气道使痰液稀释,以利清除,防止管腔阻塞。④塑料导管气囊压力较好,每天仅需放气 1～2 次,气囊可减少口咽分泌物进入下呼吸道。

2.合理给氧

通过增加吸氧浓度,提高肺泡内氧分压(PaO_2),进而提高 PaO_2 和 SaO_2,可纠正缺氧和改善呼吸功能。目前多采用鼻导管、鼻塞或面罩给氧,配合机械通气可气管内给氧。

(1)对于低氧血症伴高碳酸血症者,应低流量(1～2 L/min)、低浓度(25%～29%)持续给氧,主要原因:在缺氧伴高碳酸血症的慢性呼衰患者,其呼吸中枢化学感受器对二氧化碳的反应性差,此时呼吸的维持主要依靠缺氧对颈动脉窦和主动脉体化学感受器的兴奋作用;若吸入高浓度氧,PaO_2 迅速上升,使外周化学感受器失去了缺氧的刺激,其结果是患者的呼吸变慢变浅,肺泡通气量下降,$PaCO_2$ 随即迅速上升,严重时可陷入二氧化碳麻醉状态,病情加重。在使用呼吸兴奋剂刺激通气或使用辅助呼吸机改善通气时,吸入氧浓度可稍高。

(2)对低氧血症不伴高碳酸血症者,应予以高浓度吸氧(>35%),使 PaO_2 提高到 8.0 kPa

(60 mmHg)或 SaO_2 在 90% 以上。此类患者的主要病变是氧合障碍,由于通气量足够,高浓度吸氧后,不会引起二氧化碳潴留。

(3)给氧过程中,若呼吸频率正常、心率减慢、发绀减轻、尿量增多、神志清醒、皮肤转暖,提示组织缺氧改善,氧疗有效。当患者发绀消失、神志清楚、精神好转、$PaO_2>8.0$ kPa(60 mmHg)、$PaCO_2<6.7$ kPa(50 mmHg)时,可考虑终止氧疗。停止吸氧前必须间断吸氧,以后逐渐停止氧疗。

3.加强病情观察

(1)注意生命体征和意识改变,随时发现病情变化,及时报告医师。

(2)加强安全防范措施。因患者常有烦躁、抽搐、神志恍惚等现象,故应加强安全防范措施,如加床栏等,以防受伤。

4.理解关心患者,促进身心休息

护士在解除患者疾苦的同时,要多了解和关心患者,特别是建立人工气道和使用呼吸机治疗的患者,应经常作床旁巡视、照料,通过语言或非语言交流抚慰患者,在采用各项医疗护理措施前,应向患者作简要说明,并以同情、关切的态度和有条不紊的工作作风给患者以安全感,取得患者信任和合作。

5.观察及预防并发症

(1)体液失衡:定期采血进行血气分析和血生化检查,根据血气分析结果判断酸碱失衡情况。呼吸衰竭中常见的酸碱失衡包括:呼吸性酸中毒、呼吸性酸中毒合并代谢性酸中毒、呼吸性酸中毒合并代谢性碱中毒。针对这些酸碱失衡,临床上除做到充分供氧和改善通气以纠正呼吸性酸中毒外,护士可遵医嘱静脉滴注少量 5% 碳酸氢钠以治疗代谢性酸中毒,或通过采取避免二氧化碳排出过快、适当补氯、补钾等措施缓解代谢性碱中毒。

(2)上消化道出血:严重缺氧和二氧化碳潴留患者,应根据医嘱服用硫糖铝以保护胃黏膜,预防上消化道出血,同时予以充足热量及高蛋白、易消化、少刺激、富维生素饮食。注意观察呕吐物和粪便情况,出现黑便时,予以温凉流质饮食;出现呕血时,应暂禁食,并静脉输入西咪替丁、奥美拉唑等。

6.用药护理

(1)抗生素:呼吸道感染是呼吸衰竭最常见的诱因,建立人工气道进行机械通气和免疫功能低下的患者可因反复感染而加重病情。在保持气道通畅的条件下,根据痰细菌培养和药敏试验结果,选择有效的抗生素积极控制感染。

(2)呼吸兴奋剂:为改善肺泡通气,促进二氧化碳的排出,可遵医嘱使用呼吸兴奋剂,以刺激呼吸中枢,增加呼吸频率和潮气量,从而改善通气。尼可刹米是目前常用的呼吸中枢兴奋剂,可兴奋呼吸中枢,增加通气量并有一定的苏醒作用。使用中应密切观察药物的不良反应。都可喜是口服的呼吸兴奋剂,主要通过刺激颈动脉窦和主动脉体化学感受器来兴奋呼吸中枢,适用于较轻的呼衰患者。

7.健康指导

(1)向患者及家属讲解疾病的发病机制、发展和转归。语言力求通俗易懂,尤其对一些文化程度不高的老年患者应反复讲解。

(2)教会患者缩唇、腹式呼吸等呼吸功能锻炼的方法,以促进康复、延缓肺功能的恶化。指导患者如何进行体位引流以及有效地咳嗽、咳痰,以保持气道通畅。

(3)嘱患者坚持正确用药,掌握药物剂量、用法和注意事项。对出院后仍需吸氧的患者,应指导患者和家属学会合理的家庭氧疗方法,并了解氧疗时应注意的问题,保证用氧安全。

(4)增强体质,积极避免各种引起呼吸衰竭的诱因。具体包括:教会患者预防上呼吸道感染的方法,如用冷水洗脸等耐寒锻炼;鼓励患者改进膳食结构,加强营养;避免吸入刺激性气体,劝告吸烟者戒烟;避免日常生活中不良因素的刺激,如情绪激动等,以免加重气急而诱发呼吸衰竭;尽量少去客流较大公共场所,减少与感冒者的接触,减少呼吸道感染的机会。

(5)若有咳嗽、咳痰加重,痰量增多、出现脓性痰,气急加重或伴发热,应及时就医,以控制呼吸道感染。

(三)护理评价

患者呼吸频率、幅度和节律正常,动脉血氧分压和二氧化碳分压在正常范围;掌握有效咳嗽、咳痰技术,呼吸道通畅;焦虑缓解,无明显体重减轻;无与低氧血症和高碳酸血症相关的损害发生。

(李新英)

第四章

内分泌科护理

第一节 糖 尿 病

糖尿病是一常见的代谢内分泌疾病,可分为原发性和继发性两类。原发者简称糖尿病,其基本病理生理改变为胰岛素分泌绝对或相对不足,从而引起糖、脂肪和蛋白质代谢紊乱。临床以血糖升高、糖耐量降低和尿糖以及多尿、多饮、多食和消瘦为特点。长期血糖控制不良可并发血管、神经、眼和肾脏等慢性并发症,急性并发症中以酮症酸中毒和高渗非酮性昏迷最多见和最严重。糖尿病的患病率在国内为2%～3.6%。继发性糖尿病又称症状性糖尿病,大多继发于拮抗胰岛素的内分泌疾病。

一、病因

本病病因至今未明,目前认为与下列因素有关。

(一)遗传因素

遗传因素在糖尿病发病中的重要作用较为肯定,但遗传方式不清。糖尿病患者,尤其成年发病的糖尿病患者有明显的遗传因素已在家系调查中得到证实。同卵孪生子,一个发现糖尿病,另一个发病的机会就很大。

(二)病毒感染

尤以柯萨奇病毒B、巨细胞病毒、心肌炎、脑膜炎病毒感染后,导致胰岛β细胞破坏致糖尿病。幼年型发病的糖尿病患者与病毒感染致胰岛功能减退关系更为密切。

(三)自身免疫紊乱

糖尿病患者常发现同时并发其他自身免疫性疾病,如甲亢、慢性淋巴细胞性甲状腺炎等。此外,在部分糖尿病患者血清中可发现抗胰岛细胞的抗体。

(四)胰高血糖素过多

胰岛细胞分泌胰高血糖素,其分泌受胰岛素和生长激素抑制因子的抑制。糖尿病患者常发现胰高血糖素水平增高,故认为糖尿病除有胰岛素相对或绝对不足外,还有胰高血糖素的分泌增多。

（五）其他因素

现公认的现代生活方式、摄入的热量过高而体力活动减少导致肥胖、紧张的生活工作节奏、社会、精神等应激增加等都与糖尿病的发病有密切的关系。

二、糖尿病的分类

（一）1型糖尿病

1型糖尿病其特征为起病较急，三多一少症状典型，有酮症倾向，体内胰岛素绝对缺乏，故必须用胰岛素治疗，多为幼年发病。多伴特异性免疫或自身免疫反应，血中抗胰岛细胞抗体阳性。

（二）2型糖尿病

2型糖尿病多为成年起病，症状不典型，病情进展缓慢。对口服降糖药反应好，但后期可因胰岛β细胞功能衰竭而需胰岛素治疗。本型中有部分糖尿病患者幼年起病、肥胖、有明显遗传倾向，无须胰岛素治疗，称为幼年起病的成年型糖尿病（MODY）。2型糖尿病中体重超过理想体重的20%为肥胖型，余为非肥胖型。

（三）与营养失调有关的糖尿病（MROM，3型）

近年来在热带、亚热带地区发现一些糖尿病患者表现为营养不良、消瘦；需要但不完全依赖胰岛素，对胰岛素的需要量大，且不敏感，但不易发生酮症。发病年龄在10～35岁，有些病例常伴有胰腺炎，提示糖尿病为胰源性，已发现长期食用一种高碳水化合物、低蛋白的木薯与Ⅲ型糖尿病有关。该型中至少存在两种典型情况。

1.纤维结石性胰性糖尿病（FCPD）

小儿期有反复腹痛发作史，病理可见胰腺弥漫性纤维化及胰管的钙化。我国已有该型病例报道。

2.蛋白缺乏性胰性糖尿病（PDPD）

PDPD该型无反复腹痛既往史，有胰岛素抵抗性但无胰管内钙化或胰管扩张。

（四）其他类型（继发性糖尿病）

（1）因胰腺损伤、胰腺炎、肿瘤、外伤、手术等损伤了胰岛，引起糖尿病。

（2）内分泌疾病引起的糖尿病：如继发于库欣综合征、肢端肥大症、嗜铬细胞瘤、甲状腺功能亢进症等，升糖激素分泌过多。

（3）药物或化学物质损伤了胰岛β细胞引起糖尿病。

（4）胰岛素受体异常。

（5）某些遗传性综合征伴发的糖尿病。

（6）葡萄糖耐量异常：一般无自觉症状，多见于肥胖者。葡萄糖耐量显示血糖水平高于正常人，但低于糖尿病的诊断标准。有报道，对这部分人跟踪观察，其中50%最终转化为糖尿病。部分经控制饮食减轻体重，可使糖耐量恢复正常。

（7）妊娠期糖尿病（GDM）：指妊娠期发生的糖尿病或糖耐量异常。多数患者分娩后，糖耐量可恢复正常，约1/3患者以后可转化为真性糖尿病。

三、临床表现

（一）代谢紊乱综合征

1.1型糖尿病

1型糖尿病以青少年多见，起病急，症状有口渴、多饮、多尿、多食、善饥、乏力，组织修复力和抵抗力降低,生长发育障碍等,易发生酮症酸中毒。

2.2 型糖尿病

40 岁以上,体型肥胖的患者多发。症状较轻,有些患者空腹血糖正常,仅进食后出现高血糖,尿糖阳性。部分患者饭后胰岛素分泌持续增加,3～5 小时后甚至引起低血糖。在急性应激情况下,患者亦可能发生酮症酸中毒。

(二)糖尿病慢性病变

1.心血管病变

大、中动脉硬化主要侵犯主动脉、冠状动脉、大脑动脉、肾动脉和肢体外周动脉,引起冠心病(心肌梗死)、脑血栓形成、肾动脉硬化、肢体动脉硬化等。患病年龄较轻,病情进展也较快。冠心病和脑血管意外的患病率较非糖尿病者高 2～3 倍,是近代糖尿病的主要死因。肢体外周动脉硬化常以下肢动脉病变为主,表现为下肢疼痛、感觉异常和间歇性跛行等症状,严重者可导致肢端坏疽,糖尿病者肢端坏疽的发生率约为正常人的 70 倍,我国少见。心脏微血管病变及心肌代谢紊乱,可导致心肌广泛损害,称为糖尿病性心肌病。其主要表现为心律失常、心力衰竭、猝死。

2.糖尿病性肾病变

糖尿病史超过 10 年者合并肾脏病变较常见,主要表现在糖尿病性微血管病变,毛细血管间肾小球硬化症,肾动脉硬化和慢性肾盂肾炎。毛细血管间肾小球硬化症表现为蛋白尿、水肿、高血压,1 型糖尿病患者约 40% 死于肾衰竭。

3.眼部病变

糖尿病患者眼部表现较多,血糖增高可使晶体和眼液(房水和玻璃体)中葡萄糖浓度也相应增高,临床表现为视觉模糊、调节功能减低、近视、玻璃体混浊和白内障。最常见的是糖尿病视网膜病变。糖尿病病史超过 10 年,半数以上患者出现这些并发症,并可有小静脉扩张、水肿、渗出、微血管病变,严重者可导致失明。

4.神经病变

神经病变最常见的是周围神经病变,病程在 10 年以上者 90% 以上均出现。临床表现为对称性长袜形感觉异常,轻者为对称性麻木、触觉过敏、蚁行感。典型症状是针刺样或烧灼样疼痛,卧床休息时明显,活动时可稍减轻,以致患者不能安宁,触觉和痛觉在晚期减退是患者肢端易受创伤的原因。亦可有运动神经受累,肌张力低下、肌力减弱、肌萎缩等晚期运动神经损害的表现。自主神经损害表现为直立性低血压、瞳孔小而不规则、光反射消失、泌汗异常、心动过速、胃肠功能失调、胃张力降低、胃内容物滞留、便秘与腹泻交替、排尿异常、尿潴留、尿失禁、性功能减退、阳痿等。

5.皮肤及其他病变

皮肤感染极为常见,如疖、痈、毛囊炎。真菌感染多见于足部感染,阴道炎、肛门周围脓肿。

四、实验室检查

(1)空腹尿糖、餐后 2 小时尿糖阳性。

(2)空腹血糖＞7 mmol/L,餐后 2 小时血糖＞11.1 mmol/L。

(3)血糖、尿糖检查不能确定糖尿病诊断时,可作口服葡萄糖耐量试验,如糖耐量减低,又能排除非糖尿病所致的糖耐量降低的因素,则有助于糖尿病的诊断。

(4)血浆胰岛素水平:胰岛素依赖型者,空腹胰岛素水平低于正常值。

五、观察要点

(一)病情判断

糖尿病患者入院后首先要明确患者是属于哪一型的,是1型还是2型。病情的轻重、有无并发症,包括急性和慢性并发症。对于合并急性并发症如糖尿病酮症酸中毒,高渗非酮性昏迷等应迅速抢救,做好给氧、输液、定时检测血糖、血气分析、血电解质及尿糖、尿酮体等检查准备。

(二)胰岛素相对或绝对不足所致代谢紊乱症群观察

(1)葡萄糖利用障碍:由于肝糖原合成降低,分解加速,糖异生增加,临床出现明显高血糖和尿糖,口渴、多饮、多尿,善饥多食症状加剧。

(2)蛋白质分解代谢加速,导致负氮平衡,患者表现为体重下降、乏力,组织修复和抵抗力降低,儿童则出现发育障碍、延迟。

(3)脂肪动用增加,血游离脂肪酸浓度增高,酮体的生成超过组织排泄速度,可发展为酮症及酮症酸中毒。脂肪代谢紊乱可导致动脉粥样硬化,影响眼底动脉、脑动脉、冠状动脉、肾动脉及下肢动脉,发生相应的病变如心肌梗死、脑血栓形成、肾动脉硬化、肢端坏死等。

(三)其他糖尿病慢性病变观察

神经系统症状、视力障碍、皮肤变化,有无创伤、感染等。

(四)生化检验

尿糖、血糖、糖化血红蛋白、血脂、肝功能、肾功能、血电解质、血气分析等。

(五)糖尿病酮症酸中毒观察

1.诱因

常见的诱因是感染、胰岛素中断或减量过多、饮食不当、外伤、手术、分娩、情绪压力、过度疲劳等,对胰岛素的需要量增加。

2.症状

症状有烦渴、多尿、消瘦、软弱加重,逐渐出现恶心、呕吐、脱水,甚至少尿、肌肉疼痛、痉挛。亦可有不明原因的腹部疼痛,中枢神经系统有头痛、嗜睡,甚至昏迷。

3.体征

(1)有脱水征:皮肤干燥,缺乏弹性、眼球下陷。

(2)库司毛耳呼吸:呼吸深快和节律不整,呼气有酮味(烂苹果味)。

(3)循环衰竭表现:脉细速、四肢厥冷、血压下降甚至休克。

(4)各种反射迟钝、消失,嗜睡甚至昏迷。

4.实验室改变

血糖显著升高>16.7 mmol/L,血酮增高,二氧化碳结合力降低、尿糖及尿酮体呈强阳性反应,血白细胞增高。酸中毒失代偿期血 pH<7.35,动脉 HCO_3^- 低于 15 mmol/L,剩余碱负值增大,血 K^+、Na^+、Cl^- 降低。

(六)低血糖观察

1.常见原因

糖尿病患者过多使用胰岛素,口服降糖药物,进食减少,或活动量增加而未增加食物的摄入。

2.症状

头晕、眼花、饥饿感、软弱无力、颤抖、出冷汗、心悸、脉快、严重者出现精神、神经症状甚至昏迷。

3.体征

面色苍白、四肢湿冷、心率加快、初期血压上升后期下降,共济失调,定向障碍甚至昏迷。

4.实验室改变

血糖<2.78 mmol/L。

(七)高渗非酮性糖尿病昏迷的观察

1.诱因

最常见于老年糖尿病患者,常突然发作。感染、急性胃肠炎、胰腺炎、脑血管意外、严重肾脏疾病、血液透析治疗、手术及服用加重糖尿病的某些药物:如可的松、免疫抑制剂,噻嗪类利尿剂,在病程早期因误诊而输入葡萄糖液,口服大量糖水、牛奶,诱发或促使病情发展恶化,出现高渗非酮性糖尿病昏迷。

2.症状

多尿、多饮、发热、食欲缺乏、恶心、失水、嗜睡、幻觉、上肢震颤、最后陷入昏迷。

3.体征

失水及休克体征。

4.实验室改变

高血糖>33.0 mmol/L、高血浆渗透压>330 mmol/L,高钠血症>155 mmol/L和氮质血症,血酮、尿酮阴性或轻度增高。

六、检查

(一)血糖

关于血糖的监测目前国内大多地区一直用静脉抽取血浆(或离心取血清)测血糖,这对于病情轻,血糖控制满意者,只需数周观察一次血糖者仍是目前常用方法。但这种方法不可能自我监测。近年来袖珍式快速毛细血管血糖计的应用日渐趋普遍,用这种方法就可能由患者自己操作,进行监测。这种测定仪器体积较小,可随身携带,取手指血或耳垂血,只需一滴血,滴在血糖试纸条的有试剂部分,袖珍血糖计的种类很多,从操作来说大致可分两类:一类是要抹去血液的,另一类则不必抹去血液。1分钟左右即可得到血糖结果。血糖监测的频度应该根据病情而定。袖珍血糖计只要操作正确,即可反映血糖水平,但操作不符合要求,如对于要抹去血液的血糖计,如血液抹得不干净、血量不足、计时不准确等可造成误差。国外医院内设有专门的 DM 教员,由高级护师担任,指导患者正确的使用方法、如何校正血糖计、更换电池等。

1.空腹血糖

一般指过夜空腹 8 小时以上,于晨 6~8 时采血测得的血糖。反映了无糖负荷时体内的基础血糖水平。测定结果可受到前 1 天晚餐进食量及成分、夜间睡眠情况、情绪变化等因素的影响。故于测试前晚应避免进食过量或含油脂过高的食物,在保证睡眠及情绪稳定时检测。一般从肘静脉取血,止血带压迫时间不宜过长,应在几秒内抽出血液,以免血糖数值不准确。采血后立即送检。正常人空腹血糖为 3.8~6.1 mmol/L,如空腹血糖大于 7 mmol/L,提示胰岛分泌能力减少 3/4。

2.餐后 2 小时血糖

餐后 2 小时血糖指进餐后 2 小时所采取的血糖。有标准餐或随意餐 2 种进餐方式。标准餐是指按统一规定的碳水化合物含量所进的饮食,如 100 g 或 75 g 葡萄糖或 100 g 馒头等;随意餐多指患者平时常规早餐,包括早餐前、后常规服用的药物,为平常治疗效果的1个观察指标。均反映了定量糖负荷后机体的耐受情况。正常人餐后2小时血糖应小于7 mmol/L。

3.即刻血糖

根据病情观察需要所选择的时间采血测定血糖,反映了所要观察时的血糖水平。

4.口服葡萄糖耐量试验(OGTT)

观察空腹及葡萄糖负荷后各时点血糖的动态变化,了解机体对葡萄糖的利用和耐受情况,是诊断糖尿病和糖耐量低减的重要检查。①方法:空腹过夜8小时以上,于晨6～8时抽血测定空腹血糖,抽血后即饮用含75 g葡萄糖的溶液(75 g葡萄糖溶于250～300 mL,20～30 ℃的温开水中,3～5分钟内饮完),于饮葡萄糖水后1小时、2小时分别采血测定血糖。②判断标准:成人服75 g葡萄糖后2小时血糖≥11.1 mmol/L可诊断为糖尿病。血糖在7～11.1 mmol/L之间为葡萄糖耐量低减(IGT)。

要熟知本试验方法,并注意以下影响因素。①饮食因素:试验前3天要求饮食中含糖量每天不少于150 g。②剧烈体力活动:在服糖前剧烈体力活动可使血糖升高,服糖后剧烈活动可致低血糖反应。③精神因素:情绪剧烈变化可使血糖升高。④药物因素影响:如避孕药、普萘洛尔等应在试验前3天停药。此外,采血时间要准确,要及时观察患者的反应。

5.馒头餐试验

原理同OGTT。本试验主要是对已明确诊断的糖尿病患者,须了解其对定量糖负荷后的耐受程度时选用。也可适用于不适应口服葡萄糖液的患者。准备100 g的馒头一个,其中含碳化合物的量约等于75 g葡萄糖;抽取空腹血后食用,10分钟内吃完,从吃第1口开始计算时间,分别是于食后1小时、2小时采血测定血糖。结果判断同OGTT。

(二)尿糖

检查尿糖是诊断糖尿病最简单的方法,正常人每天仅有极少量葡萄糖从尿中排出(小于100 mg/d),一般检测方法不能测出。如果每天尿中排糖量大于150 mg,则可测出。但除葡萄糖外,果糖、乳糖或尿中一些还原性物质(如吗啡、水杨酸类、水合氯醛、氨基比林、尿酸等)都可发生尿糖阳性。尿糖含量的多少除反映血糖水平外,还受到肾糖阈的影响,故对尿糖结果的判定要综合分析。下面是临床常用的尿糖测定的方法。

1.定性测定

定性测定为较粗糙的尿糖测定方法,依尿糖含量的高低,分为5个等级(表4-1)。因检测方便,易于为患者接受。常用班氏试剂检测法:试管内滴班氏试剂20滴加尿液2滴煮沸冷却,观察尿液的颜色以判断结果。近年来尿糖试纸亦广泛应用,为患者提供了方便。根据临床需要,常用以下几种测定形式。

表4-1 尿糖定性结果

颜色	定性	定量(g/dl)
蓝色	0	0
绿色	+<	0.5
黄色	++	0.5～1
橘红	+++	1～2
砖红	++++	>2

2.随机尿糖测定

随机尿糖测定常作为粗筛检查。随机留取尿液测定尿糖,其结果反映测定前末次排尿后至测定时这一段时间所排尿中的含糖量。

3.次尿糖测定

次尿糖测定也称即刻尿糖测定。方法是准备测定前先将膀胱内原有尿液排尽,适量(200 mL)饮水,30 分钟后再留尿测定尿糖,此结果反映了测定当时尿中含糖量,常作为了解餐前血糖水平的间接指标。常用于新入院或首次使用胰岛素的患者、糖尿病酮症酸中毒患者抢救时,可根据三餐前及睡前四次尿糖定性结果,推测患者即时血糖水平,以利随时调整胰岛素的用量。

4.分段尿糖测定

将 1 天(24 小时)按 3 餐进食,睡眠分为 4 个阶段,测定每个阶段尿中的排糖情况及尿量,间接了解机体在 3 餐进餐后及夜间空腹状态下的血糖变化情况,作为调整饮食及治疗药物用量的观察指标。方法为按四段时间分别收集各阶段时间内的全部尿液,测量各段尿量并记录,分别留取四段尿标本 10 mL 测定尿糖。①第 1 段:早餐后至午餐前(上午 7～11 时);②第 2 段:午餐后至晚餐前(上午 11 时～下午 5 时);③第 3 段:晚餐后至睡前(下午 5 时～晚上 10 时);④第 4 段:入睡后至次日早餐前(晚上 10 时～次日上午 7 时)。

5.尿糖定量测定

尿糖定量测定指单位时间内排出尿糖的定量测定。通常计算 24 小时尿的排糖量。此项检查是对糖尿病患者病情及治疗效果观察的一个重要指标。方法如下:留取 24 小时全部尿液收集于一个储尿器内,测量总量并记录,留取 10 mL 送检,余尿弃之。或从已留取的四段尿标本中用滴管依各段尿量按比例(50 mL 取 1 滴)吸取尿液,混匀送检即可。经葡萄糖氧化酶法测定每100 mL 尿液中含糖量,结果乘以全天尿量(毫升数),再除以 100,即为检查日 24 小时排糖总量。

七、饮食治疗护理

饮食治疗是糖尿病治疗中最基本的措施。通过饮食控制,减轻胰岛 β 细胞负担,以求恢复或部分恢复胰岛的分泌功能,对于年老肥胖者饮食治疗常常是主要或单一的治疗方法。

(一)饮食细算法

1.计算出患者的理想体重

身高(cm)−105=体重(kg)。

2.饮食总热量的估计

根据理想体重和工作性质,估计每天所需总热量。

儿童、孕妇、乳母、营养不良及消瘦者、伴有消耗性疾病者应酌情增加;肥胖者酌减,使患者体重逐渐下降到正常体重±5%。

3.食物中糖、蛋白质、脂肪的分配比例

蛋白质按成人每天每千克体重$(1\sim1.5)\times10^{-3}$kg 计算,脂肪每天每千克体重$(0.6\sim1)\times10^{-3}$kg,从总热量中减去蛋白质和脂肪所供热量,余则为糖所提供的热量。总括来说:糖类占饮食总热量的50%～60%,蛋白质占 12%～15%,脂肪约占 30%。但近来有实验证明,在总热量不变的情况下,增加糖供热量的比例,即糖类占热量的 60%～65%,对糖尿病的控制有利。此外,在糖类食物中,以高纤维碳水化合物更为有利。

4.热量分布

三餐热量分布约 1/5、2/5、2/5 或 1/3、1/3、1/3,亦可按饮食习惯和病情予以调整,如可以分为四餐等。

(二)饮食粗算法

(1)肥胖患者,每天主食 4～6 两(200～300 g),副食中蛋白质约 30～60 g,脂肪 25 g。

(2)体重在正常范围者:轻体力劳动每天主食 250～400 g,重体力劳动,每天主食 400～500 g。

(三)注意事项

(1)首先向患者阐明饮食治疗的目的和要求,使患者自觉遵守医嘱按规定进食。

(2)应严格定时进食,对于使用胰岛素治疗的患者,尤应注意。如因故不能进食,餐前应暂停注射胰岛素,注射胰岛素后,要定时进食。

(3)除三餐主食外,糖尿病患者不宜食用糖和糕点甜食。水果含糖量多,病情控制不好时应禁止食用;病情控制较好,可少量食用。医护人员应劝说患者亲友不送其他食物,并要检查每次进餐情况,核对数量是否符合要求,患者是否按量进食。

(4)患者需甜食时,一般食用糖精或木糖醇或其他代糖品。

(5)控制饮食的关键在于控制总热量。在治疗开始,患者会因饮食控制而出现易饥的感觉,此时可增加蔬菜,豆制品等副食。在蔬菜中碳水化合物含量少于 5% 的有南瓜、青蒜、小白菜、油菜、菠菜、西红柿、冬瓜、黄瓜、芹菜、大白菜、茄子、卷心菜、茭白、韭菜、丝瓜、倭瓜等。豆制品含碳水化合物为 1%～3% 的有豆浆,豆腐,含 4%～6% 的有豆腐干等均可食用。

(6)在总热量不变的原则下,凡增加一种食物应同时相应减去其他食物,以保证平衡。指导患者熟悉并灵活掌握食品热量交换表。

(7)定期测量体重,一般每周 1 次。定期监测血糖、尿糖变化,观察饮食控制效果。

(8)当患者腹泻或饮食锐减时,要警惕腹泻诱发的糖尿病急性并发症,同时也应注意有无电解质失衡,必要时给予输液以免过度脱水。

八、运动疗法护理

(一)运动的目的

运动能促进血液循环中的葡萄糖与游离脂肪酸的利用,降低血糖、甘油三酯,增加人体对胰岛素的敏感性,使胰岛素与受体的结合率增加。尤其对肥胖的糖尿病患者,运动既可减轻体重,降低血压,又能改善机体的异常代谢状况,改善血液循环与肌肉张力,增强体力,同时还能减轻患者的压力和紧张性。

(二)运动方式

最好做有氧运动,如散步、跑步、骑自行车、做广播操、游泳、爬山、打太极拳、打羽毛球、滑冰、划船等。其中步行安全简便,容易坚持,可作为首选的锻炼方式。如步行 30 分钟约消耗能量 0.4 J,如每天坚持步行 30 分钟,1 年内可减轻体重 4 kg。骑自行车每小时消耗 1.2 J,游泳每小时消耗 1.2 J,跳舞每小时消耗 1.21 J,球类活动每小时消耗 1.6～2.0 J。

(三)运动时间的选择

2 型患者运动时肌肉利用葡萄糖增多、血糖明显下降,但不易出现低血糖。因此,2 型患者什么时候进行运动无严格限制。1 型患者在餐后 0.5～1.5 小时运动较为合适,可使血糖下降。

(四)注意事项

(1)在运动前,首先请医师评估糖尿病的控制情况,有无增殖性视网膜病变、肾病和心血管病变。有微血管病变的糖尿病患者,在运动时最大心率应限制在同年龄正常人最大心率的80%～85%,血压升高不要超过 26.6/13.8 kPa,晚期病变者,应限于快步走路或轻体力活动。

(2)采用适中的运动量,逐渐增加,循序渐进。

(3)不在胰岛素作用高峰时间运动,以免发生低血糖。

(4)运动肢体注射胰岛素,可使胰岛素吸收加快,应予注意。

(5)注意运动诱发的迟发性低血糖,可在运动停止后数小时发生。

(6)制订运动计划,持之以恒,不要随便中断,但要避免过度运动,反而使病情加重。

九、口服降糖药物治疗护理

口服降糖药主要有磺胺类和双胍类,是治疗大多数 2 型的有效药物。

(一)磺胺类

磺胺类包括 D860、优降糖、达美康、美吡达、格列波脲、糖适平等。

1.作用机制

主要是刺激胰岛 β 细胞释放胰岛素,还可以减少肝糖原输出,增加周围组织对糖的利用。

2.适应证与禁忌证

只适用于胰岛 β 细胞有分泌胰岛素功能者。①2 型的轻、中度患者。②单纯饮食治疗无效的 2 型。③1 型和重度糖尿病、有酮症史或出现严重的并发症以及肝、肾疾病和对磺胺类药物过敏者均不宜使用。

3.服药观察事项

(1)磺胺类药物,尤其是优降糖,用药剂量过大时,可发生低血糖反应,甚至低血糖昏迷,如果患者伴有肝、肾功能不全或同时服用一些可以延长磺胺类药物作用时间的药物,如普萘洛尔、苯妥英钠、水杨酸制剂等都可能促进低血糖反应出现。

(2)胃肠道反应,如恶心、厌食、腹泻等。出现这些不良反应时,服用制酸剂可以使症状减轻。

(3)出现较少的不良反应如变态反应,表现为皮肤红斑、荨麻疹。

(4)发生粒细胞减少、血小板减少、全血细胞减少和溶血性贫血。这些症状常出现在用药6～8周后,出现这些症状或不良反应时,应及时停药和予以相应处理。

(二)双胍类

常用药物有二甲双胍。苯乙双胍现已少用。

1.作用机制

双胍类降糖药可增加外周组织对葡萄糖的利用,减少糖原异生,使肝糖原输出下降,也可通过抑制肠道吸收葡萄糖、氨基酸、脂肪、胆固醇来发挥作用。

2.适应证

(1)主要用于治疗 2 型中经饮食控制失败者。

(2)肥胖需减重但又难控制饮食者。

(3)1 型用胰岛素后血糖不稳定者可加服二甲双胍。

(4)已试用磺胺类药物或已加用运动治疗失效时。

3.禁忌证

(1)凡肝肾功能不好、低血容量等用此药物易引发乳酸性酸中毒。

(2)1 型糖尿病者不能单用此药。

(3)有严重糖尿病并发症。

4.服药观察事项

服用本药易发生胃肠道反应,因有效剂量与发生不良反应剂量很接近,常见胃肠症状有厌食、恶心、呕吐、腹胀、腹泻等;多发生在用药 1～2 天内,易致体重下降,故消瘦者慎用。双胍类药物可抑制维生素 B_{12} 吸收,导致维生素 B_{12} 缺乏;可引起乳酸性酸中毒;长期服用可致嗜睡、头昏、倦怠、乏力。

十、胰岛素治疗护理

胰岛素能加速糖利用,抑制糖原异生以降低血糖,并改善脂肪和蛋白质代谢,目前使用的胰岛素制剂是从家畜(牛、猪)或鱼的胰腺制取,现已有人工基因重组合成的人胰岛素也常用,如诺和灵、优泌林等。因胰岛素是一种蛋白质,口服后易被消化酶破坏而失效,故需用注射法给药。

(一)适应证

胰岛素治疗的适应证:①1 型患者。②重型消瘦型。③糖尿病急性并发症或有严重心、肾、眼并发症的糖尿病。④饮食控制或口服降糖药不能控制病情时。⑤外科大手术前后。⑥妊娠期、分娩期。

(二)制剂类型

可分为速(短)效、中效和长效三种。三种均可经皮下或肌内注射,而仅短效胰岛素可作静脉注射用。

(三)注意事项

(1)胰岛素的保存:长效及中效胰岛素在 5 ℃ 可放置 3 年效价不变,而普通胰岛素(RI)在 5 ℃放置3 个月后效价稍减。一般而言,中效及长效胰岛素比 RI 稳定。胰岛素在使用时放在室温中 1 个月效价不会改变。胰岛素不能冰冻,温度太低可使胰岛素变性。在使用前应注意观察,如发现有异样或结成小粒的情况应弃之不用。

(2)注射胰岛素剂量需准确,用 1 mL 注射器抽吸。要注意剂量换算,有的胰岛素 1 mL 内含 40 U,也有含 80 U、100 U 的,必须分清,注意不要把 U 误认为 mL。

(3)使用时注意胰岛素的有效期,一般各种胰岛素出厂后有效期多为 1～2 年,过期胰岛素影响效价。

(4)用具和消毒:1 mL 玻璃注射器及针头用高压蒸气消毒最理想,在家庭中可采用 75% 酒精浸泡法,每周用水煮沸 15 分钟。现多采用一次性注射器、笔式胰岛素注射器等。

(5)混合胰岛素的抽吸:普通胰岛素(RI)和鱼精蛋白锌胰岛素(PZI)同时注射时要先抽 RI 后抽 PZI 并充分混匀,因为 RI 是酸性,其溶液不含酸碱缓冲液,而 PZI 则含缓冲液,若先抽 PZI 则可能使 RI 因 pH 改变而变性,反之,如果把小量 RI 混至 PZI 中,因 PZI 有缓冲液,对 pH 的影响不大。另外 RI 与 PZI 混合后,在混合液中 RI 的含量减少,而 PZI 含量增加,这是因为 PZI 里面所含鱼精蛋白锌只有一部分和胰岛素结合,一部分没有结合,当 RI 与其混合后,没有结合的一部分能和加入的 RI 结合,使其变成 PZI。大约 1 U 可结合 0.5 U,也有人认为可以结合 1 U。

(6)注射部位的选择与轮替:胰岛素采用皮下注射法,宜选择皮肤疏松部位,如上臂三角肌、臀大肌、股部、腹部等,若患者自己注射以股部和腹部最方便。注射部位要有计划地轮替进行(左肩→右肩→左股→右股→左臀→右臀→腹部→左肩),针眼之间应间隔 1.5~2.0 cm,1 周内不要在同一部位注射 2 次。以免形成局部硬结,影响药物的吸收及疗效。

(7)经常运动的部位会造成胰岛素吸收太快,应避免注射。吸收速度依注射部位而定,如普通胰岛素(RI)注射于三角肌后吸收速度快于大腿前侧,大腿、腹部注射又快于臀部。

(8)餐前 15~30 分钟注射胰岛素,严格要求患者按时就餐,注射时间与进餐时间要密切配合好,防止低血糖反应的发生。

(9)各种原因引起的食欲缺乏、进食量少或因胃肠道疾病呕吐、腹泻、而未及时减少胰岛素用量,都可引起低血糖,因此注射前要注意患者的病情变化,询问进食情况,如有异常,及时报告医师做相应处理。

(10)如从动物胰岛素改换成人胰岛素,则应减少剂量,大约减少 1/4 剂量。

(四)不良反应观察

1.低血糖反应

低血糖反应是最常见不良反应,其反应有饥饿、头晕、软弱、心悸、出汗、脉速等,重者晕厥、昏迷、癫痫等,轻者进食饼干、糖水,重者静脉注射 50%的葡萄糖 20~40 mL。

2.变态反应

极少数人有,如荨麻疹、血管神经性水肿、紫癜等。可用抗组织胺类药物,重者需调换胰岛素剂型,或采用脱敏疗法。

3.胰岛素性水肿

胰岛素性水肿多发生在糖尿病控制不良、糖代谢显著失调经胰岛素治疗迅速得到控制时出现。表现为下肢轻度水肿直至全身性水肿,可自然消退。处理方法主要给患者低盐饮食、限制水的摄入,必要时给予利尿剂。

4.局部反应

注射部位红肿、发痒、硬结、皮下脂肪萎缩等,多见于小儿与青年。预防可采用高纯度胰岛素制剂,注射部位轮替、胰岛素深部注射法。

十一、慢性并发症的护理

(一)感染的预防护理

糖尿病患者因三大代谢紊乱,机体抵抗力下降,易发生各种感染,因此,需采取以下护理措施。

(1)加强皮肤护理:因高血糖及 B 族维生素代谢紊乱,可致皮肤干燥、发痒;在酮症酸中毒时酮体自汗腺排出可刺激皮肤而致瘙痒。故须勤沐浴,以减轻刺痒,避免因皮肤抓伤而引起感染,皮肤干燥者可涂擦羊毛脂保护。

(2)女性患者因尿糖刺激,外阴常瘙痒,必须每晚用温水清洗,尿后可用 4%硼酸液冲洗。

(3)对皮肤感觉障碍者,应避免任何刺激。避免用热水袋保暖,防止烫伤。

(4)每晚用温水泡脚,水温不宜过热,防止烫伤。穿宽松柔软鞋袜,修剪趾甲勿损伤皮肤,以免发生感染,形成糖尿病足。

(5)保持口腔卫生,坚持早晚刷牙,饭后漱口,酮症酸中毒患者口腔有烂苹果味,必须加强口腔护理。

(6)嘱患者预防呼吸系统感染,及时增减衣服,注意保暖,已有感染时,应及时治疗,预防并发肺炎。

(7)根据细菌感染的病变部位,进行针对性观察护理。如泌尿道感染时,要注意有无排尿困难、尿少、尿频、尿痛等症状,注意尿标本的收集,保持外阴部清洁;皮肤化脓感染时进行清洁换药。

(二)糖尿病肾脏病变护理

除积极控制高血糖外,主要是限制患者活动,给予低盐高蛋白饮食,对应用激素的患者,注意观察用药效果和不良反应。一旦出现肾衰竭,则需限制蛋白。由于肾衰竭,胰岛素灭活减弱,一些应用胰岛素治疗的患者,常因胰岛素未能及时调整而产生低血糖反应,甚至低血糖昏迷。

(三)神经病变的护理

(1)密切观察病情,及早控制高血糖,以减轻或预防神经病变。

(2)对于因周围神经损害而剧烈疼痛者除用止痛剂及大量维生素 B_1 外,要进行局部按摩和理疗,以改善血液循环。对于那些痛觉异常过敏,不能接触皮肤,甚至接触被服亦难忍受者,要注意室内保暖,用支撑架支撑被褥,以避免接触引起的剧痛,并注意安慰患者,解除其烦恼。教会患者每天检查足部,预防糖尿病足的发生。

(3)如出现五更泻或膀胱收缩无力等自主神经症状,要注意勤换内裤、被褥,做好肛周清洁护理,防止损伤肛周皮肤。

(4)对膀胱收缩无力者,鼓励患者定时自行解小便和按压下腹部尽量排出残余尿,并要训练患者白天每 2~3 小时排尿一次,以弥补排尿感缺乏造成的不足。尿潴留明显须导尿时应严格无菌技术操作,采用闭式引流,每天用 1:5 000 呋喃西林液冲洗膀胱,病情允许时尽早拔尿管。

(5)颅神经损害者,依不同病变部位采取不同的措施,如面神经损害影响眼睛不能闭合时,应注意保护眼睛,定期涂眼膏、戴眼罩。第Ⅸ、Ⅹ对颅神经损害进食困难者,应鼻饲流质饮食、维持营养,并防止吸入性肺炎、口腔炎及化脓性腮腺炎的发生。

(四)糖尿病足的护理

1.原因

因糖尿病引起神经功能缺损及循环障碍,引起下肢及足部缺血、疼痛、麻木、感觉异常。40 岁以上糖尿病患者或糖尿病病史 10 年以上者,糖尿病足的发病率明显增高。

2.糖尿病足的危险信号

(1)吸烟者,因为吸烟可使循环障碍加重。

(2)末梢神经感觉丧失及末梢动脉搏动减弱或消失者。

(3)足的畸形如高足弓爪形趾者。

(4)有足部溃疡或截肢史者。

3.护理措施

(1)每天查足部是否有水泡、裂口、擦伤以及其他异常改变。如发现有皮肤发红、肿胀或脓肿等感染征象时,应立即到医院治疗。

(2)每天晚上用温水(低于 40 ℃)及软皂洗足,用柔软而吸水性强的毛巾,轻柔地将脚擦干。然后用羊毛脂或植物油涂抹并按摩足部皮肤,以保护皮肤的柔软性,防止干燥。

(3)如为汗脚者,可放少许滑石粉于趾间、鞋里及袜中。

(4)勿赤足行走,以免足部受伤。

（5）严禁用强烈的消毒药物如碘酒等，避免使用侵蚀性药物抹擦鸡眼和胼胝。

（6）为防止烫伤足，禁用热水袋、电热毯及其他热源温暖足部。可通过多穿袜子、穿护脚套等保暖。但不要有松紧带，以免妨碍血液循环。

（7）足部变形者应选择质地柔软、透气性好，鞋头宽大的运动鞋或软底布鞋。

（8）每天做小腿和足部运动，以改善血液循环。

（9）若趾甲干脆，可用1％的硼砂温水浸泡半小时，以软化趾甲。

（10）指导患者每天检查并按摩双脚，注意足部皮肤颜色、完整性、表面温度及感染征象等。

十二、急性并发症抢救护理

（一）酮症酸中毒的护理

（1）按糖尿病及昏迷护理常规。

（2）密切观察 T、P、R、BP、神志以及全身症状，尤其要注意呼吸的气味，深度和频度的改变。

（3）留好标本提供诊治依据：尽快留取好血糖、钾、钠、氯、CO_2 结合力，肾功能、动脉血气分析、尿酮体等标本，及时送检。切勿在输液肢体抽取血标本，以免影响化验结果。

（4）患者入院后立即建立两条静脉通道，一条通道用以输入胰岛素，另一条通道主要用于大量补液及输入抗生素和碱性液体、电解质，以维持水电解质及酸碱平衡。

（5）采用小剂量胰岛素疗法，按胰岛素 4～10 U/h，如 24 U 胰岛素加入 1 000 mL 生理盐水中静脉滴注，调整好输液速度 250 mL/h，70 滴/分左右，最好使用输液泵调节。

（6）禁食，待神志清醒后改为糖尿病半流或普食。

（7）做好基础护理，预防皮肤、口腔、肺部及泌尿系统感染等并发症。

（二）低血糖的护理

（1）首先了解胰岛素治疗情况，根据低血糖临床表现做出正确判断（与低血糖昏迷鉴别）。

（2）立即测定血糖浓度。

（3）休息与补糖：低血糖发作时卧床休息，轻者食用少量馒头、饼干等食物，重者（血糖低于 2.7 mmol/L）立即口服或静脉注射 50％葡萄糖 40～60 mL。

（4）心理护理：对神志清楚者，给予精神安慰，嘱其勿紧张，主动配合治疗。

（三）高渗非酮性昏迷的护理

（1）按糖尿病及昏迷护理常规。

（2）严密观察患者神志、精神、体温、脉搏、呼吸、血压、瞳孔等变化。

（3）入院后立即采集血糖、乳酸、CO_2 结合力、血 pH、K^+、Na^+、Cl^- 及血、尿渗透压标本送检，并注意观察其结果，及时提供诊断治疗依据。

（4）立即建立静脉通道，做好补液护理，补液内容应依据所测得的血生化指标参数，正确选择输液种类。无血压下降者遵医嘱静脉滴注低渗盐水（0.45％～0.6％），输入时速度宜慢，慎防发生静脉内溶血及血压下降，注意观察血压、血钠、血糖情况。小剂量应用胰岛素，在血糖稳步下降的同时，严密观察患者有无低血糖的症状，一旦发现及时与医师联系进行处理。补钾时，注意液体勿渗出血管外，以免血管周围组织坏死。

（5）按昏迷护理常规，做好基础护理。

（苑荣慧）

第二节　痛　风

一、疾病概述

(一)疾病概述

痛风是嘌呤代谢障碍或尿酸排泄障碍引起的代谢性疾病,但痛风发病有明显的异质性,除高尿酸血症外可表现为急性关节炎、痛风石沉积、慢性关节炎、关节畸形、慢性间质性肾炎和尿酸性尿路结石。随着经济发展和生活方式的改变,其患病率逐渐上升。痛风发病年龄为 30～70 岁,男性发病年龄有年轻化趋势,一般成人仅有 10%～20% 的高尿酸血症者发生痛风,老年人高尿酸血症患病率达 24% 以上。高尿酸血症发生的男女比例为 2∶1,而痛风发病的男女比例为 20∶1,即 95% 的痛风患者是男性。这是因为男性喜饮酒、赴宴,喜食富含嘌呤、蛋白质的食物,使体内尿酸增加,排出减少。

(二)相关病理生理

痛风的发生取决于血尿酸的浓度和在体液中的溶解度。血尿酸的平衡取决于嘌呤的吸收和生成与分解和排泄。①嘌呤的吸收:体内的尿酸 20% 来源于富含嘌呤食物的摄取,摄入过多可诱发痛风发作。②嘌呤的分解:尿酸是嘌呤代谢的终产物,正常人约 1/3 的尿酸在肠道经细菌降解处理,约 2/3 经肾以原型排出。③嘌呤的生成:体内的尿酸 80% 来源于体内嘌呤生物合成。参与尿酸代谢的嘌呤核苷酸有三种:次黄嘌呤核苷酸、腺嘌呤核苷酸、鸟嘌呤核苷酸。在嘌呤代谢过程中,各环节都有酶参与调控,一旦酶发生异常,即可发生血尿酸增多或减少。④嘌呤的排泄:在原发性痛风中,80%～90% 的直接发病机制是肾小管对尿酸盐的清除率下降或重吸收升高。痛风意味着尿酸盐结晶、沉积所致的反应性关节炎或痛风石疾病。

(三)痛风的病因与诱因

临床上仅有部分高尿酸血症的患者发展为痛风,确切原因不清。临床上分为原发性和继发性两大类。原发性基本属于遗传性,与肥胖、原发性高血压、血脂异常、糖尿病、胰岛素抵抗关系密切。继发性主要因肾脏病、血液病等疾病或药物、高嘌呤食物等引起。

(四)临床表现

临床多见于 40 岁以上的男性,女性多在绝经期后发病。

1.无症状期

早期症状不明显,有些可终身不出现症状,仅有血尿酸持续性或波动性增高,但随着年龄增长其患病率也随之增加,且与高尿酸血症的水平和持续时间有关。

2.急性关节炎期

为通风的首发症状,多于春秋季节发病。常有以下特点:①多在夜间或清晨突然起病,多呈剧痛,数小时内出现受累关节的红、肿、热、痛和功能障碍,最常见于单侧蹈趾及第 1 跖趾关节,其次为踝、膝、腕、指、肘等关节。②秋水仙碱治疗后,关节炎症状可迅速缓解。③发热,白细胞增多。④初次发作常呈自限性,数天内自行缓解,受累关节局部皮肤出现脱屑和瘙痒,是本病特有的表现。⑤关节腔滑囊液偏振光显微镜检查可见双折光的针形尿酸盐结晶,是确诊本病的依据。

⑥高尿酸血症。

3.痛风石及慢性关节炎期

痛风石是痛风的特征性临床表现,是尿酸盐沉积所致,常见于耳轮、跖趾、指间和掌指关节,常为多关节受累,多见关节远端,表现为关节肿胀、僵硬、畸形及周围组织的纤维化和变形,严重时患处皮肤发亮、菲薄,破溃则有豆渣样的白色物质排出。

4.肾脏病变

肾脏病变分为痛风性肾病和尿酸性肾石病两种。前者早期仅有间歇性蛋白尿,随着病情的发展而呈持续性,晚期可发生肾功能不全,表现为水肿、高血压、血尿素氮和肌酐升高。少数表现为急性肾衰竭,出现少尿或无尿。后者10%～25%的痛风后者的肾脏有尿酸结石,呈泥沙样,常无症状,结石者可发生肾绞痛、血尿。

(五)辅助检查

1.血尿酸测定

正常值:男性为150～380 μmol/L,女性为100～300 μmol/L,更年期后接近男性血尿酸测定高于正常值可确定高尿酸血症。

2.尿尿酸测定

限制嘌呤饮食5天后,每天尿酸排出量超过3.57 mmol/L,可认为尿酸生成增多。

3.滑囊液或痛风石内容物检查

急性关节炎期行关节穿刺,提取滑囊液,在旅光显微镜下可见针形尿酸盐结晶。

4.X线检查

急性关节炎期可见非特征性软组织肿胀;慢性期或反复发作后可见软骨破坏,关节面不规则,特征性改变为穿凿样、虫蚀样圆形或弧形的骨质透亮缺损。

5.CT与MRI检查

CT扫描受累部位可见不均匀的斑点状高密度痛风石影像;MRI的T_1和T_2加权图像呈斑点状低信号。

(六)主要治疗原则

目前尚无根治原发性痛风的方法。治疗原则:①控制高尿酸血症,预防尿酸盐沉积。②迅速终止急性关节炎的发作,防止复发。③防止尿酸结石形成和肾功能损害。

(七)治疗

1.一般治疗

控制饮食总热量;限制饮酒和高嘌呤食物(如动物的内脏:肝、肾、心等)的大量摄入;每天饮水2 000 mL以上以增加尿酸排泄;慎用抑制尿酸排泄的药物:如噻嗪类利尿药等;避免诱发因素和积极治疗相关疾病。

2.高尿酸血症的治疗

(1)排尿酸药:抑制近端肾小管对尿酸盐的重吸收,增加尿酸排泄,降低尿酸水平,适用于肾功能良好者。当内生肌酐清除率<30 mL/min时无效;已有尿酸盐结石形成,或每天尿排出尿酸盐>3.57 mmol时不宜使用。用药期间多饮水,并服用碳酸氢钠3～6 g/d。常用药物有苯溴马隆、丙磺舒、磺吡酮等。

(2)抑制尿酸生成药物:常用药物为别嘌醇,通过抑制黄嘌呤氧化酶,使尿酸的生成减少,适用于尿酸生成过多或不适合使用排尿酸药物者。

3.急性痛风性关节炎期的治疗

绝对卧床休息,抬高患肢,避免负重,迅速给秋水仙碱,越早用药疗效越好。

(1)秋水仙碱:是治疗急性痛风性关节炎的特效药,通过抑制中性粒细胞、单核细胞释放白三烯 B_4、白细胞介素-1 等炎症因子,同时抑制炎症细胞的变形和趋化,从而缓解炎症。不良反应有:恶心、呕吐、厌食、腹胀和水样腹泻,如出现上述症状应及时调整剂量或停药;还可出现白细胞减少、血小板减少等,也会发生脱发现象。

(2)非甾体抗炎药:通过抑制花生四烯酸代谢中的环氧化酶活性,进而抑制前列腺素的合成而达到消炎镇痛的作用。活动性消化性溃疡、消化道出血为禁忌证。常用药物有吲哚美辛、双氯芬酸、布洛芬、罗非昔布等。

(3)糖皮质激素:上述药物治疗无效或不能使用秋水仙碱和非甾体抗炎药时,可考虑使用糖皮质激素或 ACTH 短程治疗。疗程一般不超过 2 周。

二、护理评估

(一)一般评估

1.生命体征(T、P、R、Bp)

每天监测 T、P、R、Bp,特别是体温的变化。

2.关节与皮肤

评估患者痛风石、关节炎的情况;评估皮肤的情况,如有无皮疹、剥脱性皮炎、出血性带状疱疹、过敏性皮炎等。

3.相关记录

饮食、皮肤等,必要时记录饮水量。

(二)身体评估

1.视诊

患者痛风石、关节炎情况,有无红、肿、热、痛等。全身皮肤情况,有无皮疹等异常。

2.触诊

痛风石、关节炎疼痛情况。皮肤弹性,皮肤压之是否褪色等。

(三)心理-社会评估

评估患者对疾病治疗的信心,对痛风相关知识的掌握情况。

(四)辅助检查

1.血尿酸

当血尿酸男性超过 420 μmol/L,女性>350 mmol/L 可诊断为高尿酸血症。血尿酸波动较大,应反复监测。限制嘌呤饮食 5 天后,如每天小便中尿酸排出量>3.57 mmol/L,则提示尿酸生成增多。

2.滑囊液或痛风石检查

急性关节炎期行关节腔穿刺,抽取滑囊液,如见白细胞内有双折光现象的针形尿酸结晶,是确诊本病的依据。痛风结石活检也可见此现象。

3.慢性并发症的检查

全身关节、足部检查、疼痛评估等。

（五）主要用药的评估

1.应用治疗高尿酸血症药的评估

用药剂量、用药时间、药物不良反应的评估与记录。

2.急性痛风性关节炎期治疗药物的评估

用药剂量、用药时间的评估、药物不良反应的评估、注意有无出现"反跳"现象并记录。

三、主要护理诊断/问题

（一）疼痛

关节痛与痛风结石、关节炎症有关。

（二）躯体活动障碍

与关节受累、关节畸形有关。

（三）知识缺乏

缺乏痛风用药知识和饮食知识。

（四）潜在并发症

肾衰竭。

四、护理措施

（一）疾病知识指导

指导患者与家属有关痛风预防、饮食、治疗、活动等的相关知识。如注意避免进食高蛋白和高嘌呤的食物，忌饮酒，每天多饮水，饮水量＞2 000 mL/d,特别是服药排尿酸药物时更应多饮水，以帮助尿酸的排出。

（二）保护关节指导

指导患者日常生活中应注意：①活动时尽量使用大肌群，如能用肩部负重者不用手提，能用手臂者不用手指。②避免长时间持续进行重体力劳动。③经常变换姿势，保持受累关节舒适。④如有关节局部温热和肿胀，尽可能避免其活动。如运动后疼痛超过 2 小时,应暂时停止该项运动。

（三）药物服用的指导

排尿酸药、抑制尿酸生成药的服用应逐渐递增用量，用药过程中应按要求对肝功能、肾功能和尿酸水平进行测定，使用过程中，注意胃肠道反应，有无皮疹、过敏性皮炎等不良情况。如发生上述不良反应，应减量。

（四）关节及皮肤护理

指导患者保持关节功能位，防止变形。保持皮肤清洁，防止外伤导致皮肤破损，一旦发生皮肤破损，应及时予以处理。如皮肤出现瘙痒，注意不要抓破皮肤。

五、护理效果评估

(1)患者血尿酸水平控制正常。

(2)患者尿尿酸检测结果正常。

(3)患者无出现关节肿胀、畸形等并发症的发生。

(4)患者及家属基本掌握痛风相关知识，特别是预防和饮食的相关知识。　　　　**（苑荣慧）**

第三节 高 脂 血 症

高脂血症是指脂质代谢或运转异常而使血浆中一种或几种脂质高于正常的一类疾病。由于血脂在血液中是以脂蛋白的形式进行运转的,因此高脂血症实际上也可认为是高脂蛋白血症。老年人高脂血症的发病率明显高于年轻人。血浆低密度脂蛋白(LDL)、血清总胆固醇(TC)、高密度脂蛋白(HDL)与临床心血管病事件发生密切相关。

一、护理评估

(一)健康史

(1)询问患者病史,主要是引起高脂血症的相关疾病,如有无糖尿病、甲状腺功能减退症、肾病综合征、透析、肾移植、胆道阻塞等。

(2)询问患者有无高脂饮食、嗜好油炸食物、酗酒、运动少等不良生活和饮食习惯。

(二)临床表现

患者血脂中一项或多项脂质检测指标超过正常值范围。此外,部分患者的临床特征是眼睑黄斑瘤、肌腱黄色瘤及皮下结节状黄色瘤(好发于肘、膝、臀部)。易伴发动脉粥样硬化、肥胖或糖尿病。少数患者有肝、脾大。此外,患者常有眩晕、心悸、胸闷、健忘、肢体麻木等自觉症状,但多数患者虽血脂高而无任何自觉症状。

(三)实验室及其他检查

1.血脂

常规检查血浆 TC 和 TG 的水平。我国血清 TC 的理想范围是低于 5.20 mmol/L,5.23～5.69 mmol/L为边缘升高,高于 5.72 mmol/L 为升高。TG 的合适范围是低于1.70 mmol/L,高于1.70 mmol/L为升高。

2.脂蛋白

正常值 LDL＜3.12 mmol/L,3.15～3.61 mmol/L 为边缘升高,＞3.64 mmol/L 为升高;正常 HDL≥1.04 mmol/L,＜0.91 mmol/L 为减低。

(四)心理-社会状况

了解老年患者对高脂血症的认识和患病的态度,治疗的需求。

二、主要护理诊断

(一)活动无耐力

活动无耐力与肥胖导致体力下降有关。

(二)知识缺乏

患者缺乏高脂血症的有关知识。

(三)个人应对无效

个人应对无效与不良饮食习惯有关。

三、护理目标

(1)患者体重接近或恢复正常。

(2)患者血脂指标恢复正常或趋于正常。

(3)患者自觉饮食习惯得到纠正。

四、主要护理措施

(一)建立良好的生活习惯,纠正不良的生活方式

(1)饮食:由于降血脂药物的不良反应及考虑治疗费用,并且大部分人经过饮食控制可以使血脂水平有所下降,故提倡首先采用饮食治疗。饮食控制应长期坚持地进行。膳食宜清淡、低脂肪。烹调食用油用植物油,每天低于 25 g。少吃动物脂肪、内脏、甜食、油炸食品及含热量较高的食品,宜多吃新鲜蔬菜和水果,少饮酒、不吸烟。设计饮食治疗方案时应仔细斟酌膳食,尽可能与患者的生活习惯相吻合。以便使患者可接受而又不影响营养需要的最低程度。主食每天不要超过 300 g 可适当饮绿茶,以利降低血脂。

(2)休息:生活要有规律,注意劳逸结合,保证充足睡眠。

(3)运动:鼓励老年人进行适当的体育锻炼,如散步、慢跑、太极拳、门球等,不仅能增加脂肪的消耗、减轻体重,而且可减轻高脂血症。活动量应根据患者的心脑功能、生活习惯和身体状况而定,提倡循序渐进,不宜剧烈运动。运动后个人最大心率的 80%,若经过饮食和调节生活方式达半年以上,血脂仍未降至正常水平,则可考虑使用药物治疗。

(二)用药护理

对饮食治疗无效,或有冠心病、动脉粥样硬化等危险因素的患者应考虑药物治疗。治疗前应向患者进行药物治疗目的、药物的作用与不良反应等方面的详细指导,以利长期合作。向患者详述服药的剂量和时间,并定期随诊,监测血脂水平。常用的调节血脂药有以下几种。

(1)羟甲基戊二酰辅酶 A(HMG-CoA):主要能抑制胆固醇的生物合成。

(2)贝特类:此类药不良反应较轻微,主要有恶心、呕吐、腹泻等胃肠道症状。肝肾功能不全者忌用。

(3)胆酸螯合树脂质:此类药阻止胆酸或胆固醇从肠道吸收,使其随粪便排出。不良反应有胀气、恶心、呕吐、便秘,并干扰叶酸、地高辛、甲状腺素及脂溶性维生素的吸收。

(4)烟酸:有明显的调脂作用。主要不良反应有面部潮红、瘙痒、胃肠道症状。

(三)心理护理

主动关心患者,耐心解答其各种问题,使患者明了本病经过合理的药物和非药物治疗病情可控制,解除患者思想顾虑,使其保持乐观情绪,树立战胜疾病的信心,并长期坚持治疗,以利控制病情。

五、健康教育

(1)向患者及其家属讲解老年高脂血症的有关知识,使其明了糖尿病、肾病综合征和甲减等可引起高脂血症,积极治疗原发病。

(2)引导患者及其家属建立健康的生活方式,坚持低脂肪、低胆固醇、低糖、清淡的饮食原则,控制体重;生活规律,坚持运动,劳逸结合;戒烟、戒酒。

(3)嘱咐患者严格遵医嘱服药,定期监测血脂、肾功能等。

(苑荣慧)

第四节 肥 胖 症

肥胖症指体内脂肪堆积过多和/或分布异常、体重增加,是包括遗传和环境因素在内的多种因素相互作用所引起的慢性代谢性疾病。肥胖症分单纯性肥胖症和继发性肥胖症两大类。临床上无明显内分泌及代谢性病因所致的肥胖症,称单纯性肥胖症。若作为某些疾病的临床表现之一,称为继发性肥胖症,约占肥胖症的 1%。据估计,在西方国家成年人中,约有半数人超重和肥胖。我国肥胖症患病率也迅速上升,据《中国居民营养与健康现状(2004 年)》中报道,我国成人超重率为 22.8%,肥胖率为 7.1%。肥胖症已成为重要的世界性健康问题之一。

一、病因与发病机制

病因未明,被认为是包括遗传和环境因素在内的多种因素相互作用的结果。总的来说,脂肪的积聚是由于摄入的能量超过消耗的能量。

(一)遗传因素

肥胖症有家族聚集倾向,但遗传基础未明,也不能排除共同饮食、活动习惯的影响。

(二)中枢神经系统

体重受神经系统和内分泌系统双重调节,最终影响能量摄取和消耗的效应器官而发挥作用。

(三)内分泌系统

肥胖症患者均存在血中胰岛素升高,高胰岛素血症可引起多食和肥胖。

(四)环境因素

通过饮食习惯和生活方式的改变,如坐位生活方式、体育运动少、体力活动不足使能量消耗减少、进食多、喜甜食或油腻食物,使摄入能量增多。

(五)其他因素

(1)与棕色脂肪组织(BAT)功能异常有关:可能由于棕色脂肪组织产热代谢功能低下,使能量消耗减少。

(2)肥胖症与生长因素有关:幼年起病者多为增生型或增生肥大型,肥胖程度较重,且不易控制;成年起病者多为肥大型。

(3)调定点说:肥胖者的调定点较高,具体机制仍未明了。

二、临床表现

肥胖症可见于任何年龄,女性较多见。多有进食过多和/或运动不足,肥胖家族史。引起肥胖症的病因不同,其临床表现也不相同。

(一)体型变化

脂肪堆积是肥胖的基本表现。脂肪组织分布存在性别差异,通常男性型主要分布在腰部以上,以颈项部、躯干部为主,称为苹果形。女性型主要分布在腰部以下,以下腹部、臀部、大腿部为主,称为梨形。

(二)心血管疾病

肥胖患者血容量、心排血量均较非肥胖者增加而加重心脏负担,引起左心室肥厚、扩大;心肌脂肪沉积导致心肌劳损,易发生心力衰竭。由于静脉回流障碍,患者易发生下肢静脉曲张、栓塞性静脉炎和静脉血栓形成。

(三)内分泌与代谢紊乱

常有高胰岛素血症、动脉粥样硬化、冠心病等,且糖尿病发生率明显高于非肥胖者。

(四)消化系统疾病

胆石症、胆囊炎发病率高,慢性消化不良、脂肪肝、轻至中度肝功能异常较常见。

(五)呼吸系统疾病

由于胸壁肥厚,腹部脂肪堆积,使腹内压增高、横膈升高而降低肺活量,引起呼吸困难。严重者导致缺氧、发绀、高碳酸血症,可发生肺动脉高压和心力衰竭。还可引起睡眠呼吸暂停综合征及睡眠窒息。

(六)其他

恶性肿瘤发生率升高,如女性子宫内膜癌、乳腺癌;男性结肠癌、直肠癌、前列腺癌发生率均升高。因长期负重易发生腰背及关节疼痛。皮肤皱褶易发生皮炎、擦烂、并发化脓性或真菌感染。

三、医学检查

肥胖症的评估包括测量身体肥胖程度、体脂总量和脂肪分布,其中后者对预测心血管疾病危险性更为准确。常用测量方法如下。

(一)体重指数(BMI)

测量身体肥胖程度,BMI＝体重(kg)/身长(m)^2,是诊断肥胖症最重要的指标。我国成年人BMI值≥24为超重,≥28为肥胖。

(二)腰围(WC)

目前认为测定腰围更为简单可靠,是诊断腹部脂肪积聚最重要的临床指标。WHO建议男性WC＞94 cm,女性WC＞80 cm为肥胖。中国肥胖问题工作组建议,我国成年男性WC≥85 cm、女性WC≥80 cm为腹部脂肪积蓄的诊断界限。

(三)腰臀比(WHR)

反映脂肪分布。腰围测量髂前上棘和第12肋下缘连线的中点水平,臀围测量环绕臀部的骨盆最突出点的周径。正常成人WHR男性＜0.90,女性＜0.85,超过此值为中央性(又称腹内型或内脏型)肥胖。

(四)CT或MRI

计算皮下脂肪厚度或内脏脂肪量。

(五)其他

身体密度测量法、生物电阻抗测定法、双能X线(DEXA)吸收法测定体脂总量等。

四、诊断要点

目前国内外尚未统一。根据病史、临床表现和判断指标即可诊断。在确定肥胖后,应鉴别单纯性或继发性肥胖症,并注意肥胖症并非单纯体重增加。

五、治疗

治疗要点:减少热量摄取、增加热量消耗。

(一)行为治疗

教育患者采取健康的生活方式,改变饮食和运动习惯,并自觉地长期坚持。

(二)营养治疗

控制总进食量,采用低热量、低脂肪饮食。对肥胖患者应制订能为之接受、长期坚持下去的个体化饮食方案,使体重逐渐减轻到适当水平,再继续维持。

(三)体力活动和体育运动

体力活动和体育运动与医学营养治疗相结合,并长期坚持,尽量创造多活动的机会、减少静坐时间,鼓励多步行。运动方式和运动量应适合患者具体情况,注意循序渐进,有心血管并发症和肺功能不好的患者必须更为慎重。

(四)药物治疗

长期用药可能产生药物不良反应及耐药性,因而选择药物必须十分慎重,减重药物应根据患者个体情况在医师指导下应用。

(五)外科治疗

外科治疗仅用于重度肥胖、减重失败、又有能通过体重减轻而改善的严重并发症者。对伴有糖尿病、高血压和心肺功能疾病的患者应给予相应监测和处理。可选择使用吸脂术、切脂术和各种减少食物吸收的手术,如空肠回肠分流术、胃气囊术、小胃手术或垂直结扎胃成形术等。

(六)继发性肥胖

应针对病因进行治疗。

六、护理诊断/问题

(一)营养失调

高于机体需要量与能量摄入和消耗失衡有关。

(二)身体意像紊乱

身体意像紊乱与肥胖对身体外形的影响有关。

(三)有感染的危险

有感染的危险与机体抵抗力下降有关。

七、护理措施

(一)安全与舒适管理

肥胖症患者的体育锻炼应长期坚持,并提倡进行有氧运动,包括散步、慢跑、游泳、跳舞、太极拳、球类活动等,运动方式根据年龄、性别、体力、病情及有无并发症等情况确定。

(1)评估患者的运动能力和喜好。帮助患者制订每天活动计划并鼓励实施,避免运动过度和过猛。

(2)指导患者固定每天运动的时间。每次运动30～60分钟,包括前后10分钟的热身及整理运动,持续运动20分钟左右。如出现头昏、眩晕、胸闷或胸痛、呼吸困难、恶心、丧失肌肉控制能力等应停止活动。

(二)饮食护理

(1)评估患者肥胖症的发病原因,仔细询问患者单位时间内体重增加的情况,饮食习惯,了解患者每天进餐量及次数,进食后感觉和消化吸收情况,排便习惯。有无气急、行动困难、腰痛、便秘、怕热、多汗、头晕、心悸等伴随症状及其程度。是否存在影响摄食行为的精神心理因素。

(2)与患者共同制订适宜的饮食计划和减轻体重的具体目标,饮食计划应为患者能接受并长期坚持的个体化方案,护士应监督和检查计划执行情况,使体重逐渐减轻(每周降低 0.5~1.0 kg)直到理想水平并保持。①热量的摄入:采用低热量、低脂肪饮食,控制每天总热量的摄入。②采用混合的平衡饮食,合理分配营养比例,进食平衡饮食:饮食中蛋白质占总热量的 15%~20%,碳水化合物占 50%~55%,脂肪占 30% 以下。③合理搭配饮食:饮食包含适量优质蛋白质、复合糖类(如谷类)、足量的新鲜蔬菜(400~500 g/d)和水果(100~200 g/d)、适量维生素及微量营养素。④养成良好的饮食习惯:少食多餐、细嚼慢咽、蒸煮替代煎炸、粗细搭配、少脂肪多蔬菜、多饮水、停止夜食及饮酒、控制情绪化饮食。

(三)疾病监测

定期评估患者营养状况和体重的控制情况,观察生命体征、睡眠、皮肤状况,动态观察实验室有关检查的变化。注意热量摄入过低可引起衰弱、脱发、抑郁、甚至心律失常,应严密观察并及时按医嘱处理。对于焦虑的患者,应观察焦虑感减轻的程度,有无焦虑的行为和语言表现;对于活动无耐力的患者,应观察活动耐力是否逐渐增加,能否耐受日常活动和一般性运动。

(四)用药护理

对使用药物辅助减肥者,应指导患者正确服用,并观察和处理药物的不良反应。①服用西布曲明患者可出现头痛、口干、畏食、失眠、便秘、心率加快,血压轻度升高等不良反应,故禁用于冠心病、充血性心力衰竭、心律失常和脑卒中的患者。②奥利司他主要不良反应为胃肠胀气、大便次数增多和脂肪便。由于粪便中含有脂肪多而呈烂便、脂肪泻、恶臭,肛门常有脂滴溢出而容易污染内裤,应指导患者及时更换,并注意肛周皮肤护理。

(五)心理护理

鼓励患者表达自己的感受;与患者讨论疾病的治疗及预后,增加战胜疾病的信心;鼓励患者自身修饰;加强自身修养,提高自身的内在气质;及时发现患者情绪问题,及时疏导,严重者建议心理专科治疗。

八、健康指导

(一)预防疾病

加强患者的健康教育,特别是有肥胖家族史的儿童,妇女产后及绝经期,男性中年以上或病后恢复期尤应注意。说明肥胖对健康的危害,使其了解肥胖症与心血管疾病、高血压、糖尿病、血脂异常等密切相关。告知肥胖患者体重减轻 5%~10%,就能明显改善以上与肥胖相关的心血管病危险因素以及并发症。

(二)管理疾病

向患者宣讲饮食、运动对减轻体重及健康的重要性,指导患者坚持运动,并养成良好的进食习惯。

(三)康复指导

运动要循序渐进并持之以恒,避免运动过度或过猛,避免单独运动;患者运动期间,不要过于严格控制饮食;运动时注意安全,运动时有家属陪伴。

(苑荣慧)

第五节 骨质疏松症

骨质疏松症(osteoporosis,OP)是一种以骨量降低和骨组织微结构破坏为特征,导致骨脆性增加和易于骨折的代谢性疾病。本病各年龄段均可发病,但常见于老年人,尤其是绝经后女性,其发病居所有代谢性骨病的首位。

一、病因与发病机制

正常成熟骨的代谢主要以骨重建形式进行。凡使骨吸收增加和/或骨形成减少的因素都会导致骨丢失和骨质量下降,脆性增加,直至发生骨折。

(一)骨吸收及其影响因素

1.妊娠和哺乳

妊娠和哺乳期间,饮食含钙量不足,易导致母体骨质疏松。

2.性激素缺乏

雌激素缺乏使破骨细胞功能增强,骨丢失加速,这是绝经后骨质疏松症的主要病因。而雄激素缺乏在老年性 OP 的发病率中起重要作用。

3.活性维生素 D 缺乏和甲状旁腺激素(PTH)升高

由于高龄和肾功能减退等原因致肠钙吸收和 $1,25(OH)_2D_3$ 生成减少,PTH 呈代偿性分泌增多,加强了破骨细胞介导的骨吸收过程。

4.细胞因子表达紊乱

骨组织的 IL-1、IL-6 和 TNF 升高,导致破骨细胞活性增强和骨吸收增加。

(二)骨形成及其影响因素

1.遗传因素

青春发育期是人体骨量增加最快的时期,约在 30 岁达到峰值骨量(PBM)。遗传因素决定了 70%～80%的 PBM。

2.钙摄入量

钙是骨质中最基本的矿物质成分,当钙摄入量不足时,可造成峰值骨量下降。

3.生活方式和生活环境

活动过少或过度运动均容易发生骨质疏松症。高龄、吸烟、酗酒、长期卧床、长期服用糖皮质激素、光照减少、钙和维生素 D 摄入不足等均为骨质疏松症的易发因素。

4.骨重建功能衰退

可能是老年性 OP 的重要发病原因,成骨细胞的功能与活性缺陷导致骨形成不足和骨丢失量增多。

二、临床表现

(一)骨痛和肌无力

轻者无症状,较重者常诉腰背部疼痛、乏力或全身骨痛。骨痛通常为弥漫性,无固定部位,检查不能发现压痛区(点)。常于劳累或活动后加重,负重能力下降或不能负重。

(二)骨折

是骨质疏松症最常见和最严重的并发症,常因轻微活动、创伤、弯腰、负重、挤压或跌倒后发生骨折。多发部位为脊柱、髋部和前臂。椎体骨折多见于绝经后骨质疏松,可引起驼背和身高变矮。

(三)并发症

驼背和胸廓畸形者常伴胸闷、气短、呼吸困难,甚至发绀等表现。髋部骨折者常因感染、心血管病或慢性衰竭而死亡;幸存者生活自理能力下降或丧失,需长期卧床,从而加重骨丢失,使骨折极难愈合。

三、辅助检查

(一)骨量的测定

包括单光子吸收测定法、双能 X 线吸收测定法、定量 CT 和超声检查。

(二)骨转换的生化测定

1.与骨吸收有关的生化指标

空腹尿钙或 24 小时尿钙排量测定是反映骨吸收状态最简易的方法。

2.与骨形成有关的生化指标

包括血清碱性磷酸酶、血清 I 型前胶原羧基前肽和血骨钙素。

(三)骨形态计算和微损伤分析

主要用于探讨 OP 的早期形态与功能变化。

(四)X 线检查

操作简单,较易普及。

四、治疗要点

(一)一般治疗

1.适当运动

适当的运动对预防跌倒、减少骨折的发生有好处,运动的类型、方式和量应根据患者的具体情况而定。

2.合理膳食

补给足够的蛋白质有助于 OP 的治疗,多进富含异黄酮类食物,如大豆等。少饮酒、咖啡和浓茶,不吸烟。

3.补充钙剂和维生素 D

不论何种 OP 均应补充适量钙剂,使每天元素钙的总摄入量达 $800\sim1\,200$ mg。除增加饮食钙含量外,可补充碳酸钙、葡萄糖酸钙、枸橼酸钙等制剂,同时补充维生素 D $400\sim600$ IU/d。

(二)特殊治疗

1.性激素补充疗法

雌激素是女性绝经后骨质疏松症的首选用药。雄激素则可用于男性老年患者。

2.应用抑制骨吸收药物

二膦酸盐能抑制破骨细胞生成和骨吸收,增加骨密度,缓解骨痛。常用制剂有依替膦酸二钠、帕米膦酸钠和阿仑膦酸钠。

3.介入治疗

又称椎体成形术,是一种脊柱微创手术。适用于有疼痛症状的新鲜或陈旧性骨质疏松性椎体压缩性骨折。

(三)对症治疗

有疼痛者可给予适量非甾体镇痛药,如阿司匹林或吲哚美辛;发生骨折或遇顽固性疼痛时,可应用降钙素制剂。骨畸形者应局部固定或采用其他矫形措施以防止畸形加剧。骨折者应给予牵引、固定、复位或手术治疗,同时应尽早辅以物理康复治疗。

五、护理措施

(一)饮食护理

(1)指导患者摄入充足的富含钙食物,如牛奶、小鱼和海带。蛋白质的摄入也应保证,但动物蛋白不宜过多,可多摄入植物蛋白,如豆制品。

(2)应增加富含维生素 D、维生素 A、维生素 C 及含铁的食物,以利于钙的吸收。

(3)戒烟酒,少饮碳酸饮料,少吃糖及食盐。

(二)疼痛的护理

1.休息

使用硬板床,卧床休息数天到 1 周,可缓解疼痛。

2.对症护理

(1)使用骨科辅助物,必要时使用背架、紧身衣等,以限制脊柱的活动度和给予脊柱支持,从而减轻疼痛。

(2)物理疗法:对疼痛部位给予湿热敷,可促进血液循环,减轻肌肉痉挛,缓解疼痛。给予局部肌肉按摩,以减少因肌肉僵直所引发的疼痛。也可用各种物理治疗仪达到消炎和镇痛效果。

3.用药护理

正确评估疼痛程度,遵医嘱用药,并观察药物的效果和不良反应。

(三)用药护理

(1)服用钙剂时要增加饮水量,以增加尿量,减少泌尿系统结石形成的机会。空腹服用效果最好,服用维生素 D 时,不可同时进食绿叶蔬菜,以免形成钙螯合物而减少钙的吸收。

(2)性激素必须在医师的指导下使用,剂量要准确,并要与钙剂、维生素 D 同时服用。服用雌激素应定期进行妇科检查和乳腺检查,反复阴道出血应减少用量,甚至停药。服用雄激素应定期监测肝功能。

(3)服用二膦酸盐时,应晨起空腹服用,同时饮清水 200~300 mL,服药后至少半小时内不能进食或喝饮料,也不能平卧,应采取立位或坐位,以减轻对食管的刺激。同时,应嘱患者不要咀嚼或吮吸药片,以防发生口咽部溃疡。如果出现咽下困难、吞咽痛或胸骨后疼痛,警惕可能发生了食管炎、食管溃疡和食管糜烂情况,应立即停止用药。

(4)服用降钙素应注意观察不良反应,如食欲缺乏、恶心、颜面潮红等。

(5)镇痛药物如吲哚美辛、阿司匹林等应餐后服用,以减轻胃肠道反应。

(四)预防跌倒的护理

(1)保证住院环境安全:如走廊、厕所有扶手,病房和浴室地面干燥,灯光明暗适宜,过道避免有障碍物等。

(2)生活护理:指导患者维持良好姿势,且在改变体位时动作应缓慢,必要时建议患者使用手杖或助行器,以增加其活动时的稳定性;将日常用物放于患者随手可及处;鞋子大小适中,衣服穿着合适,有利于活动。

(3)加强巡视,防止意外发生。

(4)对使用利尿剂和镇静药的患者,应密切观察,防止其因频繁如厕或精神恍惚而发生意外。

(五)心理护理

骨质疏松患者由于疼痛及害怕骨折,常不敢运动而影响日常生活;当发生骨折时,需限制活动,不仅患者本身需要角色适应,其家属亦要面对此情境。因此,护士要协助患者及家属适应其角色,尽量避免对患者康复治疗不利的心理因素。

(六)健康指导

1.用药指导

嘱患者按时服用各种药物,学会自我监测药物不良反应。

2.预防跌倒

加强预防跌倒的宣传教育和保护措施,如家庭、公共场所防滑、防绊、防碰撞措施。

3.疾病预防

指导青少年合理的生活方式和饮食习惯,其中运动、充足的钙摄入较为可行有效。成年后的预防主要是尽量延缓骨丢失的速度和程度,除一般运动、生活指导外,绝经后骨质疏松患者应早期补充雌激素或雄、孕激素合剂。

4.适当运动

运动要循序渐进、持之以恒、因人而异。指导患者进行步行、游泳、慢跑、骑自行车等运动,应避免剧烈、有危险的运动。老年人规律的户外活动有助于全身肌肉和关节运动的协调性和平衡性,对预防跌倒、减少骨折的发生很有好处。

(苑荣慧)

第六节　腺垂体功能减退症

腺垂体功能减退症是由多种病因引起一种或多种腺垂体激素减少或缺乏所致的一系列临床综合征。腺垂体功能减退症可原发于垂体病变,或继发于下丘脑病变,表现为甲状腺、肾上腺、性腺等功能减退症和/或蝶鞍区占位性病变。由于病因多,涉及的激素种类和数量多,故临床症状变化大,但补充所缺乏激素治疗后症状可快速缓解。

一、病因与发病机制

(一)垂体瘤

成人最常见的原因,大都属于良性肿瘤。肿瘤可分为功能性和无功能性。腺瘤增大可压迫正常垂体组织,引起垂体功能减退或功能亢进,并与腺垂体功能减退症同时存在。

(二)下丘脑病变

如肿瘤、炎症、浸润性病变(如淋巴瘤、白血病等)、肉芽肿(如结节病)等,可直接破坏下丘脑神经内分泌细胞,使释放激素分泌减少。

(三)垂体缺血性坏死

妊娠期垂体呈生理性肥大,血供丰富,若围产期前置胎盘、胎盘早期剥离、胎盘滞留、子宫收缩无力等引起大出血、休克、血栓形成,可使腺垂体大部分缺血坏死和纤维化,致腺垂体功能低下,临床称为希恩综合征。糖尿病血管病变使垂体供血障碍也可导致垂体缺血性坏死。

(四)蝶鞍区手术、放疗和创伤

垂体瘤切除、术后放疗及乳腺癌做垂体切除治疗等,均可导致垂体损伤。颅底骨折可损毁垂体柄和垂体门静脉血液供应。鼻咽癌放疗也可损坏下丘脑和垂体,引起腺垂体功能减退。

(五)感染和炎症

细菌、病毒、真菌等感染引起的脑炎、脑膜炎、流行性出血热、梅毒或疟疾等均可损伤下丘脑和垂体。

(六)糖皮质激素长期治疗

可抑制下丘脑-垂体-肾上腺皮质轴,突然停用糖皮质激素后可出现医源性腺垂体功能减退,表现为肾上腺皮质功能减退。

(七)先天遗传性

腺垂体激素合成障碍可有基因遗传缺陷,转录因子突变可见于特发性垂体单一或多激素缺乏症患者。

(八)垂体卒中

垂体瘤内突然出血,瘤体骤然增大,压迫正常垂体组织和邻近视神经束,可出现急症危象。

(九)其他

自身免疫性垂体炎、空泡蝶鞍、颞动脉炎、海绵窦处颈内动脉瘤均可引起腺垂体功能减退。

二、临床表现

垂体组织破坏达95％临床表现为重度,75％临床表现为中度,破坏60％为轻度,破坏50％以下者不出现功能减退症状。促性腺激素、生长激素(GH)和催乳素(PRL)缺乏为最早表现;促甲状腺激素(TSH)缺乏次之;然后可伴有促皮质素(ACTH)缺乏。希恩综合征患者往往因围产期大出血休克而有全垂体功能减退症,即垂体激素均缺乏,但无占位性病变发现。腺垂体功能减退主要表现为相应靶腺(性腺、甲状腺、肾上腺)功能减退。

(一)靶腺功能减退表现

1.性腺(卵巢、睾丸)功能减退

常最早出现。女性多数有产后大出血、休克、昏迷病史,表现为产后无乳、绝经、乳房萎缩、性欲减退、不育、性交痛、阴道炎等。查体见阴道分泌物减少,外阴、子宫和阴道萎缩,毛发脱落,尤以阴毛、腋毛为甚。成年男子表现为性欲减退、阳痿、无男性气质等,查体见肌力减弱、皮脂分泌减少、睾丸松软缩小、胡须稀少、骨质疏松等。

2.甲状腺功能减退

表现与原发性甲状腺功能减退症相似,但通常无甲状腺肿。

3.肾上腺功能减退

表现与原发性慢性肾上腺皮质功能减退症相似,所不同的是本病由于缺乏黑素细胞刺激素,故皮肤色素减退,表现为面色苍白、乳晕色素浅淡,而原发性慢性肾上腺功能减退症则表现为皮肤色素加深。

4.生长激素不足

成人一般无特殊症状,儿童出现生长障碍,表现为侏儒症。

(二)垂体内或其附近肿瘤压迫症群

最常见的为头痛及视神经交叉受损引起的偏盲甚至失明。

(三)垂体功能减退性危象

在全垂体功能减退症基础上,各种应激如感染、败血症、腹泻、呕吐、失水、饥饿、寒冷、急性心肌梗死、脑血管意外、手术、外伤、麻醉及使用镇静药、安眠药、降糖药等均可诱发垂体功能减退性危象(简称垂体危象)。临床表现为:①高热型(体温>40 ℃);②低温型(体温<30 ℃);③低血糖型;④低血压、循环虚脱型;⑤水中毒型;⑥混合型。各种类型可伴有相应的症状,突出表现为消化系统、循环系统和神经精神方面的症状,如高热、循环衰竭、休克、恶心、呕吐、头痛、神志不清、谵妄、抽搐、昏迷等严重垂危状态。

三、医学检查

(一)性腺功能测定

女性有血雌二醇水平降低,没有排卵及基础体温改变,阴道涂片未见雌激素作用的周期性改变;男性见血睾酮水平降低或正常低值,精液检查精子数量减少,形态改变,活动度差,精液量少。

(二)甲状腺功能测定

游离 T_4、血清总 T_4 均降低,而游离 T_3、总 T_3 可正常或降低。

(三)肾上腺皮质功能测定

24 小时尿 17-羟皮质类固醇及游离皮质醇输出量减少;血浆皮质醇浓度降低,但节律正常;葡萄糖耐量试验显示血糖曲线低平。

(四)腺垂体分泌激素测定

如 FSH、LH、TSH、ACTH、GH、PRL 均减少。

(五)腺垂体内分泌细胞的储备功能测定

可采用 TRH、PRL 和 LRH 兴奋试验。胰岛素低血糖激发试验忌用于老年人、冠心病、惊厥和黏液性水肿的患者。

(六)其他检查

通过 X 线、CT、MRI 无创检查来了解、辨别病变部位、大小、性质及其对邻近组织的侵犯程度。肝、骨髓和淋巴结等活检,可用于判断原发性疾病的原因。

四、诊断要点

本病诊断须根据病史、症状、体征,结合实验室检查和影像学发现进行全面分析,排除其他影响因素和疾病后才能明确。

五、治疗

(一)病因治疗

肿瘤患者可通过手术、放疗或化疗等措施缓解症状,对于鞍区占位性病变,首先必须解除压迫及破坏作用,减轻和缓解颅内高压症状;出血、休克而引起的缺血性垂体坏死,预防是关键,应加强产妇围产期的监护。

(二)靶腺激素替代治疗

需长期甚至终身维持治疗。①糖皮质激素:为预防肾上腺危象发生,应先补糖皮质激素。常用氢化可的松,20~30 mg/d,服用方法按照生理分泌节律为宜,剂量根据病情变化做相应调整。②甲状腺激素:常用左甲状腺素50~150 μg/d,或甲状腺干粉片40~120 mg/d。对于冠心病、老年人、骨密度低的患者,用药从最小剂量开始缓慢递增剂量,防止诱发危象。③性激素:育龄女性病情较轻者可采用人工月经周期治疗,维持第二性征和性功能;男性患者可用丙酸睾酮治疗,以改善性功能与性生活。

(三)垂体危象抢救

抢救过程见图4-1。抢救过程中,禁用或慎用麻醉剂、镇静药、催眠药或降糖药等。

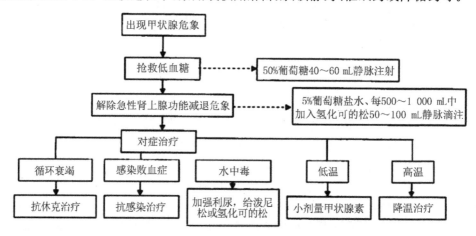

图 4-1　垂体危象抢救

六、护理诊断/问题

(一)性功能障碍

性功能障碍与促性腺激素分泌不足有关。

(二)自我形象紊乱

自我形象紊乱与身体外观改变有关。

(三)体温过低

体温过低与继发性甲状腺功能减退有关。

(四)潜在并发症

垂体危象。

七、护理措施

(一)安全与舒适管理

根据自身体力情况安排适当的活动量,保持情绪稳定,注意生活规律,避免感染、饥饿、寒冷、手术、外伤、过劳等诱因。更换体位时注意动作易缓慢,以免发生晕厥。

(二)疾病监测

1.常规监测

观察有无视力障碍,脑神经压迫症状及颅内压增高征象。

2.并发症监测

严密观察患者生命体征、意识、瞳孔变化,一旦出现低血糖、低血压、高热或体温过低、谵妄、恶心、呕吐、抽搐甚至昏迷等垂体危象的表现,立即通知医师并配合抢救。

(三)对症护理

对于性功能障碍的患者,应安排恰当的时间与患者沟通,了解患者目前的性功能、性活动与性生活情况。向患者解释疾病及药物对性功能的影响,为患者提供信息咨询服务的途径,如专业医师、心理咨询师、性咨询门诊等。鼓励患者与配偶交流感受,共同参加性健康教育及阅读有关性健康教育的材料。女性患者若存在性交痛,推荐使用润滑剂。

(四)用药护理

向患者介绍口服药物的名称、剂量、用法、剂量不足和过量的表现;服甲状腺激素应观察心率、心律、体温及体重的变化;嘱患者避免服用镇静剂、麻醉剂等药物。应用激素替代疗法的患者,应使其认识到长期坚持按量服药的重要性和随意停药的危险性。严重水中毒水肿明显者,应用利尿剂应注意观察药物治疗效果,加强皮肤护理,防止擦伤,皮肤干燥者涂以油剂。

(五)垂体危象护理

急救配合:立即建立静脉通路,维持输液通畅,保证药物、液体输入;保持呼吸道通畅,氧气吸入;做好对症护理,低温者可用热水袋或电热毯保暖,但要注意防止烫伤;高热者应进行降温处理,如酒精擦浴、冰敷或遵医嘱用药。加强基础护理,如口腔护理、皮肤护理,防止感染。

八、健康指导

(一)预防疾病

保持皮肤清洁,注意个人卫生,督促患者勤换衣、勤洗澡。保持口腔清洁,避免到人多拥挤的公共场所。鼓励患者活动,减少皮肤感染和皮肤完整性受损的机会;告知患者要注意休息,保持心情愉快,避免精神刺激和情绪激动。

(二)管理疾病

指导患者定期复查,发现病情加重或有变化时及时就诊。嘱患者外出时随身携带识别卡,以便发生意外时能及时救治。

(三)康复指导

遵医嘱定时、定量服用激素,勿随意停药。若需要生育者,可在医师指导下使用性激素替代疗法,以期精子(卵子)生成。

(高敏敏)

第五章

感染科护理

第一节　流行性乙型脑炎

一、疾病概述

（一）概念和特点

流行性乙型脑炎简称乙脑，由乙型脑炎病毒引起，以脑实质炎症为主要病变的中枢神经系统急性传染病。其临床特征为高热、意识障碍、抽搐、呼吸衰竭。重症患者可留有后遗症。

乙脑病毒抵抗力不强，对温度、乙醚和酸均很敏感。加热 100 ℃，2 分钟；56 ℃，30 分钟可以灭活。乙脑是人畜共患的自然疫源性疾病，动物（家畜如猪、牛，家禽如鸭、鸡等）或人受感染后出现病毒血症是本病的传染源。蚊虫为其主要传播媒介，流行于夏秋季。人群普遍易感，感染后可获持久免疫力。

（二）发病机制与相关病理生理

病毒随蚊虫叮咬侵入机体，在单核-吞噬细胞内繁殖，继而进入血液循环引起病毒血症。若不侵入中枢神经系统则呈隐性或轻型感染，仅在少数情况下，例如机体免疫力低下、病毒量多、毒力强时，病毒才通过血-脑脊液屏障进入中枢神经系统，引起脑炎。主要病理变化：神经细胞变性、肿胀与坏死，可形成大小不等、散在的软化灶。脑实质中有淋巴细胞和大单核细胞浸润。脑实质和脑膜血管扩张、充血，大量浆液性渗出，产生脑水肿。

（三）临床特点

典型乙脑临床表现分为初期、极期、恢复期和后遗症期。极期临床表现主要有持续高热、意识障碍、惊厥或抽搐和呼吸衰竭。高热、惊厥及呼吸衰竭是乙脑极期的严重症状，三者相互影响，其中，呼吸衰竭常为致死的主要原因。后遗症可表现为意识障碍、痴呆、失语及肢体瘫痪、癫痫等。癫痫后遗症可持续终生。

临床上根据发热、意识障碍、抽搐程度、病程长短、有无后遗症等病情轻重不同，把乙脑分为轻型、普通型、重型及极重型。

(四)辅助检查

1.血常规检查

血常规检查显示白细胞计数增高。

2.脑脊液检查

脑脊液检查显示为无菌性脑膜炎改变:压力增高,外观无色透明或微浊,白细胞计数轻度增加,氯化物正常,糖正常或偏高。

3.血清学检查

特异性 IgM 抗体测定和补体结合试验。

4.病原学检查

病毒分离和病毒核酸检测。

(五)治疗原则

(1)主要为对症治疗,处理高热、抽搐和呼吸衰竭等危重症状是乙脑患者抢救成功的关键。

(2)高热以物理降温为主,可用小量阿司匹林或肌内注射安乃近。

(3)持续高热伴反复抽搐者可加用亚冬眠疗法。

(4)惊厥或抽搐给予去除病因及镇静止痉。

(5)脑水肿所致者以脱水治疗为主。

(6)呼吸道痰阻者,应及时吸痰,并给予吸氧,必要时气管切开。

(7)脑实质炎症应及时予镇静止痉。

(8)呼吸衰竭应根据引起呼吸衰竭的原因给予相应的治疗。

(9)中枢性呼吸衰竭可用呼吸兴奋剂。

(10)恢复期及后遗症期应进行功能训练。

二、护理评估

(一)流行病学史评估

评估患者是否有家畜家禽,特别是猪的接触史;是否被蚊子叮咬;是否有乙脑感染史;是否发生在夏秋季节及患者的年龄。

(二)一般评估

1.生命体征

体温高达 39 ℃以上,呼吸衰竭时表现为呼吸表浅,节律不整、叹息样呼吸、潮氏呼吸以至于呼吸停止;发生循环衰竭时,血压可下降,脉搏细速,颅内高压时可出现血压升高,脉搏变慢。有无出现意识障碍,例如嗜睡、昏迷。

2.患者主诉

患者常有发热、头疼症状,伴有恶心呕吐等,患儿家长诉有昏迷和抽搐等。

3.相关记录

记录生命体征、神志、瞳孔大小及对光反射、肌张力、神经反射等。

(三)身体评估

1.头颈部

观察有无急性面容;有无口唇发绀,双瞳孔直径及对光反射情况。有无局部小抽搐,婴幼儿颅内高压时可见前囟隆起;重症患者恢复期可出现神志迟钝、痴呆。

2.肺部

并发支气管肺炎听诊呼吸音粗,坠积性肺炎可闻及湿啰音。

3.其他

观察患者有无肢体阵挛性抽搐、全身抽搐或强制性痉挛等。

4.神经系统评估

(1)较大儿童及成人均有不同程度的脑膜刺激征。

(2)若锥体束受损,常出现肢体痉挛性瘫痪、肌张力增强,Babinski征阳性。

(3)小脑及动眼神经受累时,可发生眼球震颤、瞳孔扩大或缩小,不等大,对光反应迟钝等。

(4)自主神经受损常有尿潴留、大小便失禁;浅反射减弱或消失,深反射亢进或消失。

(四)心理-社会评估

患者在疾病治疗过程中的心理反应与需求,家长的反应及支持系统,后遗症期的康复需求等。

(五)辅助检查结果评估

白细胞及中性粒细胞有无升高;氯化物、糖是否正常;脑脊液压力有无增高,脑脊液外观颜色等。

(六)常用药物治疗效果的评估

1.亚冬眠疗法的评估

(1)评估生命体征变化:观察神志、体温、瞳孔变化,四肢及皮肤颜色;呼吸节律、幅度、方式、呼吸音;评估肌张力。

(2)观察抗惊厥药对呼吸的抑制作用,有无发生误吸。

(3)评估对外界的刺激反应有无减弱,有无瞳孔缩小、对光反射迟钝、呼吸深慢、深反射减弱或消失。

2.呼吸衰竭用药评估

(1)评估呼吸型态有无改变。

(2)指尖血氧饱和度和血气分析结果。

3.脱水治疗的评估

(1)有无电解质紊乱;生化检查有无低钾、低钙。

(2)准确记录出入量。

三、护理诊断/问题

(一)体温过高

体温过高与病毒血症及脑部炎症有关。

(二)意识障碍

意识障碍与中枢神经系统、脑实质损害、抽搐、惊厥有关。

(三)气体交换受损

气体交换受损与呼吸衰竭有关。

(四)躯体移动障碍

躯体移动障碍与意识障碍、感觉运动缺失、瘫痪、长期卧床有关。

(五)有皮肤完整性受损的危险

皮肤完整性受损与昏迷、长期卧床有关。

(六)有受伤的危险

受伤与惊厥、抽搐发作有关。

四、护理措施

(一)隔离要求

按接触传播隔离,预防蚊虫叮咬,病房有防蚊和降温设备,亚冬眠治疗者室内温度应维持在30 ℃以下。

(二)休息与环境

患者应卧床休息。环境安静、光线柔和,防止声音、强光刺激患者。

(三)病情观察

注意患者的意识状态,瞳孔大小、对光反射,体温变化,血压改变,呼吸频率、节律、幅度的改变,以早期发现脑疝的临床表现。观察惊厥发作先兆,例如烦躁不安、口角抽动、指(趾)抽动、两眼凝视、肌张力增高等,以及发作次数、发作持续时间、抽搐的部位和方式。准确记录出入量。

(四)意识障碍的护理

根据意识障碍不同的原因,给予相应的护理:脑水肿所致者以脱水为主。呼吸道分泌物堵塞者,应清除口咽分泌物,以保持呼吸道通畅,并吸氧。舌后坠阻塞呼吸道可用缠有纱布的舌钳拉出后坠舌体并使用简易口咽通气管,必要时行气管切开。

(五)生活护理

做好眼、鼻、口腔的清洁护理,每天用漱口液清洁口腔 2 次,口唇涂以石蜡油,以防干裂。定时翻身、拍背,骶尾部等受压处应经常按摩,防止压疮形成。注意患者安全,防止坠床,必要时用床栏或约束带约束。有吞咽困难或昏迷者,以鼻饲或静脉补充足够水分和营养。

(六)健康教育

(1)康复期患者有肢体瘫痪者,应注意协助使其肢体保持功能位,并进行按摩和被动运动,防止肌肉挛缩和功能障碍。失语、痴呆等神经精神症状者,应鼓励患者坚持康复训练和治疗,使残疾减到最低程度。

(2)流行季节前对猪进行疫苗接种,能有效控制乙脑在人群中的流行。大力开展防蚊、灭蚊工作。对 10 岁以下儿童和初进入流行区的人员进行疫苗接种。

五、护理效果评估

(1)患者体温下降。

(2)患者意识恢复、水电碱质平衡。

(3)患者呼吸平稳。

(4)患者皮肤完整性良好。

(姚　霖)

第二节　流行性腮腺炎

一、疾病概述

(一)概念和特点

流行性腮腺炎是儿童和青少年中常见的急性呼吸道传染病,由腮腺炎病毒所引起,其临床特征为发热和腮腺非化脓性肿胀、疼痛。病毒可累及各种腺组织、神经系统及心、肝、肾、关节等器官,因而易并发脑膜脑炎、睾丸炎、胰腺炎、乳腺炎、卵巢炎等。

腮腺炎病毒属副粘液病毒,是核糖核酸(RNA)型病毒,直径为 $85\sim300$ nm。病毒存在于早期患者的唾液、血液、脑脊液、尿及甲状腺中。病毒对理化因素的作用均甚敏感,来苏、乙醇、甲醛等可于 $2\sim5$ 分钟内将其灭活,暴露于紫外线下迅速死亡。在 4 ℃时其活力可保持 2 个月,37 ℃时可保持 24 小时,加热至 $55\sim60$ ℃,$10\sim20$ 分钟即失去活力。

传染源为早期患者和隐性感染病例。实验证明隐性感染病例在流行时所占比例较大,为 $30\%\sim50\%$,由于本身无症状,易被忽略而不予以隔离而造成疾病广为传播。自腮腺肿大前 6 天至肿大后 9 天具有高度传染性。本病通过飞沫经呼吸道感染。人群普遍易感,但由于一岁以内婴儿体内尚有获自母体的特异性抗体,成人中约 80% 通过显性或隐性感染而产生一定的特异性抗体,因此约 90% 的病例发生于 $1\sim15$ 岁的儿童。流行性腮腺炎为世界各地常见的传染病,全年均可发病,在温带地区以春、冬季最多,在热带无明显季节性差异。在儿童集体机构、部队以及卫生条件不良的拥挤人群中易造成暴发流行。病后可获持久免疫力。

(二)发病机制与相关病理生理

腮腺炎病毒侵入口腔黏膜和鼻黏膜,在上皮组织中大量增殖后进入血循环(第一次病毒血症),经血流累及腮腺及一些组织,并在其中增殖,再次进入血循环(第二次病毒血症),侵犯未受累及的一些脏器,引起相应器官的炎症。各种腺组织如睾丸、卵巢、胰腺、胸腺、甲状腺等均有受侵的可能,脑、脑膜、肝及心肌也常被累及,脑膜脑炎就是病毒直接侵犯中枢神经系统的后果,故腮腺炎的临床表现变化多端。

腮腺的非化脓性炎症为本病的主要病变。由于腮腺导管的部分阻塞,使唾液的排出受到阻碍,唾液中的淀粉酶排泄受阻而循淋巴进入血流,再从尿中排出,故患者血清及尿淀粉酶升高。本病病毒易侵犯成熟的睾丸,幼年患者很少发生睾丸炎。胰腺可充血、水肿,胰岛有轻度退化及脂肪性坏死。

(三)临床特点

流行性腮腺炎潜伏期为 $8\sim30$ 天,平均为 18 天。患者大多无前驱期症状,而以耳下部肿大为首发征象。少数病例可出现肌肉酸痛、食欲缺乏、倦怠、头痛、低热、结膜炎、咽炎等症状。本病大多起病较急,有发热、畏寒、头痛、咽痛、食欲不佳、恶心、呕吐、全身疼痛等,数小时至 $1\sim2$ 天后腮腺即显肿大。腮腺肿大最具特征性,一侧先肿胀,也有两侧同时肿胀者,一般以耳垂为中心,向前、后、下发展,状如梨形而具坚韧感,边缘不清。当腺体肿大明显时出现胀痛及感觉过敏,张口咀嚼及进酸性饮食时更甚。局部皮肤紧张发亮,表面灼热,有轻触痛。颌下腺或舌下腺也可肿大,腮腺四周的蜂窝组织亦可呈水肿。舌下腺肿大时可见舌及颈部肿胀,可出现吞咽困难。

腮腺管口(位于上颌第二磨牙旁的颊黏膜上)在早期常有红肿。唾液开始分泌增加,继之因潴留而减少。腮腺肿胀大多于1~3天达高峰,持续4~5天逐渐回复正常,整个病程10~14天。不典型病例可以单纯睾丸炎或脑膜脑炎的症状出现,也有仅见颌下腺或舌下腺肿胀者。

(四)辅助检查

1.常规检查

白细胞计数大多正常和稍增加,有睾丸炎者白细胞可以增高。有并发症时白细胞计数可增高,偶有类白血病反应。尿常规一般正常,有肾损害时可出现尿蛋白和管型。

2.血清和尿淀粉酶测定

90%患者的血清淀粉酶有轻至中度增高,尿中淀粉酶也增高,有助诊断。淀粉酶增高程度往往与腮腺肿胀程度成正比。血脂肪酶增高,有助于胰腺炎的诊断。

3.血清学检查

(1)中和抗体试验:低滴度如1∶2即提示现症感染。近年来应用凝胶内溶血法,与中和试验基本一致,而比中和抗体的检测简便迅速,但方法上还需进一步改进。

(2)补体结合试验:病程早期及第2~3周双份血清效价有4倍以上增高或一次血清效价达1∶64即有诊断意义。

(3)血凝抑制试验:用鸡胚受病毒感染,其羊水及尿囊液可使鸡的红细胞凝集。流行性腮腺炎患者恢复期血清有很强的抑制凝集作用,而早期血清的抑制凝集作用较弱,如2次测定效价相差4倍以上,即为阳性。

4.病原学检测

(1)特异性抗体检测:常用ELISA法检。血清流行性腮腺炎特异性IgM抗体效价增高是近期感染的诊断依据。对流行性腮腺炎病毒感染后不表现腮腺炎,但呈脑膜脑炎或脑炎的病例,可检测脑脊液中特异性IgM抗体来明确诊断。

(2)抗原检测:近年来有用特异性抗体或单克隆抗体来检测流行性腮腺炎病毒抗原,可作早期诊断。

(3)RNA检测:应用RT-PCR和巢式PCR技术检测流行性腮腺炎病毒RNA敏感度高,可明显提高患者的诊断率。此外,TaqMan探针的一步法实时定量PCR可测定从10~108 copy/mL的病毒载量,该法敏感度和特异度均高。

(4)病毒分离:腮腺肿大前6天至肿大后9天可从唾液中分离到病毒。并发脑膜脑炎或脑炎时脑脊液也常可分离到病毒。起病2天内血中可查到病毒。起病2周内尿液可查到病毒。

(五)治疗原则

1.一般治疗

按呼吸道传染病隔离。卧床休息,注意口腔卫生,饮食以流质、软食为主,适当增加维生素。

2.对症治疗

高热头痛和腮腺胀痛,可用解热镇痛药。并发睾丸炎者可予以睾丸冷敷,己烯雌酚1 mg,每天3次,5~7天。颅内高压患者可用20%甘露醇1~2 g/kg,静脉推注,每4~6小时1次。

3.抗病毒治疗

发病早期可用利巴韦林,1 g/d,儿童15 mg/kg,静脉滴注,疗程5~7天。亦可应用小剂量干扰素,100 万～300 万 U 皮下注射,每天 1 次,疗程 5～7 天,能使腮腺炎和睾丸炎症状较快消失。

4.肾上腺皮质激素

尚无肯定疗效,对重症或并发脑膜炎、心肌炎、睾丸炎时可考虑短期使用。地塞米松 5～10 mg,静脉滴注,3～5 天。

5.预防睾丸炎

青春期及男性成人患者,为预防睾丸炎的发生,早期可应用己烯雌酚 1 mg,每天 3 次,3～5 天。

二、护理评估

(一)流行病学史评估

注意询问当地有无腮腺炎流行史,在 2～3 周内有无与腮腺炎患儿的密切接触史。有无麻疹、腮腺炎、风疹疫苗接种史,既往有无腮腺炎病史。

(二)症状、体征评估

评估患儿有无上呼吸道感染的前驱症状,重点评估有无腮腺炎症状、体征,如有无耳痛、咀嚼困难、以耳垂为中心的局部肿胀、压痛,有无腮腺管口的红肿。其他腺体如颌下腺、舌下腺、睾丸有无肿胀,有无发热、头痛、呕吐、颈项强直、神志改变等中枢神经系统受累的表现。

(三)心理-社会评估

流行性腮腺炎是一种常见的急性传染病,可累及包括腮腺在内的多个器官,临床症状多变,且易产生生殖系统、神经系统并发症,患者易产生惊慌失措等不良心理反应。要评估患者对疾病的心理状态、产生相应的情绪反应及对疾病知识的了解情况。要评估流行区儿童群体机构对疾病的应对方式及参与防治的态度。

(四)辅助检查结果评估

白细胞计数大多正常或稍增加,淋巴细胞相对增多。90%的患者血清淀粉酶有轻至中度增高,尿中淀粉酶也增高,有助于诊断。淀粉酶增高程度往往与腮腺肿胀程度成正比。脑脊液压力稍高,细胞数及蛋白量稍增多,符合病毒性感染的表现,对非典型病例,有条件时可作病毒分离和血清中特异性抗体测定。

三、护理诊断/问题

(一)疼痛
疼痛与腮腺肿胀有关。
(二)体温过高
体温过高与病毒感染有关。
(三)知识缺乏
患者及家属缺乏家庭护理及预防知识。
(四)有传播感染的危险
传播感染与病原体播散有关。
(五)潜在并发症
睾丸炎、卵巢炎与病毒侵入生殖腺体有关;脑膜脑炎与病毒侵入脑组织有关。

四、护理措施

(一)隔离要求

按呼吸道传染病隔离,一般患者可家庭隔离,病情较重或有并发症者需住院隔离。隔离期限自发病开始至腮腺消肿和症状消失为止,一般不少于 10 天。因被传染源唾液所污染的物品,在短时间接触易感者的口腔亦能引起感染,故患者用过的食具、毛巾等应予煮沸消毒,患者使用过的被褥及玩具等,可置于日光下暴晒或以紫外线照射消毒。

(二)休息和活动

保持病房安静,发热期及有并发症者均应卧床休息,热退及轻症患者可允许在室内活动,但要适当限制活动,不可劳累。

(三)营养与饮食

患者可因张口或咀嚼食物使局部疼痛加重,宜给予富有营养且易消化的半流质或软食,如稀饭、面汤、面条等。不宜给予酸、辣、甜味及硬而干燥的食物,否则会刺激唾液腺分泌增多,可因排出通路受阻而致腺体肿痛加剧。

(四)病情观察

密切观察患者有无高热、寒战、头痛、睾丸肿痛、坠胀感等,如有异常应立即与医师联系处理。

(五)对症护理

1.发热的护理

密切监测患者体温,如体温超过 39 ℃以上者,可用物理降温或给予适当的退热剂口服。鼓励患者多饮水,成人每天保持饮水 1 500~2 000 mL。遵医嘱给予板蓝根冲剂、补液等治疗。保持皮肤清洁干燥,出汗后及时擦干并更换衣服,保持口腔清洁,预防继发细菌感染。指导和协助患者经常用生理盐水或复方硼酸溶液漱口,以清除口腔内食物残渣。

2.疼痛的护理

患者急性期应卧床休息。保持口腔清洁,协助患者饭后、睡前用生理盐水或朵贝氏溶液漱口。常规给予如意金黄散或青黛散调醋敷局部,每天 1~2 次。疼痛较剧者,可进行腮腺局部间歇冷敷。忌酸辣等饮食,以防加剧疼痛。

(六)心理护理

本病多发生于儿童及青少年,易产生恐惧心理,需耐心与患者交谈,介绍疾病的特点和发展趋势,使其消除不良心理反应,主动配合治疗和护理。

(七)并发症的观察与护理

1.脑膜脑炎

脑膜脑炎多见于腮腺肿胀后 1 周,可有高热、嗜睡、头痛、呕吐、脑膜刺激征阳性等表现,应密切观察生命体征及瞳孔变化,若有变化。立即告知医师,保持患儿安静,限制探视。嘱患者卧床休息,颅内压较高者注意取去枕平卧位。呕吐频繁者可暂禁饮食,给予静脉补液。有高热、头痛及烦躁不安者,可给予头部冷敷或服用退热止痛剂,重症患者可静脉滴注肾上腺皮质激素。颅内压增高者应静脉给予甘露醇或山梨醇等脱水剂。

2.睾丸炎

睾丸炎多见于 10 岁以上的男孩,发生于腮腺肿大后 1 周,表现为寒战、高热、睾丸肿痛、质硬、压痛明显,可伴阴囊水肿。护理人员应主动关心患者,密切观察病情,若出现上述症状,应立即与医师联系处理。嘱患者卧床休息,用丁字带将睾丸托起。每4小时监测体温一次,遵医嘱给予解热止痛剂,静脉滴注氢化可的松或口服泼尼松。疼痛难忍者给予局部冷敷,严重者可用2%普鲁卡因局部封闭。

3.胰腺炎

注意观察患者有无发热、腹痛、恶心、呕吐、血及尿淀粉酶增高等急性胰腺炎表现,有异常者按急腹症处理。暂禁食,静脉输液,腹胀严重者可行胃肠减压,腹痛缓解后从少量清淡流质开始,逐渐恢复饮食。上腹部置冰袋或肌内注射阿托品、东莨菪碱等用于解痉止痛,病情较重者可遵医嘱静脉滴注氢化可的松或地塞米松。便秘者可用开塞露通便。必要时给予抗生素。

(八)健康教育

(1)单纯性腮腺炎患者,一般不需住院治疗。护士应向家属介绍腮腺炎的症状、流行特点及可能产生的并发症,并指导家属做好隔离、用药、饮食等护理工作。一旦发现并发症,应立即到医院就诊。

(2)告知家属学龄前期或学龄期的患儿在患病期间应在家隔离,疾病愈后要增加体格锻炼。做好各种计划免疫,提高机体抗病能力。

五、护理效果评估

(1)患者体温逐渐下降至正常。

(2)腮腺肿痛消失。

(3)患者能按要求进行休息和饮食。

(4)患者及家属能积极配合医务人员进行隔离、消毒工作,掌握对疾病的正确应对方式。

(5)住院期间没有发生新的潜在并发症和新的感染病例。

(姚　霈)

第三节　甲型 H1N1 流感

一、疾病概述

(一)概念

2009年3月,墨西哥暴发"人感染猪流感"疫情,造成人员死亡。随后,全球范围内暴发此疫情。普通猪流感是一种人畜共患传染性疾病,指发生于猪群的流感,通常人很少感染,患者大多数与病猪有直接接触史。研究发现,此次疫情是由新型猪源性甲型 H1N1 流感病毒引起的一种急性呼吸道传染病,其病原为变异后的新型甲型 H1N1 流感病毒,该毒株包含猪流感、禽流感和人流感3种流感病毒的基因片段,主要通过直接或间接接触、呼吸道等途径在人间传播。临床主要表现为流感样症状,多数患者临床表现较轻,少数患者病情重,进展迅速,可出现病毒性肺炎,合并呼吸衰竭、多脏器功能损伤,严重者可以导致死亡。由于人群普遍对该病毒没有天然免疫力,导致2009年甲型 H1N1 流感在全球范围内传播。2009年4月30日,中华人民共和国卫生部宣布将"甲型 H1N1 流感"纳入《中华人民共和国传染病防治法》规定的乙类传染病,依照甲类传染病采取预防、控制措施。

(二)病原学

引起流行性感冒的主要病原体是流感病毒,属于正黏病毒科,流感病毒属。流感病毒具有包膜和分节段的单股负链 RNA,自外而内分为包膜、基质蛋白及核心三部分。根据基质蛋白抗原、基因特性和病毒颗粒核蛋白的不同,分为甲(A)、乙(B)、丙(C)三型。甲型流感可导致部分地区季节性流行,甚至能引起世界性暴发性大流行。

甲型 H1N1 流感病毒属正黏病毒科甲型流感病毒属的单链 RNA 病毒,根据病毒表面的糖蛋白血凝素(hemagglutinin,HA)和神经氨酸酶(neuraminidase,NA)的不同抗原特性可将甲型流感病毒分为多个亚型。HA 的作用像一把钥匙,帮助病毒打开宿主细胞的大门;NA 的作用是破坏细胞的受体,使病毒在宿主体内自由传播。这两种酶有高度的变异性,迄今为止已确定的甲型流感病毒都是根据 16 种 HA(H1～16)和 9 种 NA(N1～9)的排列组合从而命名各种亚型,如H1N1、H1N2、H5N1 等。其中HA1～3 型能够导致人类流感的大流行。由于大多数 H1N1 病毒株普遍存在于猪这种宿主体内,因此疾病暴发前期曾一度被世界卫生组织命名为"猪流感"。

甲型流感病毒表面 H 抗原具有高度易变性,因此,人类无法对该流感获得持久免疫力。流感病毒抗原性变异有抗原转变、抗原漂移两种形式,前者只在甲型流感病毒中发生。不同种属动物甲型流感病毒或不同亚型甲型流感病毒的核酸序列发生基因重排,形成重排病毒,即出现新毒株。由于病毒的抗原发生转变,人群对该病毒普遍缺乏免疫力,导致流感暴发或大流行。

典型的甲型 H1N1 流感病毒颗粒呈球状,直径为 80～120nm,有囊膜。脂质囊膜上有许多放射状排列的突起糖蛋白(刺突),刺突分别是红细胞血凝素(HA)、神经氨酸酶(NA)和基质蛋白 M2,长度为10～14 nm。基质蛋白(M1)位于病毒包膜内部。病毒颗粒内为核衣壳,呈螺旋状对称,直径为 10 nm,包含 RNA 片段、聚合酶蛋白(PB1、PB2、PA),一些酶(包括糖蛋白血凝素、神经氨酸酶、离子通道蛋白 M2 以及聚合酶蛋白)在病毒的整个生命周期中起着至关重要的作用。

甲型 H1N1 流感病毒为单股负链 RNA 病毒,基因组约为 13.6 kb,由大小不等的 8 个独立RNA 片段组成,分别编码 10 种蛋白:NA、HA、PA(RNA 聚合酶亚基 PA)、PB1(RNA 聚合酶亚基 PB1)、PB2(RNA 聚合酶亚基 PB2)、M(基质蛋白,包括 M1 和 M2,由同一 RNA 片段编码)、NS(非结构蛋白,包括 N1 和 N2,由同一 RNA 片段编码)、NP(核蛋白)。甲型 H1N1 流感病毒由猪流感、禽流感和人流感 3 种流感病毒的基因片段组成,是猪流感病毒的一种新型变异株。

甲型 H1N1 流感病毒对热敏感,56 ℃条件下 30 分钟可灭活。对紫外线敏感,但用紫外线灭活猪流感病毒能引起病毒的多重复活。猪流感病毒为有囊膜病毒,对乙醇、碘伏、碘酊氯仿、丙酮等有机溶剂均敏感。

(三)流行病学

1.概述

全球历史上曾有多次流感大流行,发病率高,人群普遍对其易感,全球人群感染率为 5%～20%,病死率 0.1%。20 世纪共发生 5 次流感大流行,分别于 1900 年、1918 年、1957 年、1968 年和 1977 年,其中以 1918 年西班牙的大流感(H1N1)最严重,全球约 5 亿人感染,病死率 2.5%。尽管在 2010 年 8 月份,世界卫生组织宣布甲型 H1N1 流感大流行期已经结束,但甲型 H1N1 流感在世界各地均存在随时卷土重来之势。

甲型 H1N1 流感的传播方式主要为呼吸道传播,其传播途径多,速度快,容易在人员密集、空气不流通的场所生存和传播,并随着人员的流动把流感病毒传播到四面八方而造成流行。当一种新的流感病毒在人类引起大规模流行后,感染过或注射过疫苗的人就对这种病毒有了一定的抵抗力,再次流行时传播和感染强度会大大减弱。同样,甲型 H1N1 流感已逐渐转变为季节性流感,并成为流感主导毒株。其流行特点是流行强度和流行范围较小,重症病例发生率较低。

2.传染源

传染源主要为甲型 H1N1 流感患者和无症状感染者。虽然猪体内已发现甲型 H1N1 流感病毒,但目前尚无证据表明动物为传染源。

甲型 H1N1 流感患者的传染期是出现症状前 1 天至发病后 7 天,或至症状消失后 24 小时(以两者之间较长者为准)。年幼儿童、免疫力低下者或者重患者的传染期可能更长。部分人虽携带病毒而自身可不发病,但仍可传染他人。

3.传播途径

甲型 H1N1 流感病毒主要通过感染者打喷嚏或咳嗽等飞沫或气溶胶经呼吸道传播,也可通过口腔、鼻腔、眼睛等处黏膜直接或间接接触传播。接触患者的呼吸道分泌物、体液和被病毒污染的物品亦可能造成传播。此外,要考虑到粪口传播,因为许多患者有腹泻症状,可能存在粪便排毒。人类不会通过接触猪肉类或者食用猪肉类产品感染甲型 H1N1 流感。

4.易感人群

人群普遍易感,无特异免疫力,9～19 岁年龄发病率高,短期内学校可发生聚集性病例。以下人群为感染甲型 H1N1 流感病毒的高危患者:①妊娠期妇女。②肥胖者(体重指数≥40 危险度高,体重指数在 30～39 可能是高危因素)。③年龄<5 岁的儿童(年龄<2 岁更易发生严重并发症)。④年龄>65 岁的老年人。⑤伴有以下疾病或状况者:慢性呼吸系统疾病、心血管系统疾病(高血压除外)、肾病、肝病、血液系统疾病、神经系统及神经肌肉疾病、代谢及内分泌系统疾病、免疫功能抑制(包括应用免疫抑制剂或 HIV 感染等致免疫功能低下)、19 岁以下长期服用阿司匹林者。以上人群如出现流感相关症状,较易发展为重症病例,应当给予高度重视,应尽早进行甲型 H1N1 流感病毒核酸检测及其他必要检查。

(四)发病机制与相关病理生理

甲型 H1N1 流感是一种流感病毒急性感染,发病机制既与病毒复制并直接造成细胞损伤和死亡有关,也与机体和病毒的免疫作用有关。病理发现主要来自尸体解剖,主要的病例改变为支气管和肺泡上皮细胞损伤,肺泡腔渗出、水肿,肺泡积血,中性粒细胞、淋巴细胞及单核样细胞浸润,部分肺组织形成以中性粒细胞浸润为主的脓肿灶。其他病理改变包括肺血栓形成和嗜血现象。

(五)临床特点

甲型 H1N1 流感是一种自限性的呼吸系统疾病,临床表现与季节性流感相似。大部分患者临床表现比较轻微,但具有高危因素的患者容易发展为重症甚至死亡。潜伏期一般为 1～7 天,多为 1～3 天,比普通流感、禽流感潜伏期长。

大多数病例有典型的流感样症状,表现为发热、咳嗽、咽痛和流鼻涕。有 8%～32% 病例不发热。全身症状多见,如乏力、肌肉酸痛、头痛。恶心、呕吐和腹泻等消化道症状比季节性流感多见。严重症状包括气短、呼吸困难、长时间发热、神志改变、咯血、脱水症状、呼吸道症状缓解后再次加重。重症病毒性肺炎急性进展很常见,多出现起病后 4～5 天,可导致严重低氧血症、急性呼吸窘迫综合征(ARDS)、休克、急性肾衰竭。合并 ARDS 的重症患者可以出现肺栓塞。有 14%～15% 甲型 H1N1 流感表现为 COPD 或哮喘急性加重,或其他基础病急性加重。少见的临床综合征包括病毒性脑炎或脑病,出现意识不清、癫痫、躁动等神经系统症状;以及急性病毒性心肌炎。新生儿和婴儿典型流感样症状少见,但可表现为呼吸暂停、低热、呼吸急促、发绀、嗜睡、喂养困难和脱水。儿童病例易出现喘息,部分儿童病例出现中枢神经系统损害。妊娠中晚期妇女感染甲型 H1N1 流感后较多表现为气促,易发生肺炎、呼吸衰竭等。妊娠期妇女感染甲型 H1N1 流感后可导致流产、早产、胎儿宫内窘迫、胎死宫内等不良妊娠结局。

(六)辅助检查

1.血常规检查

白细胞总数一般正常,重症病例可表现为淋巴细胞降低。部分儿童重症病例可出现白细胞总数升高。

2.血生化检查

部分病例出现低钾血症,少数病例肌酸激酶、天门冬氨酸氨基转移酶、丙氨酸氨基转移酶、乳酸脱氢酶升高。

3.病原学检查

(1)病毒核酸检测:以 RT-PCR(最好采用 real-time RT-PCR)法检测呼吸道标本(咽拭子、鼻拭子、鼻咽或气管抽取物、痰)中的甲型 H1N1 流感病毒核酸,结果可呈阳性。

(2)病毒分离:呼吸道标本中可分离出甲型 H1N1 流感病毒。

(3)血清抗体检查:动态检测双份血清甲型 H1N1 流感病毒特异性抗体水平呈 4 倍或 4 倍以上升高。

4.胸部影像学检查

甲型 H1N1 流感肺炎在 X 线胸片和 CT 的基本影像表现为肺内片状影,为肺实变或磨玻璃密度,可合并网、线状和小结节影。片状影为局限性或多发、弥漫性分布,病变在双侧肺较多见。可合并胸腔积液。发生急性呼吸窘迫综合征时病变进展迅速,双肺有弥漫分布的片状影像。儿童病例肺炎出现较早,病变多为多发及弥漫分布,动态变化快,合并胸腔积液较多见。

(七)诊断

甲型 H1N1 流感的临床表现与季节性流感相同,因此,除流感病毒外,多种细菌、病毒、支原体、衣原体等亦可引起类似症状,包括呼吸道合胞病毒、副流感病毒、鼻病毒、腺病毒、冠状病毒,嗜肺军团菌感染等。临床表现均为不同程度的发热、咳嗽、咳痰、胸闷、气促、乏力、头痛和肌痛等,统称为流感样疾病。甲型 H1N1 流感病毒虽然是一种新型病毒,但是患者感染这种病毒后的症状表现却与上述疾病从临床表现上无法进行区分,很难从症状上判断是否感染了甲型 H1N1 流感。因此,最终确诊需要依据特异性的实验室检查,如血清学检查、核酸检测和病原体分离。

1.疑似病例

符合下列情况之一即可诊断为疑似病例。符合下述 3 种情况,在条件允许的情况下,可安排甲型 H1N1 流感病原学检查。

(1)发病前 7 天内与传染期的甲型 H1N1 流感疑似或确诊病例有密切接触,并出现流感样临床表现。密切接触是指在无有效防护的条件下照顾感染期甲型 H1N1 流感患者;与患者共同生活,暴露于同一环境;或直接接触过患者的气道分泌物、体液等。

(2)发病前 7 天内曾到过甲型 H1N1 流感流行(出现病毒的持续人间传播和基于社区水平的流行和暴发)的国家或地区,出现流感样临床表现。

(3)出现流感样临床表现,甲型 H1N1 流感病毒检测阳性,但未进一步排除既往已存在的亚型。

2.临床诊断病例

仅限于以下情况作出临床诊断:同一起甲型 H1N1 流感暴发疫情中,未经实验室确诊的流感样症状病例,在排除其他致流感样症状疾病时,可诊断为临床诊断病例。在条件允许的情况下,临床诊断病例可安排病原学检查。

甲型 H1N1 流感暴发是指一个地区或单位短时间内出现异常增多的流感样病例,经实验室检测确认为甲型 H1N1 流感疫情。

3.确诊病例

出现流感样临床表现,同时有以下一种或几种实验室检测结果即可确诊。

(1)甲型 H1N1 流感病毒核酸检测阳性(可采用 real-time RT-PCR 和 RT-PCR 方法)。

(2)血清甲型 H1N1 流感病毒的特异性中和抗体水平呈 4 倍或 4 倍以上升高。

(3)分离到甲型 H1N1 流感病毒。

4.重症与危重病例诊断

(1)重症病例:出现以下情况之一者为重症病例。①持续高热>3 天,伴有剧烈咳嗽,咳脓痰、血痰,或胸痛。②呼吸频率快,呼吸困难,口唇发绀。③神志改变,反应迟钝、嗜睡、躁动、惊厥等。④严重呕吐、腹泻,出现脱水表现。⑤影像学检查有肺炎征象。⑥肌酸激酶(CK)、肌酸激酶 M 同工酶(CK-MB)等心肌酶水平迅速增高。⑦原有基础疾病明显加重。

(2)危重病例:出现以下情况之一者为危重病例。①呼吸衰竭。②感染中毒性休克。③多脏器功能不全。④出现其他需进行监护治疗的严重临床情况。

(八)治疗原则

1.一般治疗

休息,多饮水,密切观察病情变化;对高热病例可给予退热治疗。

2.抗病毒治疗

此种甲型 H1N1 流感病毒目前对神经氨酸酶抑制剂奥司他韦、扎那米韦敏感,对金刚烷胺和金刚乙胺耐药。①奥司他韦:成人用量为 75 mg,每天 2 次,疗程为 5 天。对于危重或重症病例,奥司他韦剂量可酌情加至 150 mg,每天 2 次。对于病情迁延病例,可适当延长用药时间。1 岁及以上年龄的儿童患者应根据体重给药,体重不足 15 kg 者,予 30 mg,每天 2 次;体重 15~23 kg 者,予 45 mg,每天 2 次;体重 24~40 kg 者,予 60 mg,每天 2 次;体重大于 40 kg 者,予 75 mg,每天 2 次。对于儿童危重症病例,奥司他韦剂量可酌情加量。②扎那米韦:用于成人及 5 岁以上儿童。成人用量为 10 mg 吸入,每天 2 次,疗程为 5 天。5 岁及以上儿童用法同成人。

对于临床症状较轻且无合并症的甲型 H1N1 流感病例,无需积极应用神经氨酸酶抑制剂。感染甲型 H1N1 流感的高危人群应及时给予神经氨酸酶抑制剂进行抗病毒治疗。开始给药时间应尽可能在发病 48 小时以内(以 36 小时内为最佳),不一定等待病毒核酸检测结果,即可开始抗病毒治疗。孕妇在出现流感样症状之后,宜尽早给予神经氨酸酶抑制剂治疗。对于就诊时即病情严重、病情呈进行性加重的病例,须及时用药,即使发病已超过 48 小时,亦应使用。

3.其他治疗

(1)如出现低氧血症或呼吸衰竭,应及时给予相应的治疗措施,包括氧疗或机械通气等。

(2)合并休克时给予相应抗休克治疗。

(3)出现其他脏器功能损害时,给予相应支持治疗。

(4)出现继发感染时,给予相应抗感染治疗。

(5)妊娠期的甲型 H1N1 流感危重病例,应结合患者的病情严重程度、并发症和合并症发生情况、妊娠周数及患者和家属的意愿等因素,考虑终止妊娠的时机和分娩方式。

(6)对危重病例,也可以考虑使用甲型 H1N1 流感近期康复者恢复期血浆或疫苗接种者免疫血浆进行治疗。对发病 1 周内的危重病例,在保证医疗安全的前提下,宜早期使用。推荐用法:一般成人 100～200 mL,儿童酌情减量,静脉输入。必要时可重复使用。使用过程中,注意变态反应。

(九)预防

目前中国甲型 H1N1 流感虽处于低发期,但国外有些国家仍然处在高发状态,形势依然严峻,不能掉以轻心。控制人感染甲型 H1N1 流感病毒,其关键在于预防。

1.控制传染源

积极监测疫情变化。一旦监测发现甲型 H1N1 流感患者,立即按照有关规定对疫源地彻底消毒。对确诊病例、疑似病例进行住院观察、预防隔离治疗。对与患者有密切接触者进行登记,给予为期 7 天的医学观察和随访,并限制活动范围,做到早发现、早报告、早诊断、早治疗。

2.切断传播途径

消毒是切断传播途径控制甲型 H1N1 流感病毒感染的重要措施之一。

(1)彻底消毒感染者工作及居住环境,对病死者的废弃物应立即就地销毁或深埋。

(2)收治患者的门诊和病房按禽流感、SARS 标准做好隔离消毒:①医务人员要增强自我防护意识,进行标准防护。首先要勤洗手,养成良好的个人卫生习惯,用快速手消毒液消毒。进入污染区要穿隔离衣、戴口罩、帽子、手套,必要时戴目镜,学会正确穿脱隔离衣。②用过的体温计用 75％的酒精浸泡 15 分钟,干燥保存;血压器、听诊器每次使用前后用 75％的酒精擦拭消毒;隔离衣、压舌板使用一次性用品,保证不被交叉感染。③保持室内空气清新流通,对诊室、病房、教室、宿舍等公共场合进行空气消毒,采用循环紫外线空气消毒器,用乳酸 2～4 mL/100 m² 或者过氧乙酸 2～4 g/m³ 熏蒸,或用 1％～2％漂白粉或含氯消毒液喷洒。④防止患者排泄物及血液污染院内环境、医疗用品,一旦污染需用 0.2％～0.4％的 84 消毒液擦拭消毒,清洗干净,干燥保管。⑤所用抹布、拖布清洁区、污染区分开使用,及时更换,经常用 0.2％的 84 消毒液擦拭桌子表面、门把手等物体表面,感染性垃圾用黄色塑料袋分装,专人焚烧处理。

(3)患者的标本按照不明原因肺炎病例要求进行运送和处理。

3.保护健康人群

(1)保持室内空气流通,每天开窗通风 2 次,每次 30 分钟。注意家庭环境卫生,保持室内及周围环境清洁。

(2)避免接触生猪或前往有猪的场所;避免到人多拥挤或通风不良的公共场所,接触流感样症状(发热、咳嗽、流涕)或肺炎等呼吸道患者,特别是儿童、老年人、体弱者和慢性病患者。

(3)养成良好的个人卫生习惯,经常使用肥皂和清水洗手,尤其在咳嗽或打喷嚏时,应用使纸巾、手帕遮住口鼻,然后将纸巾丢进垃圾桶;打喷嚏、咳嗽和擦鼻子后要洗手,必要时应用乙醇类洗手液;接触呼吸道感染者及其呼吸道分泌物后要立即洗手,接触确诊或疑似患者时要戴口罩。

(4)保持良好的饮食习惯,注意多喝水,营养充分,不吸烟,不酗酒。保证充足睡眠,勤于锻炼,减少压力。

(5)如出现流感样症状(发热、咳嗽、流涕等),应及时到医院检查治疗,不要擅自购买和服用药物,并向当地卫生机构和检验部门说明。确诊为流感者应主动与健康人隔离,尽量不要去公共场所,防止传染他人。

（6）对健康人群进行甲型 H1N1 流感疫苗预防接种。疫苗能增加人群的免疫力和降低病毒的复制能力，减慢感染扩散，降低流行峰值的高度，是个人预防的重要措施。儿童免疫接种达到 70％ 的覆盖率即能有效地减轻流感在儿童中的流行，并能降低与其接触的社区人群的感染率。灭活流感疫苗（TIV）和减毒活疫苗（LAIV）是目前批准使用的甲型 H1N1 流感疫苗。美国推荐用常规 TIV 预防接种 6～59 个月的儿童，鼻喷剂 LAIV 只推荐在 5 岁以上儿童中使用。人群大规模接种流感疫苗可能会发生严重不良反应，必须引起高度重视。

二、护理评估

（一）流行病学评估

1.可能的传播途径

甲型 H1N1 流感病毒可通过感染者咳嗽和打喷嚏等传播，接触受感染的生猪、接触被人感染甲型 H1N1 流感病毒污染的环境、与感染甲型 H1N1 流感病毒的人发生接触。

2.传染源

甲型 H1N1 流感患者为主要传染源。虽然猪体内已发现甲型 H1N1 流感病毒，但目前尚无证据表明动物为传染源。

3.易感人群

老人和儿童、从疫区归来人员、甲型 H1N1 流感病毒实验室研究人员、体弱多病者易感。

（二）健康史评估

（1）了解患者的年龄、性别、身高、体重、营养状况等。

（2）询问患者起病的时间，起病急缓程度，有无发热、咳嗽、喉痛、头痛等全身症状。有无腹泻、呕吐肌肉痛等；询问患者既往治疗史，效果如何，服用过何种药物，服药的时间、剂量、疗效如何，有无不良反应。

（3）询问患者是否与猪流感患者有过密切接触。

（三）身体评估

（1）评估患者的体温、血压、脉搏；监测并记录体温的变化；评估患者的全身状况，有无身体疼痛、头痛、疼痛持续时间、头痛的性质，有无呕吐、腹泻，眼睛是否发红；进行体格检查。

（2）评估患者有无潜在并发症，如严重肺炎、急性呼吸窘迫综合征、肺出血、胸腔积液、全血细胞减少、肾衰竭、败血症、休克及 Reye 综合征等。

（四）心理-社会评估

由于患者对疾病缺乏认识，对隔离制度的不理解，容易产生恐惧、焦虑的心理，评估患者的精神状态，心理状况；评估其家庭支持系统对患者的关心和态度，对消毒隔离的认识。

（五）辅助检查结果评估

1.外周血常规检查

白细胞总数一般不高或降低。

2.病原学检查

（1）病毒核酸检测：以 RT-PCR 法检测呼吸道标本中的甲型 H1N1 流感病毒核酸，结果可呈阳性。

（2）病毒分离：呼吸道标本中可分离出甲型 H1N1 流感病毒。合并病毒性肺炎时肺组织中亦可分离出该病毒。

3.血清学检查

动态检测血清甲型 H1N1 流感病毒特异性中和抗体水平呈 4 倍或 4 倍以上升高。

4.影像学检查

可根据病情行胸部影像学等检查。合并肺炎时肺内可见斑片状炎性浸润影。

三、护理诊断/问题

(一)体温过高
体温过高与病毒血症有关。

(二)焦虑
焦虑与知识缺乏、隔离治疗等有关。

(三)潜在并发症
潜在并发症如肺炎、急性呼吸窘迫综合征、肺出血、胸腔积液等。

(四)有传播感染的危险
传播感染与病原体播散有关。

四、护理措施

(一)隔离要求

1.疑似病例

疑似病例安排单间病室隔离观察,不可多人同室。

2.确诊病例

确诊病例由定点医院收治。收入甲型 H1N1 流感病房,可多人同室。

3.孕产期妇女感染甲型 H1N1 流感

孕妇感染甲型 H1N1 流感进展较快,较易发展为重症病例,应密切监测病情,必要时住院诊治,由包括产科专家在内的多学科专家组会诊,对孕产妇的全身状况以及胎儿宫内安危状况进行综合评估,并进行相应的处理。如果孕妇在妇幼保健专科医院进行产前检查,建议转诊至综合医院处理。接受孕产期妇女甲型 H1N1 流感转诊病例的医院必须具备救治危重新生儿的能力。孕产期妇女辅助检查应根据孕产期情况进行产科常规项目检查。孕妇行胸部影像学检查时注意做好对胎儿的防护。

(1)待产期的甲型 H1N1 流感病例应在通风良好的房间单独隔离。

(2)分娩期的甲型 H1N1 流感病例应戴口罩,防止新生儿感染甲型 H1N1 流感。分娩过程中加强监护,并使患者保持乐观情绪。与患者有接触的医务人员和其他人员均应戴防护面罩和手套,穿隔离衣。使用隔离分娩室或专用手术间,术后终末消毒。在产后立即隔离患甲型 H1N1 流感的产妇和新生儿,可降低新生儿感染的风险。新生儿应立即转移至距离产妇 2 米外的辐射台上,体温稳定后立即洗澡。

(3)患甲型 H1N1 流感的产妇产后应与新生儿暂时隔离,直至满足以下全部条件:①服用抗病毒药物 48 小时后。②在不使用退烧药的情况下 24 小时没有发热症状。③无咳嗽、咳痰。满足上述条件的产妇,可直接进行母乳喂养。在哺乳前应先戴口罩,用清水和肥皂洗手,并采取其他防止飞沫传播的措施。在发病后 7 天之内,或症状好转 24 小时内都应采取上述措施。鼓励产后母乳喂养,母乳中的保护性抗体可帮助婴儿抵抗感染。为避免母乳喂养过程中母婴的密切接触,隔离期间可将母乳吸出,由他人代为喂养。

(4)甲型 H1N1 流感的患者分娩的新生儿属于高暴露人群,按高危儿处理,注意观察有无感染征象,并与其他新生儿隔离。

(5)曾患甲型 H1N1 流感的产妇出院时,应告知产妇、亲属和其他看护人预防甲型 H1N1 流感和其他病毒感染的方法,并指导如何监测产妇及婴儿的症状和体征。出院后加强产后访视和新生儿访视,鼓励产妇继续母乳喂养。

(二)常规护理

实行严密隔离制度,嘱患者多卧床休息,多饮水,进食清淡、易消化、富含营养的食物。

(三)病情观察

严密监测患者的生命体征,记录患者体温、血压、心率的变化,记录出入量;评估患者的精神状态,意识情况;观察患者有无呼吸困难、少尿等症状,若有,提示有并发症的发生,及时通知医师,配合治疗。

(四)用药护理

人类已研制出的所有流感疫苗对于猪流感都无效,但人感染猪流感是可防、可控、可治的。及早应用抗病毒药物,在进行常规抗病毒治疗的过程中,观察药物的疗效及不良反应,鼓励患者坚持治疗。为防止细菌感染的发生,可应用抗生素。

(五)心理护理

由于患者对甲型流感的认识不足,对隔离制度的不理解,容易产生焦虑、恐惧、孤独感;护理工作人员应热心的与患者交流,回答患者提出的问题,向患者及家属讲解此病的传播途径,隔离的意义,鼓励患者配合治疗,树立与疾病作斗争的信心,争取早日的康复。

(六)健康教育

(1)勤洗手,养成良好的个人卫生习惯。

(2)睡眠充足,多喝水,保持身体健康。

(3)应保持室内通风,少去人多不通风的场所。

(4)做饭时生熟分开很重要,猪肉烹饪至 71 ℃以上,以完全杀死猪流感病毒。

(5)避免接触生猪或前往有猪的场所。

(6)咳嗽或打喷嚏时用纸巾遮住口鼻,如无纸巾不宜用手,而是用肘部遮住口鼻。

(7)常备治疗感冒的药物,一旦出现流感样症状(发热、咳嗽、流涕等),应尽早服药对症治疗,并尽快就医,不要上班或上学,尽量减少与他人接触的机会。

(8)避免接触出现流感样症状的患者。

(七)出院标准

根据中国卫生部甲型 H1N1 流感诊疗方案,达到以下标准可以出院。

(1)体温正常 3 天,其他流感样症状基本消失,临床情况稳定,可以出院。

(2)因基础疾病或合并症较重,需较长时间住院治疗的甲型 H1N1 流感病例,在咽拭子甲型 H1N1 流感病毒核酸检测转为阴性后,可从隔离病房转至相应病房做进一步治疗。

五、护理效果评估

(1)患者体温逐渐恢复正常。

(2)患者能自我调节情绪,焦虑减轻。

（3）患者遵守隔离制度，坚持合理用药。

（4）患者无并发症的发生。

（5）住院期间没有新的感染病例。

（姚 霈）

第四节 传染性非典型肺炎

一、疾病概述

（一）概念和特点

传染性非典型肺炎又称严重急性呼吸综合征（severe acute respiratory syndromes，SARS）是一种因感染 SARS 相关冠状病毒而导致的急性传染病。以发热、干咳、胸闷为主要症状，严重者出现快速进展的呼吸功能衰竭。

SARS 相关冠状病毒在干燥塑料表面最长存活 4 天，腹泻患者的粪便中至少存活 4 天，在 0 ℃时可长期存活。对热敏感，56 ℃加热 90 分钟，75 ℃加热 30 分钟或紫外线照射 60 分钟可被灭活，暴露于常用消毒剂即失去感染性。

现症患者是重要的传染源。近距离飞沫传播是本病最主要的传播途径。人群普遍易感。本病首发于我国，迅速传至亚洲、北美、欧洲其他地区，以大中城市多见。发病季节为冬春季。

（二）发病机制与相关病理生理

病毒在侵入机体后，早期可出现病毒血症，引起机体细胞免疫受损，出现异常免疫反应，造成肺部损害。肺部的病理改变见弥漫性肺泡损伤、间质性肺炎病变为主，有肺水肿及透明膜形成。病程 3 周后有肺泡内机化及肺间质纤维化，造成肺泡纤维闭塞，出现急性呼吸窘迫综合征。

（三）临床特点

按病情的轻重分为普通型、轻型和重型。典型病例起病急，变化快。通常以发热为首发症状，体温常超过 38 ℃，热程为 1～2 周；可伴有畏寒、头痛、食欲缺乏、身体不适、皮疹和腹泻等感染中毒性症状。呼吸道症状表现为起病 3～7 天后出现频繁干咳、气短或呼吸急促、呼吸困难；常无流涕、咽痛等上呼吸道卡他症状。痰少，偶有痰中带血丝。轻型病例临床症状轻，病程短。多见于儿童或接触时间较短的病例。重型病例病情重，进展快，易出现急性呼吸窘迫综合征。

（四）辅助检查

1.实验室检查

血常规早期白细胞计数正常或降低，中性粒细胞可增多。并发细菌性感染时，白细胞计数可升高。多数重症患者白细胞计数减少，$CD4^+$ 和 $CD8^+T$ 淋巴细胞均明显减少。

2.血气分析

部分患者出现低氧血症和呼吸性碱中毒改变，重者出现 1 型呼吸衰竭。

3.X 线检查

胸部 X 线、CT 检查见肺部以间质性肺炎为主要特征。肺部阴影与症状体征可不一致，临床症状还不严重时，X 线胸片中已显示肺部有絮状阴影，并呈快速发展趋势。

4.病原学检查

患者呼吸道分泌物、排泄物、血液等标本,进行病毒分离,阳性可明确诊断。

5.血清学检查

双份血清抗体有 4 倍或以上升高,可作为确诊的依据。阴性不能排除本病。

6.分子生物学检测

PCR 方法敏感度较高,特异性较强,可用于检查痰液、鼻咽分泌物、血液、活检标本等。单份或多份标本 2 次以上为阳性者可明确诊断。阴性者不能排除本病的诊断。

(五)治疗原则

(1)早发现、早诊断、及时治疗有助于控制病情发展。以对症支持治疗和针对并发症的治疗为主。

(2)在疗效不明确的情况下,应尽量避免多种抗生素、抗病毒药、免疫调节剂、糖皮质激素等长期、大剂量地联合应用。

(3)高热者可使用解热镇痛药。

(4)咳嗽、咳痰者给予镇咳、祛痰药。

(5)腹泻患者注意补液及纠正水、电解质失衡。

(6)并发或继发细菌感染,可选用大环内酯类、氟喹诺酮类等抗生素。

(7)有严重中毒症状可应用糖皮质激素治疗。

(8)抗病毒可试用蛋白酶抑制剂类药物洛匹那韦+利托那韦等。

(9)重症患者可使用免疫增强药物,例如胸腺肽和免疫球蛋白治疗。

二、护理评估

(一)流行病学史评估

评估患者发病前 2 周是否有同类患者接触史;是否生活在流行区或发病前 2 周到过流行区;是否发生在冬春季。

(二)一般评估

1.生命体征

患者大多有发热,心率加快,呼吸急促等症状,非典重症患者呼吸频率>30 次/分,多器官功能衰竭者血压可下降。

2.患者主诉

患者主诉咳嗽、气促、呼吸困难、腹泻等。

(三)身体评估

1.头颈部

观察有无急性面容,有无呼吸急促、呼吸窘迫、口唇发绀,有无出汗。

2.胸部

肺炎体征表现为语音震颤增强,可闻及肺部湿啰音,严重者胸部叩诊呈实音。

(四)心理-社会评估

患者在疾病治疗过程中有无出现焦虑、抑郁、恐惧等不良情绪,监护病房隔离产生的孤独感,以及预后的社会支持。

(五)辅助检查结果评估

1.胸部 X 线

胸部 X 线早期呈斑片状或网状改变,部分患者进展迅速可呈大片阴影。

2.胸部 CT 检查

胸部 CT 检查可见局灶性实变,毛玻璃样改变。

(六)常用药物治疗效果的评估

(1)糖皮质激素可引起不良反应,例如上消化道出血、骨质疏松、继发性感染、低钾血症、低钙血症、高血糖、高血压等。

(2)干扰素等生物制品可引起发热、皮疹等变态反应。

三、护理诊断/问题

(一)体温过高

体温过高与病毒感染有关。

(二)气体交换受损

气体交换受损与肺部病变有关。

(三)焦虑/恐惧

焦虑或恐惧与隔离、担心疾病的预后有关。

(四)营养失调

低于机体需要量与发热、食欲缺乏、摄入减少、腹泻有关。

四、护理措施

(一)隔离要求

按呼吸道传染病隔离。疑似病例与确诊病例分开收治,应住单人房间。避免使用中央空调。工作人员进入隔离病室必须做好个人防护,须戴 N95 口罩,戴好帽子、防护眼罩及手套、鞋套等,穿好隔离衣。

(二)休息与活动

卧床休息,协助做好患者的生活护理,减少患者机体的耗氧量,防止肺部症状的加重。

(三)饮食护理

给予高热量、高蛋白、高维生素、易消化饮食。不能进食者或高热者应静脉补充营养,注意维持水、电解质平衡。

(四)病情观察

密切监测患者体温、呼吸频率、有无呼吸困难;了解血气分析、血常规以及心、肝、肾功能等情况;记录 24 小时出入量;定期复查胸片。

(五)对症护理

(1)及时吸氧,保持呼吸道通畅。

(2)痰液黏稠者给予祛痰剂,鼓励患者咳出痰液,必要时给予雾化吸入。

(3)呼吸困难者应根据患者的病情及耐受情况,选择氧疗和无创伤正压机械通气。必要时,予以气管插管或切开,呼吸机给氧,但应注意医护人员的防护。

（六）心理护理

由于患者被严密隔离，往往有孤独无助感，对病情的恐惧可出现焦虑、抑郁、烦躁不安的心理。对此，医护人员应及时与患者沟通，关心安慰患者，了解其真实的思想动态，并鼓励其面对现实，树立战胜疾病的信心和勇气。

（七）健康教育

（1）患者出院后应定期检查肺、心、肝、肾及关节等功能，若发现异常，应及时治疗。出院后应注意均衡饮食，补充足够的营养素。患有抑郁症者应及时进行心理治疗。

（2）流行期间减少大型群众性集会或活动，避免去人多或相对密闭的地方；不随地吐痰，避免在人前打喷嚏、咳嗽，清洁鼻子后应洗手；勤洗手；保持公共场所空气流通；需外出时，应注意戴口罩；保持乐观稳定的心态，均衡饮食，避免疲劳，充足睡眠，适量的运动等，均有助于提高人体对传染性非典型肺炎的抵抗能力。

（3）告诉患者如果出现下列任何一种情况，请速到医院就诊：①发热。②频繁的咳嗽、胸闷、呼吸急促。

五、护理效果评估

（1）患者呼吸困难减轻、无发绀，血氧饱和度正常。

（2）患者体温下降。

（3）患者食欲增加，大便形态正常。

（姚　霈）

第五节　肺　结　核

肺结核是由结核分枝杆菌引起的肺部慢性传染性疾病，结核分枝杆菌可侵及几乎全身所有脏器，但以肺部最为常见。

一、病因与发病机制

（一）病原菌

结核分枝杆菌属分枝杆菌，分为人型、牛型、非洲型和鼠型四类，其中引起人类结核病的主要为人型结核分枝杆菌。结核分枝杆菌的生物学特性有多形性、抗酸性、生长缓慢、抵抗力强、菌体结构复杂。肺结核的免疫主要是细胞免疫，身体组织对结核分枝杆菌及其代谢产物可发生Ⅳ型（迟发性）变态反应。

（二）肺结核的传播

1.传染源

主要是痰中带菌的肺结核患者，尤其是那些未被发现和未经治疗管理或治疗不合理的涂片阳性患者。

2.传播途径

结核分枝杆菌主要通过咳嗽、打喷嚏或高声说笑时把含有结核分枝杆菌的微滴排放到空气中传播。飞沫传播是肺结核最重要的传播途径。

3.易感人群

婴幼儿、老年人、HIV 感染者、免疫抑制剂使用者、慢性疾病患者等免疫力低下者都是结核病的易感人群,生活贫困、居住拥挤等社会因素也能够影响机体对结核分枝杆菌的自然抵抗力。

(三)结核分枝杆菌感染

1.原发感染

首次吸入结核分枝杆菌微滴的人,肺组织出现的炎症病变,称为原发病灶。原发病灶和肿大的气管、支气管、淋巴结合称为原发复合征。

2.继发感染

继发感染主要包括内源性复发和外源性重复感染。原发性结核感染时期遗留下来的潜在病灶中的结核分枝杆菌重新活动而发生的结核病,称为内源性复发。由于受到结核分枝杆菌的再感染而发病,称为外源性重复感染。

继发性结核病与原发性结核病有明显差异。继发性结核有明显临床症状,容易出现空洞和排痰,有传染性,是防治工作的重点。机体对结核分枝杆菌再感染和初感染的不同反应表现为 Koch 现象。

二、分类

原发型肺结核、血行播散型肺结核、继发型肺结核(包括浸润型肺结核、空洞型肺结核、结核球、干酪样肺炎、纤维空洞型肺结核)、结核性胸膜炎、其他肺外结核和菌阴肺结核。

三、临床表现

(一)肺部症状

患者可有咳嗽、咳少量白色黏液痰;有空洞形成时,痰量增多;合并细菌感染时,痰呈脓性;合并支气管结核表现为刺激性干咳。部分患者有不同程度咯血。病变累及壁胸膜时有胸壁刺痛,并随呼吸和咳嗽而加重。干酪样肺炎和大量胸腔积液患者可有呼吸困难。

(二)全身症状

患者多为长期午后低热。部分患者有乏力、食欲缺乏、盗汗和体重减轻等全身毒性症状。育龄女性可有月经失调或闭经。

(三)体征

病变范围小或位置深者多无异常体征。渗出性病变范围较大或干酪样坏死时,则可以有肺部病变相关体征。

四、辅助检查

(一)实验室检查

多次查痰,包括痰涂片、痰培养和药物敏感性测定等。其中痰培养是诊断的金标准。结核菌素试验对诊断有参考价值。

(二)影像学检查

胸部 X 线检查可以早期发现肺结核,用于诊断、分型、指导治疗及了解病情变化。胸部 CT 检查有助于微小或隐蔽性肺结核病灶的发现、了解病变范围及鉴别诊断。肺结核影像学特点是病变多发生在上叶的尖后段、下叶的背段和后基底段,密度不均匀,边缘较清楚,病变变化较慢,易形成空洞和播散病灶。

(三)纤维支气管镜检查

对支气管结核的诊断有重要价值,也可取活检提供病理学诊断。

五、治疗要点

采取化疗,对症治疗,必要时手术治疗。化疗的原则为早期、联合、适量、规律和全程治疗。整个治疗方案分强化和巩固两个阶段。常用抗结核药物依据其抗菌能力分为杀菌剂和抑菌剂。针对患者出现的毒性症状、咯血等给予对症处理。以上治疗无效或病情较重者可考虑手术治疗。

六、护理措施

(一)一般护理

1.休息与活动

休息的程度与期限取决于患者的代谢功能、病灶的性质与病变的趋势:①若肺结核患者症状明显,如有咯血、高热等严重症状,或结核性胸膜炎伴大量胸腔积液者,应卧床休息。②症状较轻患者应避免劳累和重体力劳动,保证充足的睡眠和休息,做到劳逸结合。③痰涂片阴性和经有效抗结核治疗4周以上的患者,没有传染性或只有极低的传染性,应鼓励患者过正常的家庭和社会生活。④恢复期可适当增加活动,充分调动人体内在的自身康复能力,提高机体免疫力和抗病能力。

2.饮食指导

为肺结核患者提供高热量、高蛋白、富含维生素的饮食:①进食鱼、肉、蛋、牛奶、豆制品等动、植物蛋白,成人每天蛋白质为 $1.5\sim2.0$ g/kg,其中优质蛋白应占一半以上。②每天应摄入富含维生素的新鲜蔬菜和水果。③添加促进食欲的食物,如山楂、新鲜水果等,采用患者喜欢的烹调方法,创造适宜的进餐环境以促进患者食欲。④每周测体重1次并记录,了解患者营养状况是否改善。

(二)病情观察

观察患者咳嗽、咳痰和咯血的情况。

(三)对症护理

中、大量咯血应积极止血,保持气道通畅,注意防止窒息和出血性休克发生。垂体后叶素仍是治疗肺结核大咯血最有效的止血药。

(四)用药护理

观察药物治疗不良反应:①异烟肼易造成周围神经炎,可服维生素 B_1、维生素 B_6 预防。②利福平应早晨空腹或早饭前半小时服用,服药后大小便、唾液、眼泪呈橘红色,主要为肝功能损害,还会加速口服避孕药、降糖药、茶碱、抗凝血剂等药物的排泄。③吡嗪酰胺常见不良反应为高尿酸血症、肝损害、食欲缺乏、关节痛和恶心。④乙胺丁醇会产生球后视神经炎,使用中应监测视力与视野。⑤链霉素易产生听力和肾损害,应注意患者听力有无变化,定期复查肾功能。

(五)心理护理

肺结核病程长、恢复慢,且病情易反复,使患者产生急躁、惧怕心理,护士应注意患者的心理状态,观察患者有无焦虑、忧郁、社交孤立等情绪,耐心向患者讲解疾病的知识,并给予患者帮助与支持,使其坚持正规治疗。指导患者使用放松技术,分散注意力,如听音乐、看书、读报、听相声、练气功、打太极拳等;多与患者接触并交谈,嘱其说出自己的感受,必要时可发泄。

(六)健康指导

1.用药指导

向患者强调坚持规律、全程、合理用药的重要性。督促患者按医嘱服药、建立按时服药的习惯,积极配合医护人员进行全程督导短程化疗(directly-observed treatment, short-course, DOTS),防止治疗失败而产生耐药结核分枝杆菌,增加治疗的困难和经济负担。嘱患者定期复查胸片和肝、肾功能,了解治疗效果和不良反应,必要时调整治疗方案。

2.隔离指导

(1)住院治疗时:痰涂片阳性的肺结核患者需进行呼吸道隔离,室内保持良好通风,每天进行空气消毒;注意个人卫生,严禁随地吐痰,在咳嗽或打喷嚏时,用双层纸巾遮住口鼻,纸巾按传染性废物处理;勤洗手,尤其是接触痰液后;餐具煮沸消毒或用消毒液浸泡消毒,同桌共餐时使用公筷,以防传染。

(2)出院后:有条件的患者可与家人分开居住,就餐时使用公筷,餐具使用后进行消毒,被褥、书籍在烈日下暴晒杀菌;排菌期外出时戴口罩。

3.预防指导

未受过结核分枝杆菌感染的新生儿、儿童及青少年应接种卡介苗;密切接触者或对受结核分枝杆菌感染易发病的高危人群,如 HIV 感染者、硅沉着病、糖尿病等,应定期到医院进行有关检查,必要时给予预防性治疗。

(姚 霈)

第六节 病毒性肝炎

一、疾病概述

(一)概念和特点

病毒性肝炎是由多种肝炎病毒引起的,以肝脏炎症和坏死病变为主的一组传染病。临床上主要表现为疲乏、食欲减退,肝大及肝功能损害,部分病例出现黄疸,无症状感染者常见。目前已确定的病毒性肝炎有分甲型、乙型、丙型、丁型和戊型肝炎五种,各型之间无交叉免疫,可同时或先后感染、混合感染或重叠感染,使症状加重。

1.甲型肝炎

甲型肝炎病毒(HAV)对外界抵抗力较强,耐酸碱,能耐 56 ℃高温 30 分钟,室温下可生存 1 周,煮沸 5 分钟全部灭活。紫外线 1 分钟,1.5～2.5 mg/L 余氯 15 分钟;3%甲醛 5 分钟可灭活。传染源主要是急性期患者和隐性感染者,尤其以后者多见,是最重要的传染源。甲型肝炎病毒主要经粪-口传播。抗 HAV 阴性者均易感。

2.乙型肝炎

乙型肝炎病毒(HBV)抵抗力强,能耐 60 ℃高温 4 小时及一般浓度消毒剂,煮沸 10 分钟、65 ℃高温 10 小时或高压蒸汽消毒可以灭活。急、慢性乙型肝炎患者和病毒携带者均可传播乙型肝炎,慢性患者和乙型肝炎表面抗原(HBsAg)携带者是乙型肝炎最主要的传染源。血液传播是主要的传播方式,另外也可由生活密切接触传播和母婴传播。HBsAg 阳性母亲的新生儿、反复输血或血制品者、多个性伴侣者、血液透析患者、静脉药瘾者及接触血液的医务工作者等是感染 HBV 的高危人群。

3.丙型肝炎

丙型肝炎病毒(HCV)甲醛(1:1 000)6 小时及 60 ℃高温 10 小时可以灭活。传染源是急、慢性患者和病毒携带者,尤以病毒携带者有重要的意义。传播途径与乙型肝炎相似。各个年龄组均普遍易感。

4.丁型肝炎

丁型肝炎病毒(HDV)必须有 HBV 或其他嗜肝 DNA 病毒辅助才能复制、表达。传染源和传播途径与乙型肝炎相似。人类对 HDV 普遍易感。感染可以是混合感染,即正常人群或未受 HBV 感染的人群同时感染 HBV 和 HDV,也可以是重叠感染,即已经感染 HBV 的人群在 HBV 感染基础上又感染 HDV。

5.戊型肝炎

戊型肝炎病毒(HEV)对高热、氯仿等敏感。传染源和传播途径与甲肝相似。暴发流行均由粪便污染水源所致。

(二)发病机制与相关病理生理

各型病毒性肝炎的发病机制目前尚未完全明了。HAV 导致肝细胞损伤机制可能是通过免疫介导引起。HBV 引起肝细胞损伤主要由病毒诱发的免疫反应引起,即机体的免疫反应在清除 HBV 的过程中造成肝细胞损伤,而乙型肝炎的慢性化则可能与免疫耐受有关。HCV 引起肝细胞损伤的机制与 HCV 的直接致病作用及免疫损伤有关。HDV 对肝细胞有直接致病性。戊型肝炎是由于细胞免疫是引起肝细胞损伤的主要原因。

除甲型和戊型肝炎无慢性肝炎的病理改变以外,各型肝炎的病理改变基本相同。其基本病变为肝细胞肿胀、气球样变性或嗜酸性变性,可有点灶状或融合性坏死或凋亡小体,炎细胞浸润及库普弗细胞增生肥大。慢性病例可见肝纤维增生形成纤维间隔。肝衰竭可见肝细胞大量坏死。

(三)临床特点

1.急性肝炎

(1)急性黄疸型肝炎临床表现阶段性较为明显,可分为 3 期。①黄疸前期:主要表现为畏寒、发热、全身乏力,食欲缺乏,厌油,恶心,呕吐、腹痛、肝区痛、腹泻、尿色逐渐加深。②黄疸期:主要表现为发热减退,尿色继续加深,巩膜及皮肤出现不同程度黄染,约 2 周内达高峰。可有皮肤瘙痒,大便颜色变浅,心动过缓等梗阻性黄疸表现。肝功能改变明显。③恢复期:黄疸消退,精神及食欲好转。肿大的肝脏逐渐回缩。肝功能恢复正常。

(2)急性无黄疸型肝炎:除无黄疸外,其他临床症状与黄疸型相似。

2.慢性肝炎

患者反复出现疲乏、头晕、食欲减退、肝区不适、肝大、压痛。重度时腹胀明显,尿黄,伴有蜘蛛痣、肝掌、毛细血管扩张或肝病面容,进行性脾大,肝功能持续异常,或伴有肝外器官损害等。慢性肝炎肝功能损害程度见表 5-1。

3.肝衰竭

(1)急性肝衰竭:起病急,病程 2 周内出现黄疸迅速加深、肝脏迅速缩小、出血倾向、酶胆分离、中毒性鼓肠、肝臭、腹水、肝肾综合征及不同程度肝性脑病。

表 5-1　慢性肝炎肝功能损伤程度参考指标

项目	轻度	中度	重度
ALT 和/或 AST(IU/L)	≤正常 3 倍	>正常 3 倍	>正常 3 倍
胆红素(μmol/L)	≤正常 2 倍	>正常 2~5 倍	>正常 5 倍
清蛋白(g/L)	≥35	32<清蛋白<35	≤32
A/G	≥1.4	1.0<A/G<1.4	≤1.0
γ-球蛋白(%)	≤21	21<γ-球蛋白<26	≥26
凝血酶原活动度(PTA)(%)	>70	60~70	40<PTA<60
胆碱酯酶(CHE)(U/L)	>5 400	4 500<CHE≤5 400	≤4 500

(2)亚急性肝衰竭:病程 15 天至 26 周内出现上述症状者。

(3)慢加急性肝衰竭:在慢性肝病基础上出现的急性肝功能失代偿。

(4)慢性肝衰竭:在慢性肝炎或肝炎后肝硬化基础上发生的肝衰竭,主要以同时具有慢性肝病的症状、体征和实验室检查的改变及肝衰竭的临床表现为特点。

4.淤胆型肝炎

淤胆型肝炎亦称毛细胆管型肝炎,主要表现为肝内梗阻性黄疸,例如出现皮肤瘙痒、粪便颜色变浅、肝大和梗阻性黄疸的化验结果。

5.肝炎后肝硬化

在肝炎基础上发展为肝硬化,表现为肝功能异常及门静脉高压。

(四)辅助检查

1.肝功能检查

肝功能检查包括谷丙转氨酶(ALT)及谷草转氨酶(AST)检测等,血清蛋白质测定,血清和尿胆色素检测,血清凝血酶时间(PT)及凝血酶原活动度 PTA 检测,甲胎蛋白(AFP)检测。

2.肝炎病毒标记物检测

(1)抗 HAV-IgM 阳性提示甲型肝炎现症感染,抗 HAV-IgG 阳性提示过去感染而产生免疫。

(2)HBV:血清学标志包括 HBsAg、抗-HBs、HBeAg、抗-HBe、抗-HBc 和抗 HBc-IgM。HBV-DNA 定量检测可反映病毒复制水平。

(3)丙型肝炎:血清抗 HCV-IgM 或和 HCV-RNA 阳性可确诊。

3.肝脏弹性测定

肝脏弹性测定能够比较准确地识别出轻度肝纤维化和重度肝纤维化/早期肝硬化。

4.肝活体组织检查

肝活体组织检查能准确判断慢性肝炎患者所处的病变阶段及判断预后。

5.超声检查

超声检查能观察肝、脾、胆囊情况;探测并估计腹水量等。

(五)治疗原则

(1)以足够的休息营养为主,辅以适当药物,避免饮酒、过劳和肝损害药物。

(2)各临床类型肝炎治疗的侧重点不同。急性肝炎以一般治疗及对症支持治疗为主。慢性肝炎根据患者具体情况采取调节机体免疫、抗病毒、抗纤维化等治疗。肝衰竭患者以促进肝细胞再生,纠正低蛋白血症,预防和治疗并发症及人工肝支持系统治疗,符合条件者争取行肝移植。

二、护理评估

(一)流行病学史评估

甲型肝炎、戊型肝炎起病前有无进食不洁海产品,当地有无食物或水源型暴发流行,是否流行季节。乙型肝炎应评估有无乙型肝炎家族史及有无与乙型肝炎或 HBsAg 携带者密切接触史,乙型或丙型肝炎患者有无输血史,手术史等。有无疫苗接种史,有无吸毒史等流行病学史。

(二)一般评估

1.生命体征

急性肝炎患者体温可正常或偏高。大量腹水、中毒性鼓肠及肺部感染时是否存在呼吸困难。

2.患者主诉

患者有无疲乏、食欲缺乏、厌油、恶心、呕吐、腹痛、肝区痛、腹泻、尿黄、皮肤瘙痒等症状。

3.相关记录

记录患者神志、计算力、定向力。黄疸情况、体重、腹围及腹水情况、饮食情况。皮肤(注射部位)、黏膜情况。大便颜色、性状、次数,小便颜色、性状、次数及量,瞳孔大小、形状及对光反射等。

(三)身体评估

1.头颈部

观察有无肝病面容,巩膜有无黄染,有无蜘蛛痣。观察患者行为、计算力、定向力、理解力的变化,有无扑击样震颤。

2.腹部

测量腹围,有无腹部膨隆,有无腹壁静脉曲张。有无移动性浊音阳性。腹部有无压痛及反跳痛。肝脏有无肿大或缩小,质地是否柔软等。脾脏有无增大。Murphy 征是否阳性。

3.其他(四肢、皮肤)

全身皮肤和黏膜有无黄疸,有无瘀点、瘀斑,搔抓痕迹及破损。有无肝掌,有无蜘蛛痣。双下肢有无凹陷性水肿情况。

(四)心理-社会评估

评估患者对肝炎一般知识的了解情况,对预后的认识、对所出现的各种症状的心理反应及表现;评估患者对患病后住院隔离的认识及疾病是否对工作、学习、家庭等造成影响;家庭经济状况、社会支持系统对肝炎的认识及对患者的关心程度;患者的应对能力等。

(五)辅助检查结果评估

1.实验室检查

评估患者是否有血清转氨酶升高、清蛋白下降、胆红素升高、凝血酶时间延长;肝炎病毒标记物是否阳性。

2.超声检查

评估患者是否有肝、脾的大小、形态、包膜情况、实质回声结构、血管分布及其走行的异常;有无腹水及估计腹水量等。

(六)常用药物治疗效果的评估

1.干扰素评估要点

(1)治疗初期常见感冒样综合征,可于注射后 2 小时,给予对乙酰氨基酚等解热镇痛剂,对症处理,不必停药;或将注射时间安排在晚上。

(2)骨髓抑制:一般停药后可自行恢复。当白细胞计数<$3.0×10^9$/L或中性粒细胞计数<$1.5×10^9$/L,或血小板计数<$40×10^9$/L时,需停药,并严密观察,对症治疗,注意出血倾向。血象恢复后可重新恢复治疗,但需密切观察。

(3)神经系统症状:例如焦虑、抑郁、兴奋、易怒、精神病。出现抑郁及精神病症状应停药。

(4)出现失眠、轻度皮疹时对症治疗,可不停药,有时可出现脱发。

(5)少见的不良反应有:癫痫、肾病综合征、间质性肺炎、诱发自身免疫性疾病和心律失常等,出现这些疾病和症状时,应停药观察。

2.核苷(酸)类似物不良反应的预防和处理

核苷(酸)类似物少见、罕见的不良反应,例如肾功能不全、肌炎、横纹肌溶解、乳酸酸中毒等,应引起关注。一旦确诊为尿毒症、肌炎、横纹肌溶解或乳酸酸中毒等,应及时停药或改用其他药物,并给予积极的治疗。

三、护理诊断(问题)

(一)体温过高

体温过高与肝炎病毒感染有关。

(二)营养失调

低于机体需要量与摄入不足和呕吐有关。

(三)活动无耐力

活动无耐力与心排血量减少病毒性肝炎引起肝细胞受损有关。

(四)有皮肤完整性受损的危险

皮肤完整性受损与胆盐沉积刺激皮肤引起瘙痒有关。

(五)潜在并发症

1.出血

出血与凝血酶原合成减少引起凝血功能异常有关。

2.肝性脑病

肝性脑病与各种毒性物质引起大脑损害有关。

3.感染

感染与抵抗力下降有关。

4.肾功能不全

肾功能不全与肾血流灌注不足有关。

5.知识缺乏

患者缺乏肝炎相关知识。

四、护理措施

(一)适当休息

休息是急性肝炎治疗的重要措施。当症状好转、黄疸减轻、肝功能改善后,可逐渐恢复活动,以患者不感觉疲劳为度。重型肝炎患者应绝对卧床休息。

(二)合理饮食

急性肝炎早期应选择易消化、清淡、适合患者口味的饮食。保证足够热量,并鼓励患者多吃水果、蔬菜等含维生素丰富的食物。病情好转后避免暴饮暴食,防止诱发脂肪肝及糖尿病,维持体重在患病前水平或略有增加。不饮酒及含酒精饮料。重型肝炎患者限制蛋白质入量,每天蛋白摄入小于 0.5 g/kg,有肝性脑病时限制蛋白质摄入。

(三)用药护理

应严格按医嘱用药,并注意观察常用药的毒副作用,发现问题及时处理。抗病毒治疗时应强调患者的依从性,勿自行停药,以免引起病毒耐药和病情反复。

(四)心理护理

多关心体贴患者,使患者保持良好的情绪,向患者介绍疾病的传播途径、隔离的意义、方式,以取得患者合作。

(五)皮肤护理

皮肤瘙痒的患者鼓励使用温和沐浴露沐浴,使用炉甘石洗剂擦拭瘙痒部位。避免搔抓皮肤,剪指甲每周 1~2 次。协助患者改变体位,每 2 小时 1 次;加强骨隆突处皮肤的护理,预防压疮发生,保持床单位的平整、清洁、干燥。

(六)对症护理

1.肝性脑病的观察和护理

观察有无情绪异常、性格和行为反常。避免肝性脑病的诱因,例如高蛋白饮食、消化道出血、大剂量利尿剂使用、大量放腹水等。口服乳果糖保持大便通畅。发生肝性脑病时应加强患者的安全防范,使用床栏,防止坠床、出走、自伤。做好肝性脑病患者用药的观察。

2.出血的观察和护理

观察皮肤、黏膜情况,观察有无黑便,观察凝血酶原时间、血小板计数等情况。鼻出血者用 0.1%肾上腺素棉签或明胶海绵压迫止血,穿刺或注射部位应压迫止血 10~15 分钟。必要时输新鲜全血补充凝血因子。嘱患者勿用牙签剔牙,勿用硬牙刷刷牙。

3.肝肾综合征的观察和护理

观察 24 小时尿量,监测尿常规、尿比重及血尿素氮、肌酐及血清钾、钠等。避免使用肾毒性药物、大量利尿、大量多次放腹水、消化道出血等。

4.继发感染的观察和护理

加强皮肤、口腔、呼吸道、消化道及泌尿道感染的预防,观察感染的表现并按医嘱用药。

(七)健康教育

(1)指导患者及其家属有关疾病传播的知识。甲、戊型肝炎病毒主要从粪便排出体外,通过直接或间接污染手、饮水、食物、食具等经消化道传播。乙型肝炎主要通过输血、血制品及消毒不严的注射器的针头传染,也可通过性传染。丙型肝炎通过输血和注射途径传染。

(2)向患者介绍需要接受隔离及隔离的方法,以取得配合,防止疾病传播。

(3)避免肝炎反复发作的诱因,如过度劳累、暴饮暴食、酗酒、不合理用药、感染、不良情绪等。

(4)慢性肝炎患者出院后定期随诊,检测肝功能及肝炎病毒标记物。

(5)告诉患者如果出现下列任何一种情况时请速到医院就诊:①乏力、恶心、食欲下降。②皮肤、巩膜黄染、尿黄。③腹胀、双下肢水肿。④神志不清、计算力和定向力下降。⑤上消化道出血:呕血或便血等。

五、护理效果评估

(1)患者体温恢复正常,患者黄疸消退、食欲好转。

（2）患者皮肤瘙痒症状减轻,无皮肤破损、压疮发生。

（3）患者日常活动不感到疲乏,能够掌握交替活动和休息的方法。

（4）患者营养状况良好,表现为体重下降或稍有增加。

（5）患者神志、生命体征、尿量正常,无感染、肝性脑病、上消化道出血、肝肾综合征等并发症。

（姚 霈）

第七节 流行性出血热

一、疾病概述

（一）概念和特点

流行性出血热亦称肾综合征出血热,是由流行性出血热病毒（EHFV）引起的急性、地方性、经鼠传播的自然疫源性传染病。临床上以发热、休克、充血、出血和急性肾功能损害为主要表现。

EHFV 不耐热和不耐酸,37 ℃和 pH 5.0 以下易灭活,56 ℃高温 30 分钟和 100 ℃高温 1 分钟可灭活。对紫外线、酒精和碘酒等消毒剂敏感。传染源在我国是鼠类,主要通过不同途径接触鼠类带有病毒的排泄物而感染。人群普遍易感。有明显高峰季节,主要与传染源的密度和带毒率改变有关。

（二）发病机制与相关病理生理

本病发病机制未完全清楚,多数研究认为是病毒直接作用与病毒感染诱发免疫损伤及细胞因子和介质共同作用的结果。以小血管和肾脏病变最明显。基本病变是全身小血管广泛受损,可见其内皮肿胀、变性和坏死,引起各脏器病变。

（三）临床特点

特征性临床表现为发热、出血和肾损害。典型病例病程中有发热期、低血压休克期、少尿期、多尿期和恢复期的五期经过。

1.发热期

除发热外主要表现有全身中毒症状,毛细血管损伤和肾损害征。毛细血管损伤,主要表现为充血、出血和渗出水肿征。患者面部、颈部及上胸部明显充血潮红（三红）。腋下、胸背部皮肤呈条索点状或搔抓样瘀点。肾损害主要表现为蛋白尿和尿镜检发现管型等。

2.低血压期

多数患者发热末期或热退同时出现血压下降,甚至休克,可出现烦躁、谵妄。休克持续过久,可出现 DIC、休克肺、脑水肿、急性肾衰竭等。

3.少尿期

少尿期主要临床表现为尿毒症、酸中毒和水电解质紊乱。严重患者发生高血容量综合征和肺水肿。

4.多尿期

尿量逐渐增加,若水和电解质补充不足或继发感染,可发生继发性休克,也可发生低钠、低钾症状。

5.恢复期

尿量逐渐恢复至正常,精神及食欲恢复。

(四)辅助检查

1.血常规

白细胞计数逐渐升高,出现异常淋巴细胞,血小板下降。

2.尿常规

患者可出现尿蛋白,尿中还可有红细胞、管型或膜状物。

3.血液生化检查

血尿素氮及肌酐在低血压休克期开始升高,多尿后期开始下降。血钾在发热期和休克期处于低水平,少尿期升高,多尿期又降低。

4.凝血功能检查

高凝期凝血时间缩短,消耗性低凝血期则纤维蛋白原降低,凝血酶原时间延长和凝血酶时间延长,进入纤溶亢进期则出现纤维蛋白降解物(FDP)升高。

5.免疫学检查

早期患者的血清及尿沉渣细胞均可检出 EHF 病毒抗原,有助于病原诊断。特异性抗体检查:包括血清 IgM 和 IgG 抗体。IgM(1:20)为阳性。IgG(1:40)为阳性,双份血清滴度 4 倍以上有确诊价值。

(五)治疗原则

(1)抓好"三早一就近"(早诊断,早休息,早治疗,就近到有医疗条件的医疗机构救治)是本病治疗的关键。

(2)治疗中要注意防治休克、肾衰竭和出血。

(3)发热期应控制感染,减轻外渗,中毒症状重者可给予地塞米松 5~10 mg 静脉滴注。预防 DIC。

(4)低血压休克期应补充血容量,纠正酸中毒,应用血管活性药物与肾上腺皮质激素。

(5)少尿期应稳定内环境,促进利尿,可用甘露醇或呋塞米,也可使用导泻疗法或透析疗法。

(6)多尿期主要是维持水与电解质平衡,防治继发感染。

(7)恢复期应补充营养,逐步恢复工作。

二、护理评估

(一)流行病学史评估

评估患者居住地是否多老鼠,有无接触死鼠或鼠类排泄物,有无被鼠类咬伤史等。

(二)一般评估

1.生命体征

患者体温以稽留热和弛张热多见,心率加快或有心律不齐;呼吸急促。高血容量综合征血压升高、脉搏洪大、脉压差增大和心率增快等。肺水肿时患者呼吸急促、呼吸困难、发绀等。

2.患者主诉

评估患者有无全身中毒症状,例如疲乏、全身酸痛等和消化道症状。

3.相关记录

记录患者神志、皮肤、出入量等结果。

(三)身体评估

1.头颈部

观察充血、渗出及出血的表现；有无"三红"的表现，皮肤瘀斑的分布、范围及有无破溃出血，颜面部有无水肿等。

2.肺部

听诊有无呼吸音粗，有无干湿啰音。

3.腹部

触诊患者腹部有无压痛、反跳痛。肾脏有无叩击痛。

(四)心理-社会评估

评估患者对疾病知识的了解情况，患者在疾病治疗过程中的心理反应与需求，家庭及社会支持情况。

(五)辅助检查结果评估

实验室检查有无血液浓缩，异型淋巴细胞，血小板减少和蛋白尿。血液和尿沉渣细胞中是否检出特异性抗原和血清中检出特异性抗体。有无水电解质酸碱平衡失调。

(六)常用药物治疗效果的评估

(1)右旋糖酐-40偶可见变态反应，例如发热、胸闷、呼吸困难、荨麻疹等。

(2)碳酸氢钠溶液剂量偏大或存在肾功能不全时，可出现水肿、精神症状、肌肉疼痛或抽搐、呼吸减慢、口内异味、异常疲倦虚弱等。

三、护理诊断(问题)

(一)体温过高

体温过高与病原体感染有关。

(二)组织灌注量改变

组织灌注量改变与出血、感染、少尿和多尿等有关。

(三)疼痛

疼痛与全身中毒血症有关。

(四)潜在并发症

1.出血

出血与毛细血管损伤、凝血功能异常有关。

2.电解质紊乱

电解质紊乱与利尿、脱水、补液等有关。

3.肺水肿

肺水肿与少尿血容量增多有关。

4.感染

感染与抵抗力下降有关。

5.急性肾衰竭

急性肾衰竭与肾血流不足有关。

四、护理措施

(一)病情观察

观察生命体征,神志变化。注意有无出血、尿量及尿的颜色变化,记录 24 小时出入量。

(二)休息和饮食

急性期需绝对卧床休息,避免随意搬动患者,至恢复期逐渐增加活动量。发热期给予高热量、高维生素、富有营养的流质或半流质饮食,少量多餐。少尿期,严格控制入量,限制钠盐及钾盐的食物。

(三)疼痛的护理

患者有头痛、腰痛、眼眶痛等症状时,给予相应的解除疼痛的护理,创造舒适、安静的环境,减少噪声对患者的刺激,给予按摩止痛或按医嘱给予止痛药。

(四)发热的护理

观察发热的程度及热型、伴随症状并记录。每 4 小时测体温 1 次,体温>38.5 ℃时,可在体表大血管处进行冷敷,不宜用酒精擦浴、禁忌使用发汗退热药,以防大汗引起休克。遵医嘱补充液体。

(五)并发症的观察及护理

1.出血

观察出血的表现,有无咯血、呕血、便血、血尿、鼻衄以及注射部位有无渗血等。嘱患者勿用手挖鼻孔,以免损伤黏膜,引起出血。注意口腔清洁,刷牙尽量使用软毛牙刷,勿用牙签剔牙。勿用力搔抓皮肤。注射后针眼按压时间需延长,以防止出血及皮下血肿。遵医嘱应用药物。

2.心力衰竭、肺水肿

注意观察有无呼吸困难、烦躁、心率增快、咳粉红色泡沫痰、肺底啰音等。发现左心功能不全表现后应立即停止输液或控制输液速度,并报告医师按医嘱用药,给予 20%~30% 酒精湿化给氧。

(六)健康教育

(1)预防出血热的根本措施是灭鼠。搞好环境卫生和室内卫生,清除垃圾,消灭老鼠的栖息场所。严防鼠类污染食物;做好个人防护。

(2)患者出院后仍应休息 1~3 个月。生活要有规律,保证足够睡眠,安排力所能及的体力活动,以不感疲劳为度。

(3)预防接种:重点人群可行沙鼠肾细胞疫苗(1 型汉坦病毒)和地鼠肾细胞疫苗(2 型汉坦病毒)注射。

五、护理效果评估

(1)患者体温恢复正常。

(2)患者血压平稳。

(3)患者自觉疼痛减轻、疲乏好转、食欲好转。

(4)患者尿量恢复正常,渗出征减轻,皮肤黏膜出血好转。

(5)患者维持水电解质平衡。

(姚 霈)

第六章

眼 科 护 理

第一节 泪 囊 炎

一、新生儿泪囊炎

(一)概述

新生儿泪囊炎是儿童常见眼病之一。其是由于鼻泪管下端先天残膜未开放造成泪道阻塞,致使泪液滞留于泪囊之内,伴发细菌感染引起的。常见致病菌为葡萄球菌、链球菌、假白喉杆菌等。

(二)诊断

1.症状

出生后数周或数天发现患儿溢泪并伴有黏液脓性分泌物。

2.体征

内眦部有黏液脓性分泌物,局部结膜充血,下睑皮肤浸渍或粗糙,可伴有湿疹。指压泪囊区有脓性分泌物从泪小点返出。

3.辅助检查

分泌物行革兰染色,血琼脂培养以确定感染细菌类型。

(三)鉴别诊断

1.累及内眦部眼眶蜂窝织炎

挤压泪囊区无分泌物自泪小点溢出。

2.急性筛窦炎

鼻骨表面疼痛、肿胀,发红区可蔓延至内眦部。

3.急性额窦炎

炎症主要累及上睑,前额部有触痛。

(四)治疗

1.按摩

用示指沿泪囊上方向下方挤压,挤压后滴抗生素滴眼液,2~4 次/天。

2.滴眼液或眼膏

有黏液脓性分泌物时,滴抗生素滴眼液或眼膏,2～4 次/天。

3.泪道探通术

对于 2～4 个月患儿可以施行泪道探通手术,探通后滴抗生素眼药 1 周。

4.泪道插管手术

对于大于 5 个月或者存在反复泪道探通手术失败的患儿可以考虑行泪道插管手术治疗。

5.抗感染治疗

继发急性泪囊炎或眼眶蜂窝织炎时,须及时全身及局部抗感染治疗。

二、急性泪囊炎

(一)概述

急性泪囊炎是儿童比较少见但十分严重的泪道疾病。其常继发于新生儿泪囊炎、先天性泪囊突出、泪囊憩室及先天性骨性鼻泪管发育异常等。常见致病菌为葡萄球菌、链球菌等。

(二)诊断

1.症状

内眦部红肿,疼痛,患眼流泪并伴有黏液脓性分泌物。

2.体征

内眦部充血肿胀,患眼局部结膜充血,可伴有全身症状如发热等。

3.辅助检查

分泌物行革兰染色、血琼脂培养以确定感染细菌类型。

(三)鉴别诊断

1.累及内眦部眼眶蜂窝织炎

挤压泪囊区无分泌物自泪小点溢出。

2.急性筛窦炎

鼻骨表面疼痛、肿胀,发红区可蔓延至内眦部。

3.急性额窦炎

炎症主要累及上睑,前额部有触痛。

(四)治疗

(1)全身及局部应用广谱抗生素治疗。根据眼部分泌物细菌培养加药敏实验结果调整用药。

(2)局部脓肿形成,可以先尝试经上、下泪小点引流脓液。如果上述方法无效,则只能行经皮肤的切开引流。

(3)炎症控制后尽快行进一步影像学检查如 CT 等,明确发病原因。根据不同的发病原因行进一步的病因治疗。

三、护理措施

(一)慢性期护理重点

1.指导正确滴眼药

每次滴眼药前,先用手指按压泪囊区或行泪道冲洗,排空泪囊内的分泌物后,再滴抗生素眼药水,每天 4～6 次。

2.冲洗泪道

选用生理盐水加抗生素行泪道冲洗,每周1~2次。

(二)急性期护理重点

(1)指导正确热敷和超短波物理治疗,以缓解疼痛,注意防止烫伤。

(2)按医嘱应用有效抗生素,注意观察药物的不良反应。

(3)急性期切忌泪道冲洗或泪道探通,以免感染扩散,引起眶蜂窝织炎。

(4)脓肿未形成前,切忌挤压,以免脓肿扩散,待脓肿局限后切开排脓或行鼻内镜下开窗引流术。

(三)新生儿泪囊炎护理重点

指导患儿父母泪囊局部按摩方法,置患儿立位或侧卧位,用一手拇指自下睑眶下线内侧与眼球之间向下压迫,压迫数次后滴用抗生素眼水,每天进行3~4次,坚持数周,促使鼻泪管下端开放。操作时应注意不能让分泌物进入婴儿气管内。如果保守治疗无效,按医嘱做好泪道探通手术准备。

(四)经皮肤径路泪囊鼻腔吻合术护理

1.术前护理

(1)术前3天滴用抗生素眼药水并行泪道冲洗。

(2)术前1天用1%麻黄碱液滴鼻,以收缩鼻黏膜,利于引流及预防感染。

(3)向患儿家属解释手术目的、意义、注意点。泪囊鼻腔吻合术是通过人造骨孔使泪囊和中鼻道吻合,使泪液经吻合孔流入中鼻道。

2.术后护理

(1)术后患儿置半坐卧位:术后24小时内可行面颊部冷敷,以减少出血及疼痛。

(2)做好鼻腔护理:术后第2天开始给予1%麻黄碱液、雷诺考特喷雾剂等喷鼻,以收敛鼻腔黏膜,利于引流,达到消炎、止血、改善鼻腔通气功能的目的。注意鼻腔填塞物的正确位置,嘱患儿勿牵拉填塞物、勿用力擤鼻及挖鼻腔,以防止填塞物松动或脱落而引起出血。

(3)做好泪道护理:术后患儿眼部滴用抗生素眼液,滴眼时,患儿面部处于水平稍偏健眼位置,有利于药液聚集在患眼内眦部,从而被虹吸入泪道,增强伤口局部药物浓度,促进局部炎症的消退。

(4)术后嘱患儿注意保暖、防止感冒。术后当天进温凉饮食,多吃水果蔬菜,加强营养,忌食酸辣刺激性食物,禁烟、酒,忌喝浓茶、咖啡。

(五)鼻内镜下泪囊鼻腔吻合术护理

(1)加强并发症的观察和护理:术后短时间内鼻腔或口腔的少许血丝不需处理;若有大量鲜血顺前鼻流出或吐出血性分泌物,色鲜红,则可能为伤口活动性出血,应及时通知医师给予处理。

(2)术后3~5天起,每天在鼻内镜下对手术侧腔道进行彻底清理,以减少腔道内结痂、黏膜炎症,加快愈合。

(3)术后应用抗菌药物加地塞米松进行泪道冲洗,每天1次,连续1周。冲洗时注意动作轻柔,应顺着泪道方向缓慢进针。如植入人工泪管,嘱患儿不要用力揉眼、牵拉泪管,以免人工泪管脱落。

(4)教会患儿家属正确滴鼻药和眼药方法,嘱家属带患儿定期随访,坚持复诊。在内镜下彻底清理鼻腔凝血块、分泌物和结痂等;按时冲洗泪道,冲刷泪道内分泌物,避免泪道再次堵塞。

(于晓婷)

第二节 睑 腺 炎

睑腺炎又称麦粒肿,是眼睑腺体的急性化脓性炎症。临床上分为内、外睑腺炎。其中睑板腺感染,称内睑腺炎;睫毛毛囊或其附属皮脂腺、汗腺感染,称外睑腺炎。

一、护理评估

患侧眼睑可出现红、肿、热、痛等急性炎症表现,常伴同侧耳前淋巴结肿大。外睑腺炎的炎症反应集中于睫毛根部的睑缘处,红肿范围较弥散,脓点常溃破于皮肤面。内睑腺炎的炎症浸润常局限于睑板腺内,有硬结,疼痛和压痛程度均较外睑腺炎剧烈,病程较长,脓点常溃破于睑结膜面。

二、治疗要点

早期局部热敷,用抗生素眼药水或眼药膏;脓肿形成后切开引流。

三、护理诊断和问题

(一)眼痛
眼痛与睑腺炎症有关。

(二)知识缺乏
知识缺乏主要与缺乏睑腺炎的相关知识有关。

四、护理目标

(1)患儿疼痛减轻。
(2)患儿家长获取睑腺炎相关的预防与护理知识。

五、护理措施

(一)疼痛护理
仔细观察患儿对疼痛的反应,耐心听取患儿对疼痛的主诉,解释疼痛的原因,给予支持与安慰,指导放松技巧。

(二)热敷指导
早期睑腺炎给予局部热敷,每次 10～15 分钟,每天 3～4 次。热敷可以促进血液循环,有助于炎症消散和疼痛减轻。热敷时注意温度,以防烫伤。常用方法有汽热敷法、干热敷法、湿热敷法等。

(三)药物护理
指导正确地滴用抗生素眼药水或涂用眼药膏的方法。

(四)脓肿护理
脓肿未形成时不宜切开,更不能挤压排脓。因为眼睑和面部的静脉无瓣膜,挤压脓肿可使感染扩散,导致眼睑蜂窝织炎,甚至海绵窦脓毒栓或败血症而危及生命。

脓肿形成后,如未溃破或引流排脓不畅者,应切开引流。外睑腺炎应在皮肤面切开,切口与睑缘平行;内睑腺炎则在结膜面切开,切口与睑缘垂直。

(五)健康教育

指导家庭护理,养成良好的卫生习惯,不用脏手或不洁手帕揉眼。告知患儿及家属治疗原发病的重要性,如有慢性结膜炎、睑缘炎或屈光不正者,应及时治疗或矫正。

(于晓婷)

第三节　睑板腺囊肿

睑板腺囊肿是睑板腺特发性慢性非化脓性炎症,通常称为霰粒肿。

一、护理评估

睑板腺囊肿通常自觉症状不明显,较小的囊肿经仔细触摸才能发现,较大的囊肿可使眼睑皮肤隆起,表现为皮下圆形肿块,大小不一,触之不痛,与皮肤不粘连。如继发感染,临床表现与内睑腺炎相似。

二、治疗要点

较大囊肿可给予热敷或向囊肿腔内注射抗生素和糖皮质激素;如囊肿仍不消退,可行睑板腺囊肿刮除。继发感染者,先抗感染治疗,待炎症控制后再行睑板腺囊肿刮除。

三、护理诊断和问题

(一)有感染的危险

感染主要与睑板腺囊肿有关。

(二)知识缺乏

知识缺乏与缺乏睑板腺囊肿防治知识有关。

四、护理目标

(1)无继发感染。

(2)患者及家属获取睑腺炎相关的预防与护理知识。

五、护理措施

(一)热敷护理

小而无症状的睑板腺囊肿,注意观察病情变化,指导热敷护理。

(二)配合护理

1.术前准备

术前准备主要包括滴抗生素眼液、查凝血功能、清洁面部皮肤、局部麻醉准备等。

2.手术切口准备

外睑腺炎在皮肤面切开,切口与睑缘平行;内睑腺炎则在结膜面切开,切口与睑缘垂直。

3.局部观察

术后用手掌压迫眼部 10～15 分钟,观察局部有无出血等。

4.病理检查

反复发作的睑板腺囊肿,应将标本送病理检查,以排除睑板腺癌。

(三)术后硬结护理

术后硬结可局部热敷,能自行吸收。如不能吸收者行手术切除。

(四)药物护理

介绍术后用药,按时换药和门诊随访。一般术后次日眼部换药,涂抗生素眼药膏,并用眼垫遮盖。

(五)健康指导

(1)在脓肿未成熟前,切忌挤压或用针挑刺,以免细菌经眼静脉进入海绵窦,导致颅内、全身感染等严重并发症。

(2)养成良好的卫生习惯,不用脏手或不洁手帕揉眼。

(3)对顽固复发、抵抗力低下者,给予支持治疗,提高机体抵抗力。

(4)嘱患者多吃新鲜水果及蔬菜,保持大便通畅。

(于晓婷)

第四节　角　膜　炎

角膜炎是我国常见的致盲眼病之一。角膜炎的分类尚未统一,根据病因可分为感染性角膜炎、免疫性角膜炎、外伤性角膜炎、营养不良性角膜炎,其中感染性角膜炎最为常见,其病原体包括细菌、真菌、病毒、棘阿米巴、衣原体等,以细菌和真菌感染最为多见。角膜炎最常见的症状是眼痛、畏光、流泪、眼睑痉挛,伴视力下降,甚至摧毁眼球。其典型体征为睫状充血、角膜浸润、角膜溃疡的形成。

角膜炎病理变化过程基本相同,可以分为如下四期。①浸润期:致病因子侵入角膜,引起角膜边缘血管网充血,随即炎性渗出液及炎症细胞进入,导致病变角膜出现水肿和局限性灰白色的浸润灶,如炎症及时得到控制,角膜仍能恢复透明。②溃疡形成期:浸润期的炎症向周围或深层扩张,可导致角膜上皮和基质坏死、脱落形成角膜溃疡,甚至角膜穿孔,房水从角膜穿破口涌出,导致虹膜脱出、角膜瘘、眼内感染、眼球萎缩等严重并发症。③溃疡消退期:炎症控制、患者自身免疫力增加,阻止致病因子对角膜的损害,溃疡边缘浸润减轻,可有新生血管长入。④愈合期:溃疡区上皮再生,由成纤维细胞产生的瘢痕组织修复,留有角膜薄翳、角膜斑翳、角膜白斑。

一、细菌性角膜炎

(一)概述

细菌性角膜炎是由细菌感染引起的角膜炎症的总称,是临床常见的角膜炎之一。

(二)病因与发病机制

本病常由于角膜外伤后被感染所致,常见的致病菌有表皮葡萄球菌、金黄色葡萄球菌、肺炎双球菌、链球菌、铜绿假单胞菌（绿脓杆菌）等。眼局部因素（如慢性泪囊炎、倒睫、戴角膜接触镜等）和导致全身抵抗力低下因素（如长期使用糖皮质激素和免疫抑制剂、营养不良、糖尿病等）也可诱发感染。

（三）护理评估

1.健康史

（1）了解患者有无角膜外伤史、角膜异物剔除史、慢性泪囊炎、眼睑异常、倒睫病史，或长期佩戴角膜接触镜等。

（2）有无营养不良、糖尿病病史，是否长期使用糖皮质激素或免疫抑制剂，以及此次发病以来的用药史。

2.症状与体征

（1）发病急，常在角膜外伤后 24～48 小时发病，有明显的畏光、流泪、疼痛、视力下降等症状，伴有较多的脓性分泌物。

（2）眼睑肿胀，结膜混合充血或睫状充血，球结膜水肿，角膜中央或偏中央有灰白色浸润，逐渐扩大，进而组织坏死脱落形成角膜溃疡。并发虹膜睫状体炎，表现为角膜后沉着物，瞳孔缩小、虹膜后粘连及前房积脓，是因毒素渗入前房所致。

（3）革兰阳性球菌角膜感染表现为圆形或椭圆形局灶性脓肿，边界清楚，基质处出现灰白色浸润。革兰阴性球菌角膜感染多表现为快速发展的角膜液化坏死，其中铜绿假单胞菌角膜感染者发病迅猛，剧烈眼痛，严重充血水肿，角膜溃疡浸润灶及分泌物略带黄绿色，前房严重积脓，感染如未控制，可导致角膜坏死穿孔、眼球内容物脱出或全眼球炎。

3.心理-社会状况评估

（1）通过与患者及其家属的交流，了解患者及其家属对细菌性角膜炎的认识程度及有无紧张、焦虑、悲哀等心理表现。

（2）评估患者视力对工作、学习、生活等能力的影响。

（3）了解患者的用眼卫生和个人卫生习惯。

4.辅助检查

了解角膜溃疡刮片镜检和细胞培养是否发现相关病原体。

（四）护理诊断

1.疼痛

与角膜炎症刺激有关。

2.感知紊乱

与角膜炎症引起的角膜混浊导致的视力下降有关。

3.潜在并发症

角膜溃疡、穿孔、眼内炎等。

4.知识缺乏

缺乏细菌性角膜炎相关的防治知识。

（五）护理措施

1.心理护理

向患者介绍角膜炎的病变特点、转归过程及角膜炎的防治知识，鼓励患者表达自己的感受，解释疼痛原因，帮助患者转移注意力，及时给予安慰理解，消除其紧张、焦虑、自卑的心理，正确认识疾病,树立战胜疾病的信心,争取患者对治疗的配合。

2.指导患者用药

根据医嘱积极抗感染治疗,急性期选择高浓度的抗生素滴眼液,每 15～30 分钟眼一次。严重病例,可在开始 30 分钟内每 5 分钟滴药一次。同时全身应用抗生素,随着病情的控制逐渐减少滴眼次数,白天使用滴眼液,睡前涂眼药膏。进行球结膜下注射时,先向患者解释清楚,并在充分麻醉后进行,以免加重局部疼痛。

3.保证充分休息、睡眠

要提供安静、舒适、安全的环境,病房要适当遮光,避免强光刺激,减少眼球转动,外出应佩戴有色眼镜或眼垫遮盖。指导促进睡眠的自我护理方法,如睡前热水泡脚、喝热牛奶、听轻音乐等,避免情绪波动。患者活动空间不留障碍物,将常用物品固定摆放方便患者使用,教会患者使用传呼系统,鼓励其寻求帮助。厕所必须安置方便设施,如坐便器、扶手等,并教会患者如何使用,避免跌倒。

4.严格执行消毒隔离制度

换药、上药均要无菌操作,药品及器械应专人专眼专用,避免交叉感染。

5.严密观察

为预防角膜溃疡穿孔,护理时要特别注意如下几点:①治疗操作时。禁翻转眼睑,勿加压眼球。②清淡饮食,多食易消化、富含维生素、粗纤维的食物,保持大便通畅,避免便秘,以防增加腹压。③告知患者勿用手擦眼球,勿用力闭眼、咳嗽及打喷嚏。④球结膜下注射时,避免在同一部位反复注射,尽量避开溃疡面。⑤深部角膜溃疡、后弹力层膨出者,可用绷带加压包扎患眼,配合局部及全身应用降低眼压的药物,嘱患者减少头部活动,避免低头,可蹲位取物。⑥按医嘱使用散瞳剂,防止虹膜后粘连而导致眼压升高。⑦可用眼罩保护患眼,避免外物撞击。⑧严密观察患者的视力、角膜刺激征、结膜充血及角膜病灶和分泌物的变化,注意有无角膜穿孔的症状,例如,角膜穿孔时,房水从穿孔处急剧涌出,虹膜被冲至穿孔处,可出现眼压下降、前房变浅或消失、疼痛减轻等症状。

6.健康教育

(1)帮助患者了解疾病的相关知识,树立治疗信心,保持良好的心理状况。

(2)养成良好的卫生习惯,不用手或不洁手帕揉眼。

(3)注意劳逸结合,生活规律,保持充足的休息和睡眠,戒烟酒,避免摄入刺激性食物(如咖啡、浓茶等)。

(4)注意保护眼睛,避免角膜受伤,外出要戴防护眼镜。

(5)指导患者遵医嘱坚持用药,定期随访。

二、真菌性角膜炎

(一)概述

真菌性角膜炎为致病真菌引起的感染性角膜病。近年来,随着广谱抗生素和糖皮质激素的广泛应用,其发病率有升高趋势,是致盲率极高的角膜疾病。

(二)病因与发病机制

其常见的致病菌有镰刀菌和曲霉菌,还有念珠菌属、青霉菌属、酵母菌等。它常发生于植物引起的角膜外伤后,有的则发生于长期应用广谱抗生素、糖皮质激素和机体抵抗力下降者。

(三)护理评估

1.健康史

(1)多见于青壮年男性农民,有农作物枝叶或谷物皮壳擦伤眼史。

(2)有长期使用抗生素及糖皮质激素史。

2.症状与体征

疼痛、畏光、流泪等刺激性症状均较细菌性角膜炎为轻,病程进展相对缓慢,呈亚急性,有轻度视力下降。体征较重,眼部充血明显,角膜病灶呈灰白色或黄白色,表面微隆起,外观干燥而欠光滑,似牙膏样或苔垢样。溃疡周围抗体与真菌作用,形成灰白色环形浸润即"免疫环"。有时在角膜病灶旁可见"伪足""卫星状"浸润病灶,角膜后可有纤维脓性沉着物。前房积脓为黄白色的黏稠脓液。由于真菌穿透力强,易发生眼内炎。

3.心理-社会状况评估

了解患者职业,评估该病对患者的工作学习及家庭经济有无影响。评估患者对真菌性角膜炎的认识度,有无紧张、焦虑、悲哀等心理表现。

4.辅助检查

(1)角膜刮片革兰染色和 Giemsa 染色可发现真菌菌丝,是早期诊断真菌最常见的方法。

(2)共聚焦显微镜检查角膜感染灶,可直接发现真菌病原体(菌体和菌丝)。

(3)病变区角膜组织活检,可提高培养和分离真菌的阳性率。

(四)护理诊断

1.疼痛

慢性眼痛与角膜真菌感染刺激有关。

2.焦虑

与病情反复及担心预后不良有关。

3.感知紊乱

与角膜真菌感染引起的角膜混浊导致的视力下降有关。

4.潜在并发症

角膜溃疡、穿孔、眼内炎等。

5.知识缺乏

缺乏真菌性角膜炎防治知识。

(五)护理措施

(1)由植物引起的角膜外伤史者,长期应用广谱抗生素及糖皮质激素滴眼液或眼药膏者,应严密观察病情,注意真菌性角膜炎的发生。

(2)遵医嘱应用抗真菌药物,同时要观察药物的不良反应,禁用糖皮质激素。

(3)对于药物不能控制或有角膜溃疡穿孔危险者,可行角膜移植手术。

(4)真菌性角膜炎病程长,易引起患者情绪障碍,应对患者做好解释疏导工作,并告知患者真菌复发的表现,如患眼出现畏光、流泪、眼痛、视力下降等,应立即就诊。

三、单纯疱疹病毒性角膜炎

(一)概述

单纯疱疹病毒性角膜炎是指由单纯疱疹病毒所致的严重的感染性角膜病,其发病率及致盲率均占角膜病首位。其特点是复发性强,角膜知觉减退。

(二)病因与发病机制

本病多为单纯疱疹病毒原发感染后的复发,多发生在上呼吸道感染或发热性疾病以后。原发感染常发生于幼儿,单纯疱疹病毒感染三叉神经末梢和三叉神经支配的区域(头、面部皮肤和黏膜),并在三叉神经节长期潜伏下来。当机体抵抗力下降时,潜伏的病毒被激活,可沿三叉神经至角膜组织,引起单纯疱疹病毒性角膜炎。

(三)护理评估

1.健康史

(1)了解患者有无上呼吸道感染史,全身或局部有无使用糖皮质激素、免疫抑制剂。

(2)评估有无复发诱因存在,如过度疲劳、日光暴晒、月经来潮、发热、熬夜、饮酒、角膜外伤等。

(3)了解有无疾病反复发作史。

2.症状与体征

(1)原发感染常见于幼儿,有发热、耳前淋巴结肿大、唇部皮肤疱疹,呈自限性。眼部表现为急性滤泡性或假膜性结膜炎、眼睑皮肤疱疹,可有树枝状角膜炎。

(2)复发感染常在诱因存在下引起角膜感染复发,多为单侧。患眼可有轻微眼痛、畏光、流泪、眼痉挛,若中央角膜受损,则视力明显下降,并有典型的角膜浸润灶形态。①树枝状和地图状角膜炎:最常见的类型。初起时患眼角膜上皮呈小点状浸润,排列成行或成簇,继而形成小水疱,水疱破裂互相融合,形成树枝状表浅溃疡,称为树枝状角膜炎。随病情进展,炎症逐渐向角膜病灶四周及基质层扩展,可形成不规则的地图状角膜溃疡,称为地图状角膜炎。②盘状角膜炎:炎症浸润角膜中央深部基质层,呈盘状水肿、增厚,边界清楚,后弹力层皱褶。伴发前葡萄膜炎时,可见角膜内皮出现沉积物。③坏死性角膜基质炎:角膜基质层内出现单个或多个黄白色浸润灶、溃疡甚至穿孔,常可诱发基质层新生血管。疱疹病毒在眼前段组织内复制,可引起前葡萄膜炎、小梁网炎。炎症波及角膜内皮时,可诱发角膜内皮炎。

3.心理-社会状况评估

注意评估患者的情绪状况、性别、年龄、职业、经济、文化、教育背景。

4.辅助检查

角膜上皮刮片可见多核巨细胞、病毒包涵体或活化性淋巴细胞,角膜病灶分离培养出单纯疱疹病毒;酶联免疫法发现病毒抗原;分子生物学方法如 PCR 查到病毒核酸,有助于病原学的诊断。

(四)护理诊断

1.疼痛

急性眼痛与角膜炎症反应有关。

2.焦虑

与病程长、病情反复发作、担心预后不良有关。

3.感知紊乱

与角膜透明度受损导致视力下降有关。

4.潜在并发症

角膜溃疡、穿孔、眼内炎等。

5.知识缺乏

缺乏单纯疱疹病毒性角膜炎的防治知识。

(五)护理措施

(1)严密观察患者病情,注意角膜炎症的进展。

(2)指导患者据医嘱正确用药:①急性期每1~2小时滴眼一次,睡前涂眼药膏。注意观察眼睛局部药物的毒性作用,如出现点状角膜上皮病变和基质水肿。②使用糖皮质激素滴眼液者,要告知患者按医嘱及时用药。停用时要逐渐减量,不能随意增加使用次数和停用,并告知其危害性。注意观察激素的并发症,如出现细菌、真菌的继发感染,出现角膜溶解,出现青光眼等。③用散瞳药的患者,外出可戴有色眼镜,以减少光线刺激,并加强生活护理。④使用阿昔洛韦者要定期检查肝、肾功能。

(3)鼓励患者参加体育锻炼,增强体质,预防感冒,以降低复发率。

(4)药物治疗无效、反复发作、角膜溃疡面积较大者,有穿孔危险,可行治疗性角膜移植术。

(于晓婷)

第五节 结 膜 疾 病

结膜表面大部分暴露于外界环境中,容易受各种病原微生物的侵袭和物理、化学因素的刺激。正常情况下,结膜组织具有一定的防御能力。当全身或局部的防御能力减弱或致病因素过强时,将使结膜组织发生急性或慢性的炎症,统称为结膜炎。结膜炎是最常见的眼病之一,根据病因可分为细菌性、病毒性、衣原体性、真菌性和变态反应性结膜炎。细菌和病毒感染性结膜炎是最常见的结膜炎。

一、急性细菌性结膜炎

(一)概述

急性细菌性结膜炎是由细菌所致的急性结膜炎症的总称,临床上最常见的是急性卡他性结膜炎和淋球菌性结膜炎,两者均具有传染性及流行性,通常为自限性疾病,病程在2周左右,一般不引起角膜并发症,预后良好。

(二)病因与发病机制

1.急性卡他性结膜炎

以革兰阳性球菌感染为主的急性结膜炎症,俗称"红眼病"。常见致病菌为肺炎双球菌、科-韦(Koch-Weeks)杆菌和葡萄球菌等。本病多于春、秋季流行,通过面巾、面盆、手或患者用过的其他用具接触传染。

2.淋球菌性结膜炎

本病主要由淋球菌感染所致,是一种传染性极强、破坏性很大的超急性化脓性结膜炎。由于接触患有淋病的尿道、阴道分泌物或患眼分泌物而引起感染。成人主要为淋球菌性尿道炎的自身感染,新生儿则在通过患有淋球菌性阴道炎的母体产道时被感染。

(三)护理评估

1.健康史

(1)了解患者有无与本病患者接触史,或有无淋球菌性尿道炎史。或患儿母亲有无淋球菌性阴道炎史。成人淋球菌性结膜炎潜伏期为10小时至3天,新生儿则在出生后2～3天发病。

(2)了解患者眼部周围组织的情况。

2.症状与体征

(1)起病急,潜伏期短,常累及双眼。自觉眼睛刺痒、异物感、灼热感、畏光、流泪。

(2)急性卡他性结膜炎的症状为眼睑肿胀、结膜充血,以睑部及穹隆部结膜最为显著,重者出现眼睑及结膜水肿,结膜表面覆盖一层伪膜,易擦掉。眼分泌物增多,多呈黏液或脓性,常发生晨起睁眼困难,上、下睑睫毛被粘住的情况。Koch-Weeks杆菌或肺炎双球菌所致的急性卡他性结膜炎可发生结膜下出血斑点。

(3)淋球菌性结膜炎病情发展迅速,单眼或双眼先后发病,眼痛流泪、畏光,眼睑及结膜高度水肿、充血,睁眼困难,肿胀的球结膜掩盖角膜周边或突出于睑裂。睑结膜可见小出血点及薄层伪膜。初期分泌物为浆液性或血水样,不久转为黄色脓性,量多而不断溢出,故又称脓漏眼。淋球菌侵犯角膜,严重影响视力,重者耳前淋巴结肿痛,为引起淋巴结病变的仅有的细菌性结膜炎。

细菌培养可见相应的细菌,即肺炎双球菌、Koch-Weeks杆菌、淋球菌等。

3.心理、社会状况评估

急性结膜炎起病急,症状重,结膜充血、水肿明显且有大量分泌物流出,影响外观,患者容易产生焦虑情绪,同时还要实行接触性隔离,患者容易产生孤独情绪。护士应评价患者的心理状态、对疾病的认识程度及理解、接受能力。

4.辅助检查

(1)早期结膜刮片及结膜囊分泌物涂片中有大量多形核白细胞及细菌,提示有细菌性感染,必要时还可作细菌培养及药物敏感试验。

(2)革兰染色,显微镜下可见上皮细胞和中性粒细胞内或外的革兰阴性双球菌,提示有淋球菌性结膜炎。

(四)护理诊断

1.疼痛

与结膜炎症累及角膜有关。

2.潜在并发症

角膜炎症、溃疡和穿孔、眼内炎、眼睑脓肿、脑膜炎等。

3.知识缺乏

缺乏急性结膜炎的预防知识。

(五)护理措施

(1)向患者解释本病的发病原因、病程进展和疾病预后,解除患者的忧虑,使其树立战胜疾病的信心,配合治疗。

(2)结膜囊冲洗,以清除分泌物,保持清洁。常用的冲洗液有生理盐水、3％硼酸溶液。淋球菌性结膜炎用0.2‰的青霉素溶液冲洗。冲洗时使患者取患侧卧位,以免冲洗液流入健眼。冲洗动作应轻柔,以免损伤角膜。如有假膜形成,应先除去假膜再冲洗。

(3)遵医嘱留取结膜分泌物送检,行细菌培养及药物敏感试验。

（4）药物护理：常用滴眼液有 0.25％氯霉素、0.5％新霉素、0.1％利福平,每 1～2 小时滴眼
1 次,夜间涂眼药膏。淋球菌感染则局部和全身用药并重,遵医嘱使用阿托品软膏散瞳。

（5）为减轻不适感,建议佩戴太阳镜。炎症较重者,为减轻充血、灼热等不适症状,可行冷敷。
禁忌包扎患眼,因包盖患眼,使分泌物排出不畅,不利于结膜囊清洁,反而有利于细菌的生长繁
殖,加剧炎症。健眼可用眼罩保护。

（6）严密观察角膜刺激征或角膜溃疡症状。对于淋球菌性结膜炎,还要注意观察患者有无全
身并发症的发生。

（7）对传染性结膜炎急性感染期的患者应实行接触性隔离。①注意洗手和个人卫生,勿用手
拭眼,勿进入公共场所和游泳池,以免交叉感染。接触患者前后的手要立即彻底冲洗与消毒。
②向患者和其家属传授结膜炎预防知识,提倡一人一巾一盆。嘱淋球菌性尿道炎患者注意便后
立即洗手。③双眼患病者实行一人一瓶滴眼液。单眼患病者,实行一眼一瓶滴眼液。做眼部检
查时,应先查健眼,后查患眼。④接触过眼分泌物和病眼的仪器、用具等都要及时消毒隔离,用过
的敷料要烧毁。⑤患有淋球菌性尿道炎的孕妇须在产前治愈。未愈者,婴儿出生后,立即用 1％
硝酸银液或 0.5％四环素或红霉素眼药膏涂眼,以预防新生儿淋球菌性结膜炎。

二、病毒性结膜炎

（一）概述

病毒性结膜炎是一种常见的急性传染性眼病,由多种病毒引起,传染性强,好发于夏、秋季,
在世界各地引起过多次大流行,通常有自限性。临床上以流行性角结膜炎、流行性出血性结膜炎
最常见。

（二）病因与发病机制

1.流行性角结膜炎

由 8 型、19 型、29 型和 37 型腺病毒引起。

2.流行性出血性结膜炎

由 70 型肠道病毒引起。

（三）护理评估

1.健康史

（1）了解患者有无病毒性结膜炎接触史,或其工作、生活环境中有无病毒性结膜炎流行史。

（2）了解患者发病时间,评估其潜伏期。

2.症状与体征

（1）潜伏期长短不一。流行性角结膜炎约 7 天,流行性出血性结膜炎约在 24 小时内发病,多
为双眼。

（2）流行性角结膜炎的症状与急性卡他性结膜炎相似,自觉异物感、疼痛、畏光、流泪及水样
分泌物。眼睑充血水肿,睑结膜滤泡增生,可有假膜形成。

（3）流行性出血性结膜炎症状较急性卡他性结膜炎重,常见球结膜点状、片状出血,分泌物为
水样。耳前淋巴结肿大、压痛。角膜常被侵犯,发生浅层点状角膜炎。

（4）部分患者可有头痛、发热、咽痛等上呼吸道感染症状。

3.心理、社会状况评估

因患者被实行接触性隔离,容易产生焦虑情绪。护士应评价患者的心理状态,对疾病的认识

程度和理解、接受能力等。

4.辅助检查

分泌物涂片镜检可见单核细胞增多,并可分离到病毒。

(四)护理诊断

1.疼痛

眼痛与病毒侵犯角膜有关。

2.知识缺乏

缺乏有关结膜炎的防治知识。

(五)护理措施

(1)加强心理疏导,告知患者治疗方法、预后及接触性隔离的必要性,消除其焦虑情绪。

(2)药物护理:抗病毒滴眼液以0.5%利巴韦林、1%碘苷、3%阿昔洛韦等配制,每小时滴眼1次;合并角膜炎、混合感染者,可配合使用抗生素滴眼液;角膜基质浸润者可酌情使用糖皮质激素,如0.02%氟美童等。

(3)生理盐水冲洗结膜囊,行局部冷敷以减轻充血和疼痛,注意消毒隔离。

(4)做好传染性眼病的消毒隔离和健康教育,防止疾病的传播。

三、沙眼

(一)概述

沙眼是由沙眼衣原体引起的一种慢性传染性结膜角膜炎,因其睑结膜面粗糙不平,形似沙粒,故名沙眼。其并发症常损害视力,甚至导致失明。

(二)病因与发病机制

沙眼是由A抗原型沙眼衣原体、B抗原型沙眼衣原体、C抗原型沙眼衣原体或Ba抗原型沙眼衣原体感染结膜角膜所致的,通过直接接触眼分泌物或污染物传播。

(三)护理评估

1.健康史

(1)沙眼多发生于儿童及青少年,男女老幼皆可罹患。其发病率和严重程度与环境卫生、生活条件及个人卫生有密切关系。在流行地区沙眼常有重复感染现象。

(2)其潜伏期为5~14天,常为双眼急性或亚急性发病。急性期过后的1~2个月转为慢性期,急性期可不留瘢痕而愈。在慢性期,结膜病变被结缔组织所代替而形成瘢痕。

2.症状与体征

(1)急性期有异物感、刺痒感、畏光、流泪、少量黏性分泌物。体征为眼睑红肿、结膜明显充血、乳头增生。

(2)慢性期症状不明显,仅有眼痒、异物感、干燥和烧灼感。体征为结膜充血减轻,乳头增生和滤泡形成,角膜缘滤泡发生瘢痕化改变,称为赫伯特(Herbet)小凹,若有角膜并发症,可出现不同程度的视力障碍及角膜炎症。可见沙眼的特有体征,即角膜血管翳(角巩膜缘血管扩张并伸入角膜)和睑结膜瘢痕。

(3)晚期并发症:睑内翻、倒睫、上睑下垂、睑球粘连、慢性泪囊炎、结膜角膜干燥症和角膜混浊。

3.心理、社会状况评估

(1)注意评估患者生活或工作的环境卫生、生活居住条件和个人生活习惯。

（2）评估患者的文化层次、对疾病的认识程度、心理特点。

4.辅助检查

结膜刮片行 Giemsa 染色可找到沙眼包涵体；应用荧光抗体染色法或酶联免疫法，可测定沙眼衣原体抗原，这是确诊的依据。

（四）护理诊断

1.疼痛

异物感、刺痛与结膜炎症有关。

2.潜在并发症

倒睫、睑内翻、上睑下垂、睑球粘连、慢性泪囊炎等。

3.知识缺乏

缺乏沙眼预防及治疗知识。

（五）护理措施

（1）遵医嘱按时滴用抗生素滴眼液，每天 4～6 次，晚上涂抗生素眼药膏，教会患者及其家属正确使用滴眼液和涂眼药膏的方法，注意随访观察药物疗效。

（2）急性沙眼或严重的沙眼，可遵医嘱全身治疗可口服阿奇霉素、多西环素、红霉素和螺旋霉素等。

（3）积极治疗并发症，介绍并发症及后遗症的治疗方法。如倒睫可选电解术，睑内翻可行手术矫正，角膜混浊可行角膜移植术，参照外眼手术护理常规和角膜移植护理常规，向患者解释手术目的、方法，使患者缓解紧张心理，积极配合治疗。

（4）健康教育：①向患者宣传沙眼并发症的危害性，做到早发现、早诊断、早治疗，尽量在疾病早期治愈。②沙眼病程长，容易反复，向患者说明坚持长期用药的重要性，一般要用药 6～12 周，重症者需要用药半年以上。③指导患者和其家属做好消毒隔离，预防交叉感染，接触患者分泌物的物品通常选用煮沸和 75%乙醇消毒法消毒。④培养良好的卫生习惯，不与他人共用毛巾、脸盆、手帕，注意揉眼卫生，防止交叉感染。⑤选择卫生条件好的地方理发、游泳、洗澡等。

四、翼状胬肉

（一）概述

翼状胬肉是指睑裂区增殖的球结膜及结膜下组织侵袭到角膜上，呈三角形，尖端指向角膜，形似翼状。翼状胬肉通常累及双眼，多见于鼻侧。

（二）病因与发病机制

其病因尚不十分明确，一般认为与结膜慢性炎症、风沙、粉尘等长期刺激使结膜组织变性、肥厚及增生有关，也可能与长期紫外线照射导致角膜缘干细胞损害有关，故多见于户外工作者，如渔民、农民、勘探工人等。

（三）护理评估

1.健康史

（1）了解患者的发病时间。

（2）评估患者的视力情况。

2.症状与体征

（1）小的翼状胬肉一般无症状，偶有异物感。若侵及瞳孔可影响视力。

（2）初起时，球结膜充血肥厚，结膜下有三角形变性增厚的膜样组织，表面有血管走行。常发生于鼻侧，也可发生于颞侧，或鼻侧、颞侧同时存在。

（3）三角形翼状胬肉的尖端为头部，角膜缘处为颈部，球结膜上处为体部。进行性翼状胬肉的头部前端角膜呈灰白色浸润，颈部及体部肥厚充血。静止性翼状胬肉的头部前方角膜透明，颈部及体部较薄且不充血。

3.心理、社会状况评估

（1）注意评估患者的年龄、职业、生活或工作的环境卫生，生活居住条件和个人生活习惯。

（2）评估患者的文化层次、对疾病的认识程度、心理特点。

4.辅助检查

裂隙灯检查以确定损害范围、角膜完整性及厚度变化。

（四）护理诊断

1.自我形象混乱

与翼状胬肉生长在睑裂，影响美观有关。

2.知识缺乏

缺乏翼状胬肉的防治知识。

（五）护理措施

（1）静止性翼状胬肉不侵入瞳孔区者一般不予手术，以免手术刺激促进其发展，积极防治眼部慢性炎症，避免接触有关致病因素，户外活动时戴防风尘及防紫外线眼镜；避免风尘、阳光的刺激。

（2）进行性翼状胬肉未侵及瞳孔区，不影响视力时，局部可用糖皮质激素滴眼液滴眼或结膜下注射。小而无需治疗者，应做好病情解释工作，并嘱患者定期复查。

（3）手术治疗患者，参照外眼手术护理。术前3天滴抗生素滴眼液。介绍手术过程和配合方法，消除患者的紧张心理，使其积极配合手术。

（4）术后嘱患者注意眼部卫生，一般于7～10天后拆除缝线。定期复查，观察患者是否有胬肉复发，复发率可高达20%～30%。

（5）为预防术后复发，可应用X射线照射、丝裂霉素C给药等。

（于晓婷）

第六节 视神经炎

一、概述

视神经炎泛指视神经的炎性脱髓鞘、感染、非特异性炎症等疾病，能够阻碍视神经传导功能，引起视功能发生一系列改变的视神经病变。

临床上常分为视神经盘（简称视盘）炎和球后视神经炎。

球后视神经炎一般可分为急性和慢性，后者为多见。

病因：①局部炎症；②病毒感染；③全身感染；④营养和代谢性疾病；⑤中毒；⑥特发性，多发性硬化、糖尿病、甲状腺功能障碍与本病关系密切。

病理:早期白细胞渗出,慢性期以淋巴细胞和浆细胞为主。中等度损伤会形成少量瘢痕,而严重损伤则会发生神经纤维被神经胶质细胞增生代替的现象,引起视神经萎缩。

二、诊断思路

(一)病史要点

视盘炎症常突然发病,视力障碍严重,多累及双眼,多见于儿童或青壮年,经治疗一般预后较好,我国 40 岁以下患者约占 80%。临床表现:视力急剧下降(<0.1),眼痛,早期前额部疼痛,眼球转动痛。

球后视神经炎突然发病,视力突然减退,甚至无光感。多单眼发病,眶深部痛或眼球转动痛。因球后视神经受累部位不同有以下几种类型:①轴性球后视神经炎,病变主要侵犯乳头黄斑束纤维,表现为视力下降严重,视野改变为中心暗点;②球后视神经周围炎,病变主要侵犯球后视神经鞘膜,多见梅毒,表现为视野向心性缩小;③横断性视神经炎,病变累及整个视神经横断面,表现为无光感(黑矇)。

(二)查体要点

1.视盘炎

瞳孔不同程度散大,对光的直接反射迟钝或消失,间接反射存在,单眼患者出现相对性传入性瞳孔障碍,称马库斯·冈恩(Marcus-Gunn)瞳孔。眼底可见视盘潮红,乳头表面毛细血管扩张,边缘不清,轻度隆起(2~3 D),筛板模糊,生理凹陷消失,可出现少量出血点。视盘周围视网膜水肿,呈放射状条纹,乳头表面或边缘有小出血、静脉怒张弯曲或白鞘。

2.球后视神经炎

瞳孔中等大或极度散大。对光的直接反射消失,对光的间接反射存在。眼底早期无变化,3~4 周时视神经色泽改变,颜色变淡。

"两不见"症状:患者看不见,医师早期检查无异常。

(三)辅助检查

1.必做检查

(1)视野检查:视盘炎表现为巨大而浓密的中心暗点,重者有周边视野缩小、色觉改变(红绿色觉异常)。球后视神经炎表现为中心、旁中心暗点或哑铃状暗点。

(2)头颅眼眶 CT:排除颅内病变。

(3)荧光素眼底血管造影(FFA):动脉期见视盘表层辐射状毛细血管扩张,同时见很多微动脉瘤,早期荧光素渗漏,视盘呈强荧光染色。

2.选做检查

视觉电生理检查,了解视神经功能。视觉诱发电位(VEP)可表现为不同程度的振幅降低,潜伏期延长。病变侵犯视盘黄斑束纤维,主要表现为振幅降低;病变侵犯球后视神经鞘膜,主要表现为潜伏期延长。

(四)诊断步骤

诊断步骤如图 6-1 所示。

(五)鉴别诊断

视盘炎需与以下疾病相区分。

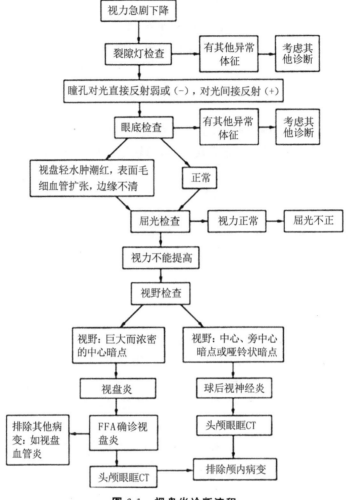

图 6-1　视盘炎诊断流程

1.视盘水肿

常累及双眼,视盘肿胀明显,隆起高达 6～9 D,但视功能多正常,或有阵发性黑矇史。视野早期生理盲点扩大而周边视野正常。常伴有其他全身症状,如头痛、呕吐等。

2.缺血性视神经病变

发病年龄多在 50 岁以上,突然发生无痛性、非进行性视力减退,早期视盘轻度肿胀,后期局限性苍白。视野检查可见弓形暗点或扇形暗点与生理盲点相连。FFA 示视盘早期弱荧光或充盈缺损,晚期视盘强荧光。

3.视盘血管炎

多见于年轻女性,视力轻度减退,视盘充血潮红,轻度隆起(2～3 D),乳头表面或边缘有小出血。视野可为生理盲点扩大。FFA 显示乳头表面毛细血管扩张渗漏明显。激素治疗效果好。

4.假性视盘炎

常双侧,乳头边界不清,色稍红,隆起轻,多为 1～2 D,无出血渗出,终身不变。视力正常,视野正常。FFA 正常。

球后视神经炎需与头颅或邻近组织肿瘤相区别,其症状与体征均与球后视神经炎相似,头颅CT 或 MRI 提示颅内占位。

三、治疗与护理措施

(一)经典治疗

(1)积极寻找病因,针对病因治疗。

(2)大剂量糖皮质激素冲击治疗。视神经炎本身是一种自限性疾病,糖皮质激素治疗在短期内能促进视力的恢复,并延缓多发性硬化的发生,采用静脉大剂量、短期疗程。但在长期效果上没有明显的疗效,对最终的视力没有帮助。因此只适用于重型病例。

(3)配合抗生素。

(4)血管扩张药:局部及全身应用。

(5)改善微循环及神经营养药:B 族维生素、三磷酸腺苷(ATP)、辅酶 A、肌苷等。

(6)中医中药。

(二)新型治疗

球后视神经炎,由于长时间视神经肿胀可导致神经变性坏死,应考虑开放视神经管治疗。如为蝶窦、筛窦炎症导致的球后视神经炎,视力下降严重时可考虑蝶窦、筛窦手术。神经内科治疗,如多发性硬化、脱髓鞘性疾病等。

(三)治疗流程

治疗流程如图 6-2 所示。

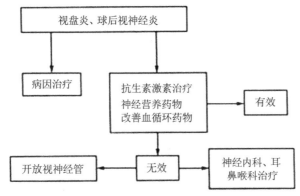

图 6-2 视神经炎治疗流程

四、预后评价

经过积极治疗,大多数视盘炎病例都可恢复正常,而且病程较短,预后良好,视盘颜色变淡或苍白。少数重症患者治疗效果缓慢或无效,病程较久,炎症消退后视盘苍白萎缩,视力障碍,预后欠佳。

家族性球后视神经炎病例预后较差,家族性者,多发生于青春期后男性,女性则多为遗传基因携带者。

五、最新进展和展望

关于视神经炎的基础研究取得了很大的成就,如有研究表明 HLA-DRB1 * 15 基因可能是部分视神经炎患者的遗传易感基因。

很多家族性视神经炎都有特异性基因位点改变,因此基因治疗是目前研究的热点,基因治疗技术已开始被应用到视神经炎的动物实验模型中。基因治疗可能会为那些严重的进行性视神经脱髓鞘的患者带来益处。

随着脂肪抑制和弥散张量成像(DTI)等磁共振成像新技术的应用,以及钆喷酸葡胺(Gd-DTPA)等增强检查药物的应用,活体组织内的细微结构可以被更好地显示出来,为视神经炎的检查提供了较好的技术。功能性成像已开始用于评价视神经炎累及的视神经功能及追踪视神经恢复的情况。

(于晓婷)

第七节 视 盘 水 肿

一、概述

视盘水肿指视盘被动水肿,无原发性炎症,早期无视功能障碍。多是其他全身病的眼部表现。

(一)病因

引起视盘水肿的疾病很多。①颅内原因有颅内肿瘤、炎症、外伤、先天畸形等;②全身原因有恶性高血压、肾炎、肺心病等;③眶内原因有眼眶占位、眶内肿瘤、血肿、眶蜂窝织炎等;④眼球疾病有眼球外伤或手术使眼压急剧下降等。

(二)发病机制

视神经的轴质流的运输受到阻滞。

二、诊断思路

(一)病史要点

1.症状

常累及双眼,视力多不受影响,视功能可长期保持正常是视盘水肿的一个最大特征。少数患者有阵发性黑矇,晚期视神经继发性萎缩,引起视力下降。可伴有头痛、复视、恶心、呕吐等颅内高压症状,或其他全身症状。

2.病史

可有高血压、肾炎、肺心病等其他全身病病史。

(二)查体要点

1.早期型

视盘充血,上、下方边界不清,生理凹陷消失,视网膜中央静脉变粗,视网膜中央静脉搏动消失,视盘周围视网膜呈青灰色,视盘旁存在线状小出血。

2.中期进展型

视盘肿胀明显,隆起3～4 D,呈绒毛状或蘑菇形,外观松散,边界模糊,视网膜静脉怒张、迂曲,水肿的乳头表面及其周围可见火焰状出血和渗出,视盘周围视网膜呈同心性弧形线。

3.晚期萎缩型

继发性视神经萎缩,视盘色灰白,边界模糊,视网膜血管变细。

(三)辅助检查

1.必做检查

(1)视野:①早期生理盲点扩大(图6-3);②视神经萎缩时中心视力丧失,周边视野缩窄。

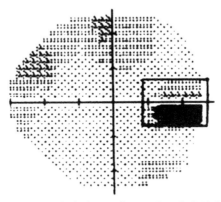

图6-3 视盘水肿视野表现为生理盲点扩大

(2)头颅眼眶 CT:排除颅内病变。

2.选做检查

(1)视觉电生理:了解视神经功能,VEP 表现为大致正常。

(2)FFA:动脉期见视盘表层毛细血管辐射状扩张,很快荧光素渗漏,视盘呈强荧光染色。

(四)诊断步骤

诊断步骤(图6-4)。

(五)鉴别诊断

1.视盘炎

突然发病,视力障碍严重,多累及双眼,多见于儿童或青壮年,经激素治疗预后较好。伴眼痛。眼底检查可见视盘充血潮红,边缘不清,轻度隆起,表面或边缘有小出血,静脉怒张迂曲或有白鞘。视野检查为中心暗点,色觉改变(红绿色觉异常)。

2.缺血性视神经病变

发病年龄多在 50 岁以上,突然发生无痛性、非进行性视力减退,早期视盘轻度肿胀,后期局限性苍白。视野检查可见弓形暗点或扇形暗点与生理盲点相连。FFA 示视盘早期低荧光或充盈缺损,晚期视盘强荧光。

3.视盘血管炎

多见于年轻女性,视力轻度减退,视盘充血潮红,轻度隆起,乳头表面或边缘有小出血。视野可为生理盲点扩大。FFA 显示乳头表面毛细血管扩张渗漏明显。激素治疗效果好。

4.假性视盘炎

常双侧,视盘边界不清,色稍红,隆起轻,多为1～2 D,无出血渗出,终身不变。视力正常,视野正常。FFA 正常。

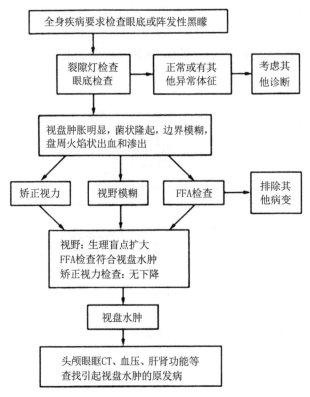

图 6-4　视盘水肿诊断流程

5.高血压性视网膜病变

视力下降,视盘水肿稍轻,隆起度不太高,眼底出血及棉绒斑较多,遍布眼底各处,有动脉硬化征象,血压较高,无神经系统体征。

6.视网膜中央静脉阻塞

视力下降严重,发病年龄较大。视盘轻微水肿,静脉充盈、怒张迂曲严重,出血多,散布视网膜各处,多单侧发生。

三、治疗与护理措施

(一)经典治疗

1.寻找病因及时治疗

在早期和中期进展时治疗能提高视力。

2.药物治疗

应用高渗脱水剂降低颅内压,如口服甘油、静脉注射甘露醇。辅助用能量合剂(ATP、辅酶A、肌苷等)、B族维生素类药物。

3.长期视盘水肿患者

经常检查视力及视野。

(二)新型治疗

不能去除病因,药物无效,在观察过程中发现视力开始减退、有频繁的阵发性黑矇发生,必须及时行视神经鞘减压术。

（三）治疗流程

治疗流程如图 6-5 所示。

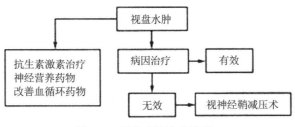

图 6-5　视盘水肿治疗流程

四、预后评价

视盘水肿可逐渐加重,视力障碍发生较晚。病因若及早去除,视盘水肿可于 1～2 月后消失,预后良好。然而,长期患有严重的视盘水肿,预后很差。视盘水肿长期高于 5 D 对视功能威胁很大。视网膜静脉明显怒张、迂曲,视网膜上广泛大片出血及棉绒斑的早期出现常提示视功能濒临危险关头,视网膜动脉明显狭窄变细表明视神经已经发生严重变化。视盘颜色变白表明视神经已经发生萎缩。

（于晓婷）

第八节　白　内　障

一、概述

白内障是指因年龄、代谢、外伤、药物、辐射、遗传、免疫、中毒等因素导致晶状体透明度降低或颜色改变所致光学质量下降的退行性变,是最常见的致盲性眼病。常分为年龄相关性白内障、先天性白内障、外伤性白内障、代谢性白内障等。白内障的治疗目前以手术治疗为主,手术方式主要采用超声乳化联合人工晶状体植入术、飞秒激光辅助白内障超声乳化联合人工晶体植入术。

二、病情观察与评估

（一）生命体征

监测生命体征,观察患者有无血压异常。

（二）症状体征

（1）观察患者有无视力下降、视物模糊、遮挡、变形、眼痛、眼胀等症状。有无眼部外伤史等。

（2）了解患者晶状体混浊部位及程度。

（三）安全评估

评估患者有无因年龄、视力障碍导致跌倒/坠床的危险。

三、护理措施

(一)术前护理

1.完善检查

协助完善术前常规及专科检查。

2.散瞳

术前充分散瞳,增大术野,有利于晶体、晶体核的吸出及人工晶体的植入,避免虹膜损伤,保证手术成功。前房型人工晶体植入者禁止散瞳。

3.访视与评估

了解患者基本信息和手术相关信息,确认术前准备完善情况。

4.患者交接

与手术室工作人员核对患者信息、手术部位标识及患者相关资料,完成交接。

(二)术后护理

1.眼部护理

(1)观察患者术眼敷料有无渗血、渗液,保持敷料清洁干燥。

(2)术眼有无疼痛,有无恶心、呕吐等伴随症状。

(3)勿揉搓、碰撞术眼,避免突发震动引起伤口疼痛及晶体移位。

(4)术后如出现明显头痛、眼胀、恶心、呕吐时,应警惕高眼压的发生,报告医师给予相应处理。

(5)术眼佩戴治疗性角膜接触镜者,手术 2 小时后至睡前遵医嘱滴用抗生素眼液及人工泪液,每 2 小时 1 次,至少 3 次;术眼包扎者,术后 1 天敷料去除后遵医嘱滴眼药。

2.用药护理

(1)散瞳剂:防止术后瞳孔粘连,滴药后会出现视物模糊,应睡前使用,预防跌倒。

(2)激素类:严格遵医嘱用药。

3.预防跌倒/坠床

视力不佳者佩戴老花镜,晚上使用夜灯,将常用的物品置于随手可取之处,保持周围环境无障碍物,指导患者使用厕所、浴室的扶手,避免跌倒/坠床。

四、健康指导

(一)住院期

(1)告知患者 ERG、眼 AB 超、角膜曲率、角膜内皮细胞计数等专科检查的目的,积极配合检查。

(2)告知手术的目的、方法、大致过程及注意事项等,积极配合治疗。

(二)居家期

(1)告知患者术后注意事项,指导用眼卫生,避免脏水入术眼。

(2)未植入人工晶体者 3 个月后验光配镜。

(3)出院后 1 周门诊复查,若出现视力突然下降,眼部分泌物增加等应及时就医。

(于晓婷)

第九节 青 光 眼

一、概述

青光眼是病理性高眼压导致视神经损害和视野缺损的一种主要致盲性眼病,具有家族遗传性。高眼压、视盘萎缩及凹陷、视野缺损及视力下降是本病的主要特征。根据前房角形态、病因机制及发病年龄等主要因素,将青光眼分为原发性、继发性及先天性。原发性青光眼又分为开角型和闭角型。

二、病情观察与评估

(一)生命体征

监测生命体征,观察患者有无体温、脉搏、呼吸、血压异常。

(二)症状体征

(1)观察患者有无眼压升高、眼部充血、角膜水肿、瞳孔散大、光反射迟钝或消失等症状。

(2)观察患者有无剧烈头痛、眼胀、虹视、雾视、视力下降、视野变小、恶心、呕吐等症状。

(3)了解患者有无前房浅、房角变窄、虹膜节段萎缩、角膜后沉着物、晶体前囊下混浊等症状。

(三)安全评估

(1)评估患者有无因双眼视力障碍导致跌倒/坠床的危险。

(2)评估患者对疾病的认知程度、心理状态,有无焦虑、恐惧等表现。

三、护理措施

(一)术前护理

1.完善检查

协助完善术前常规及专科检查。

2.卧位

卧床休息,抬高床头 15°～30°。

3.疼痛护理

采用数字分级法(NRS)进行疼痛评估,分析疼痛的原因,安慰患者,遵医嘱予以降眼压对症处理,观察疼痛缓解情况及眼压的动态变化。

4.用药护理

(1)磺胺类降眼压药物:观察患者有无口唇、四肢麻木等低钾表现,遵医嘱同时补钾。该类药物易引起泌尿道结石,应少量多次饮水、服用小苏打等碱化尿液,磺胺过敏者禁用。

(2)缩瞳剂眼药、β受体阻滞剂眼药:滴药后压迫内眦部 2～3 分钟,防止药物经泪道进入鼻腔由鼻黏膜吸收引起心率减慢、哮喘及呼吸困难等全身毒副反应。有心功能不全、心动过缓、房室传导阻滞、哮喘、慢性阻塞性肺部疾病的患者慎用。

(3)20％甘露醇:20％甘露醇 250 mL 快速静脉滴注,半小时内输注完毕。完毕后平卧 1～

2 小时,防止引起直立性低血压及脑疝等,观察神志、呼吸及脉搏的变化。长期输注者,监测电解质、肝功能、肾功能等指标变化。

5.心理护理

加强与患者沟通,做好心理疏导,消除其焦虑、恐惧心理,以免不良情绪导致青光眼急性发作,增强战胜疾病的信心,积极配合治疗。

6.访视与评估

了解患者基本信息和手术相关信息,确认术前准备完善情况。

7.患者交接

与手术室工作人员核对患者信息、手术部位标识及患者相关资料,完成交接。

(二)术后护理

1.卧位

卧床休息,抬高床头 15°～30°,减轻颜面水肿,利于房水引流。

2.眼部护理

(1)观察术眼敷料有无松脱、渗血渗液、脓性分泌物;有无头痛、眼痛、恶心呕吐、角膜水肿或角膜刺激症状。

(2)结膜缝线会有术眼异物感,勿揉搓术眼。

(3)观察眼压、视功能的变化。

(4)浅前房患者半卧位休息,加压包扎术眼,促进伤口愈合、前房形成。

3.用药护理

术眼应用散瞳剂防止虹膜粘连,非手术眼禁用散瞳剂。

4.预防青光眼发作

(1)进食清淡、软、易消化饮食,保持大便通畅;戒烟酒,不宜食用浓茶、咖啡及辛辣刺激性食品;不宜暴饮,应少量多次饮水,一次饮水不超过 300 mL。

(2)劳逸结合,保持精神愉快,避免情绪波动;不宜在黑暗环境中久留,衣着宽松,不宜长时间低头弯腰,睡觉时需垫枕,以免影响房水循环导致眼压升高。

(3)原发性青光眼术前禁用散瞳剂。

四、健康指导

(一)住院期

(1)告知患者裂隙灯、房角镜、眼底、眼压、视野、OCT、VEP、角膜内皮细胞计数等检查的目的、重要性,积极配合检查。

(2)强调预防青光眼发作的措施及重要性。

(3)有青光眼家族史者,告知其直系亲属定期门诊检查,做到早发现、早诊断、早治疗。

(二)居家期

(1)告知患者坚持局部滴药,教会正确滴眼药方法。

(2)出院后 1 周门诊复查。如发生眼胀、红肿、分泌物增多或突然视物不清,应立即就医。青光眼术后需终身随访。

(于晓婷)

第十节 屈光不正和弱视

临床上将眼的屈光状态分为两类,即屈光正常(正视眼)、屈光不正(非正视眼)。在眼的调节松弛状态下,外界平行光线进入眼内经眼的屈光系统屈折后,不能聚焦在视网膜黄斑中心凹上称为屈光不正。屈光不正包括近视、远视和散光。外界光线经过眼的屈光系统折射在视网膜上,形成清晰的物像称为眼的屈光作用。眼的屈光作用的大小称为屈光力。单位是屈光度,简写为 D。

一、近视

(一)概述

近视眼是指在眼的调节松弛状态下,平行光线经过眼的屈光系统屈折后,聚焦在视网膜之前,在视网膜上形成一个弥散环,导致看远处目标模糊不清。近视眼按度数可分为三类:轻度小于 -3.00 D,中度为 -3.00 D ~ -6.00 D,高度大于 -6.00 D。

(二)病因与发病机制

1.遗传因素

高度近视可能为常染色体隐性遗传。中低度近视可能为多因子遗传:既服从遗传规律又有环境因素参与,而以环境因素为主。其中高度近视比低度近视与遗传因素的关系更密切。

2.发育因素

婴幼儿时期眼球较小,为生理性远视,随着年龄增长,眼球各屈光成分协调生长,逐步变为正视。若眼轴过度发育,即成为轴性近视。

3.环境因素

青少年学生与近距离工作者中以近视眼较多,主要与长时间近距离阅读、用眼卫生不当有关。此外,营养成分的失调和使用工具不符合学生的人体工程力学要求、大气污染、微量元素的不足等也是形成近视的诱发因素。

(三)护理评估

1.健康史

注意询问患者有无视疲劳、眼外斜视及近视家族史等。了解患者佩戴眼镜史及用眼卫生情况、发现近视的时间及进展程度。

2.症状与体征

(1)视力:近视最突出的症状是远视力减退、近视力正常。

(2)视力疲劳:近视初期常有远视力波动,注视远处物体时喜眯眼,容易产生视疲劳。低度近视者常见,但较远视者轻。

(3)视疲劳外斜视:视疲劳重者可发展为外斜视,是调节与集合平衡失调的结果。为使调节与集合间固有的不平衡能够维持暂时的平衡,故容易产生视疲劳。看近时不用或少用调节,造成平衡紊乱即产生眼位变化。斜视眼为远视度数较高的眼。

(4)眼球前后径变长:多见于高度近视属轴性近视。

(5)眼底高度近视可引起眼底退行性变化和眼球突出,出现豹纹状眼底、近视弧形斑、脉络膜萎缩甚至巩膜后葡萄肿、黄斑出血等变化。周边部视网膜可出现格子样变性和产生视网膜裂孔,增加视网膜脱离的危险。

(6)并发症:如玻璃体异常(液化、混浊、后脱离)、视网膜脱离、青光眼、白内障等,以高度近视者多见。

3.心理-社会状况评估

有部分患者由于佩戴眼镜影响外观而表现为不愿意配合。需要评估患者的学习、生活和工作环境及对近视的认识程度。

4.辅助检查

常用屈光检查方法如下:客观验光法、主觉验光法、睫状肌麻痹验光法。对于高度近视患者有眼底改变者应进行荧光素眼底血管造影或吲哚青绿血管造影。

(四)护理诊断

1.视力下降

与屈光介质屈光力过强有关。

2.知识缺乏

缺乏近视眼及其并发症的防治知识。

3.潜在并发症

视网膜脱离、术后伤口感染、上皮瓣移位、角膜混浊、高眼压等。

(五)护理措施

1.用眼卫生指导

(1)避免长时间连续用眼,一般持续用眼1小时应休息5～10分钟。

(2)保持良好的学习、工作姿势:不躺在床上、车厢内阅读,不在太阳直射下或光线昏暗处阅读。双眼平视或轻度向下注视荧光屏,眼睛与电脑荧光屏距离在60 cm以上。

(3)高度近视患者避免剧烈运动如打篮球、跳水等,防止视网膜脱落。

(4)饮食以富含蛋白质、维生素的食物为主,如新鲜水果、蔬菜、动物肝脏、鱼等。

(5)定期检查视力,建议半年复查一次,根据屈光检查结果及时调整眼镜度数。

2.配镜矫正护理

向患者及其家长解释近视视力矫正的重要性及可能的并发症,纠正"戴眼镜会加深近视度数"的错误认知。建议在睫状肌麻痹状态下验光,可取得较为准确的矫正度数。

(1)佩戴框架眼镜护理:框架眼镜是最常用和最好的方法,配镜前须先经准确验光确定近视度数,镜片选择以获得最佳视力的最低度数的凹透镜为宜。指导患者和其家属学会眼镜护理:①坚持双手摘戴眼镜,单手摘戴若力度过大会使镜架变形。②戴眼镜的位置正确,将镜片的光学中心对准眼球中心部位,才能发挥眼镜的正确功能。③镜架沾上灰尘时,用流水冲洗,再用眼镜专用布或软纸拭干。④参加剧烈运动时不要戴眼镜,以免眼镜受到碰撞。

(2)佩戴角膜接触镜护理:①根据不同材料的角膜接触镜的不同特点予以护理指导。软镜验配简单佩戴舒适;角膜塑形镜(OK镜)睡眠时佩戴,起床后取出;硬性透氧性接触镜(RGP)验配较复杂,必须严格按规范验配,佩戴前须向患者详细交代注意事项,使患者充分了解其重要性,以提高患者的依从性。初次戴镜通常第1天戴5～6小时,然后每天延长1～2小时,1周左右每天可佩戴12～16小时,期间必须定期复查。②养成良好的卫生习惯,取、戴前均应仔细洗手,定期更换镜片。③避免超时佩戴和过夜佩戴。④戴镜后刺激症状强烈,应摘下重新清洗后再戴,如有异物感、灼痛感马上停戴。⑤游泳时不能戴镜片。

3.屈光手术护理

目前屈光手术治疗的方法如下。

(1)角膜屈光手术:分为非激光手术与激光手术。非激光手术包括放射状角膜切开术表层角膜镜片术、角膜基质环植入术。激光手术包括准分子激光角膜切削术(PRK)、激光角膜原位磨镶术(LASIK)、准分子激光角膜上皮瓣原位磨镶术(LASEK)。

1)角膜屈光手术前护理:按手术常规做好术前准备。①佩戴隐形眼镜者,手术前眼部检查须在停戴48～72小时后进行;长期佩戴者须停戴1～2周;佩戴硬镜者须停戴4～6周。②冲洗结膜囊和泪道,如发现感染灶要先治疗后再行手术。按医嘱滴用抗生素滴眼液。③注意充分休息,以免眼调节痉挛。④全面的眼部检查,包括视力、屈光度、眼前段、眼底、瞳孔直径、眼压、角膜地形图、角膜厚度和眼轴测量等。⑤告诉患者术后短时间内视力可能不稳定,会有逐步适应的过程。

2)角膜屈光手术后护理:①3天内避免洗头,洗脸洗头时,不要将水溅入眼内。②1周内不要揉眼睛,最好避免看书报等,外出佩戴太阳镜,避免碰伤,近期避免剧烈运动和游泳。③进清淡饮食,避免刺激性食物。④遵医嘱用药和复查,如出现眼前黑点、暗影飘动、突然视力下降,应立即门诊复查。

(2)眼内屈光手术:目前已开展的手术治疗方法有白内障摘除及人工晶体植入术、透明晶状体摘除及人工晶体植入术、晶状体眼人工晶体植入术。

(3)巩膜屈光手术如后巩膜加固术、巩膜扩张术等。巩膜屈光手术后注意观察眼球运动障碍、出血、复视、植入物排斥等并发症。

二、远视

(一)概述

远视眼是指在眼的调节松弛状态下,平行光线经眼的屈光系统屈折后,焦点聚在视网膜后面者。远视眼按度数可分为三类:轻度小于+3.00 D,中度为-5.00 D～+3.00 D,高度大于5.00 D。远视按屈光成分分为轴性远视和屈光性远视。

(二)病因与发病机制

1.轴性远视

眼的屈光力正常,眼球前后径较正常眼短,为远视中最常见的原因。初生婴儿有2～3 D远视,在生长发育过程中,慢慢减少,约到成年应成为正视或接近正视。如因发育原因,眼轴不能达到正常长度,即成为轴性远视。

2.屈光性远视

眼球前后径正常,由于眼的屈光力较弱所致。其原因:一是屈光间质的屈光指数降低;二是角膜或晶状体弯曲度降低,如扁平角膜;三是晶状体全脱位或无晶状体眼。

(三)护理评估

1.健康史

注意询问患者有无远视家族史,了解患者佩戴眼镜史及用眼卫生情况、发现远视的时间及进展程度。

2.症状与体征

(1)视疲劳:远视最突出的临床症状,表现为视物模糊、头痛、眼球眼眶胀痛、畏光、流泪等。闭目休息后,症状减轻或消失。尤其以长时间近距离工作时明显,这是由于眼调节过度而产生,多见于高度远视和35岁以上患者。

(2)视力障碍:轻度远视青少年,由于其调节力强,远近视力可无影响;远视程度较高,或因年龄增加而调节力减弱者,远视力好,近视力差;高度远视者,远近视力均差,极度使用调节仍不能代偿;远视程度较重的幼儿,常因过度使用调节,伴过度集合,易诱发内斜视。看近处小目标时,内斜加重,称为调节性内斜视。若内斜持续存在,可产生斜视性弱视。

(3)眼底:高度远视眼眼球小,视盘较正常小而色红,边界较模糊,稍隆起,类似视盘炎,但矫正视力正常,视野无改变,长期观察眼底像不变,称为假性视盘炎。

3.心理-社会状况评估

轻度远视眼者不易发现,常在体检时才被发现;部分患者由于佩戴眼镜影响外观而表现为不愿意配合。需评估远视对患者学习、生活和工作环境的影响及患者对远视的认知程度。

4.辅助检查

屈光检查方法:客观验光法、主觉验光法、睫状肌麻痹验光法。

(四)护理诊断

1.知识缺乏

缺乏正确佩戴眼镜的知识。

2.舒适改变

与过度调节引起的眼球眼眶胀痛、视疲劳有关。

3.视力下降

与眼球屈光力弱或眼轴过短有关。

(五)护理措施

(1)向患者及其家属介绍远视眼的防治知识:①轻度远视无症状者不需矫正,如有视疲劳和内斜视,虽然远视度数低也应戴镜;中度远视或中年以上患者应戴镜矫正以提高视力,消除视疲劳和防止内斜视发生。②原则上远视眼的屈光检查应在睫状肌麻痹状态下进行,用凸透镜矫正。每半年进行视力复查,根据屈光检查结果及时调整眼镜度数。12周岁以下者或检查中调节能力强者应采用睫状肌麻痹剂散瞳验光配镜。③保持身心健康,生活有规律,锻炼身体,增强体质,保持合理的饮食习惯,避免偏食。

(2)观察患者视力及屈光度的改变,有无眼位改变。

三、散光

(一)概述

散光是指由于眼球各屈光面在各径线(子午线)的屈光力不等,平行光线进入眼内不能在视网膜上形成清晰物像的一种屈光不正现象。

(二)病因与发病机制

本病最常见的病因是由于角膜和晶状体各径线的曲率半径大小不一致,通常以水平及垂直两个主径线的曲率半径差别最大。发病还可能与遗传、发育、环境、饮食、角膜瘢痕等因素有关。

根据屈光径线的规则性,可分为规则散光和不规则散光两种类型。

(1)规则散光是指屈光度最大和最小的两条主子午线方向互相垂直,用柱镜片可以矫正,是最常见的散光类型。规则散光可分为顺规散光、逆规散光和斜向散光。根据各子午线的屈光状态,规则散光也可分为五种:单纯远视散光、单纯近视散光、复性远视散光、复性近视散光和混合散光。

(2)不规则散光是指最大和最小屈光力的主子午线互相不垂直,如圆锥角膜及角膜瘢痕等,用柱镜片无法矫正。

(三)护理评估

1.健康史

了解患者发现散光的年龄及佩戴眼镜史。

2.症状与体征

(1)视疲劳:头痛、眼胀、流泪、看近物不能持久,单眼复视,视力不稳定,看书错行等。

(2)视力:散光对视力影响取决于散光的度数和轴向。散光度数越高或斜轴散光对视力影响越大,逆规散光比顺规散光对视力影响大。低度散光者视力影响不大;高度散光者远、近视力均下降。

(3)眯眼:以针孔或裂隙作用来减少散光。散光者看远看近均眯眼,而近视者仅在看远时眯眼。

(4)散光性弱视:幼年时期的高度散光易引起弱视。

(5)代偿头位:利用头位倾斜和斜颈等自我调节,以求得较清晰的视力。

(6)眼底:眼底检查有时可见视盘呈垂直椭圆形,边缘模糊,用检眼镜不能很清晰地看清眼底。

3.心理-社会状况评估

评估患者的情绪和心理状态。评估患者的年龄、性别、学习、生活和工作环境以及对散光的认知程度。

4.辅助检查

屈光检查方法有客观验光法、主觉验光法、睫状肌麻痹验光法。

(四)护理诊断

1.知识缺乏

缺乏散光的相关知识。

2.舒适改变

与散光引起的眼酸胀、视疲劳有关。

3.视力下降

与眼球各屈光面在各子午线的屈光力不等有关。

(五)护理措施

(1)向患者及其家属宣传散光的相关知识,若出现视物模糊、视疲劳、发现散光应及时矫正,防止弱视发生。规则散光可戴柱镜矫正,如不能适应全部矫正可先以较低度数矫正,再逐渐增加度数。不规则散光可试用硬性透氧性角膜接触镜(RGP)矫正,佩戴时需要一定时间的适应期。手术方法包括准分子激光屈光性角膜手术和散光性角膜切开术。

(2)护理要点:①避免用眼过度导致视疲劳。②高度散光常伴有弱视,在矫正散光的同时进行弱视治疗。③定期检查视力,青少年一般每半年检查一次,及时发现视力及屈光度的改变,及时调整眼镜度数。④保持身心健康,生活有规律,锻炼身体,增强体质,保持合理的饮食习惯,避免偏食。⑤注意眼镜和角膜接触镜的护理和保养。

四、老视

(一)概述

老视又称老花,是指随着年龄的增加,眼的调节功能日益减退,近距离阅读或工作感觉困难的一种生理现象,一般出现在40~45岁。

(二)病因与发病机制

随着年龄增长,晶状体逐渐硬化,弹性下降,睫状肌功能逐渐减弱,因而眼的调节力变小,近点逐渐远移,近视力愈来愈低。这是一种由于年龄所致的生理性调节力减弱的现象。

(三)护理评估

1.健康史

(1)了解患者有无视疲劳和佩戴眼镜的情况。

(2)了解患者工作性质、阅读习惯、老视发生年龄等。

2.症状与体征

(1)视近物困难:初期近点逐渐远移,常将注视目标放得远些才能看清。在光线不足的情况下,近视力更差。随着年龄增长,虽然将注视目标尽量放远,也无法看清。

(2)视疲劳:头痛、眼胀、流泪、看近物不能持久,单眼复视,视力不稳定,看书错行等。

3.心理-社会状况评估

由于老视者近视力逐渐下降,比较隐蔽,发现不及时,需评估患者用眼情况,了解患者年龄、职业、生活和工作环境以及对本病的认知程度。

4.辅助检查

屈光检查方法有客观验光法、主觉验光法、睫状肌麻痹验光法。

(四)护理诊断

1.镜片选择

了解老视者的工作性质和阅读习惯,选择合适的镜片,使其阅读时保持持久的清晰和舒适,缓解视疲劳症状。单光镜是首次佩戴眼镜者的较好选择,但它只适合看近时。双光眼镜弥补了单焦镜远、近不能兼顾的不足,但外观不美并常出现图像跳动现象;近年推出的渐变多焦点镜能满足远、中、近不同距离的视觉需求,验配前要了解佩戴者的视觉需求,并指导正确使用。戴近用的凸透镜,镜片的屈光度依年龄和原有的屈光状态而定,一般规律:原为正视眼者,45岁佩戴+1.00 D;50岁佩戴+2.00 D;60岁为+3.00 D。非正视眼者,所需戴老视眼镜的屈光度数为上述年龄所需的屈光度与原有屈光度的代数和。

2.健康指导

避免用眼过度导致视疲劳。老视一般从45岁开始,随着年龄增长,老视程度逐渐加重,老视眼镜应随着年龄改变而调整。保持身心健康,生活有规律,锻炼身体,增强体质及保持合理的饮食习惯。

五、弱视

(一)概述

弱视是指眼部无明显器质性病变,但在视觉发育期间,由于各种原因引起的视觉细胞有效刺激不足,导致单眼或双眼最好矫正视力低于0.8的一种视觉状态。弱视在学龄前儿童及学龄儿童患病率为1.3%～3%,是一种可治疗的视力缺损性常见眼病,越早发现,越早治疗,预后越好。

(二)病因与发病机制

按发病机制的不同,弱视一般可分为如下几种。

1.斜视性弱视

为消除和克服斜视引起的复视和视觉紊乱,大脑视皮层中枢主动抑制由斜视眼传入的视觉冲动,该眼黄斑功能长期被抑制而形成弱视。

2.屈光参差性弱视

一眼或两眼有屈光不正,两眼屈光参差较大,使两眼在视网膜上成像大小不等,融合困难,大脑视皮层中枢抑制屈光不正较重的一眼,日久便形成弱视。

3.屈光性弱视

多见于双眼高度远视(也可高度近视),在发育期间未能矫正,使所成的像不能清晰聚焦于黄斑中心凹,造成视觉发育的抑制,而形成弱视。

4.形觉剥夺性弱视

由于先天性或早期获得的各种因素导致视觉刺激降低,如眼屈光间质混浊(如白内障、角膜瘢痕等)、完全性上睑下垂、不恰当的眼罩遮盖眼等,妨碍视网膜获得足够光刺激,而干扰了视觉的正常发育过程,造成弱视。

5.先天性弱视

包括器质性弱视如新生儿视网膜或视路出血和微小眼球震颤。

(三)护理评估

1.健康史

向家长询问患儿出生时情况,有无眼病,有无不当遮眼史,有无复视和头位偏斜,有无家族史,了解患儿诊治经过。

2.症状与体征

视力减退,临床上将屈光矫正后视力在0.6～0.8者定为轻度弱视,在0.2～0.5者定为中度弱视,不大于0.1者定为重度弱视。但在暗淡光线下,弱视眼的视力改变不大,临床上弱视患儿往往无主诉,常在视觉检查时发现异常。视力测定应在散瞳后检查更准确,常用方法如下。

(1)2岁以内婴幼儿:①观察法,婴幼儿视力检查比较困难,不伴有斜视的弱视则更不易发现。可用临床观察法衡量婴幼儿的视力。交替遮盖法,先后交替遮盖患儿的一只眼,观察和比较其反应;或用一件有趣的图片或玩具引逗他,连续移动,根据患儿的单眼注视和追随运动估计其视力。②视动性眼球震颤方法,利用能旋转的黑色条纹的眼震鼓,观察眼动状态。

(2)2～4岁儿童:用图形视力表或E视力表检测。检测时应完全遮盖一眼,有拥挤现象(即对单个字体的识别能力比对同样大小但排列成行的字体的识别能力要强)。

(3)5岁以上儿童与成人一样,用E视力表检测。

3.心理-社会状况评估

由于弱视患者多为年幼患儿,除应评估患者的年龄、受教育水平、生活方式和环境外,还应评估患儿家属接受教育的水平、对疾病的认识和心理障碍程度、社会支持系统的支持程度等。

4.辅助检查

详见症状与体征相关内容。

(四)护理诊断

1.感知改变

与弱视致视力下降有关。

2.潜在并发症

健眼遮盖性弱视。

3.知识缺乏

缺乏弱视的防治知识。

(五)护理措施

(1)向患儿和其家属详细解释弱视的危害性、可逆性、治疗方法及注意事项等,取得他们的信任与合作。随着弱视眼视力的提高,受抑制的黄斑中心凹开始注视但由于双眼视轴不平行(如斜视等),打开双眼后可出现复视,这是治疗有效的现象,应及时向家属解释清楚。只要健眼视力不下降,就应继续用遮盖疗法。矫正斜视和加强双眼视功能训练,复视能自行消失。

(2)治疗方法的指导:①常规遮盖疗法指导,利用遮盖视力较好一眼,即优势眼,消除双眼相互竞争中优势眼对弱视眼的抑制作用,强迫弱视眼注视,同时让大脑使用被抑制眼,提高弱视眼的固视能力和提高视力,这是弱视患儿最有效的治疗方法。遮盖期间鼓励患儿用弱视眼做描画、写字、编织、穿珠子等精细目力的作业。具体遮盖比例遵照医嘱,遮盖健眼必须严格和彻底,应避免偷看,同时警惕发生遮盖性弱视;定期随访,每次复诊都要检查健眼视力及注视性质。同时因遮盖疗法改变了患者的外形,予以心理疏导。②压抑疗法,利用过矫或欠矫镜片或睫状肌麻痹剂抑制健眼看远和/或看近的视力;视觉刺激疗法(光栅疗法);红色滤光胶片疗法等。③后像疗法指导,平时遮盖弱视眼,治疗时盖健眼,用强光炫耀弱视眼(黄斑中心凹3°~5°用黑影遮盖保护),再于闪烁的灯光下,注视某一视标,此时被保护的黄斑区可见视标,而被炫耀过的旁黄斑区则看不见视标。每天2~3次,每次15~20分钟。

(3)调节性内斜视经镜片全矫后,应每半年至1年检眼1次,避免长期戴远视镜片而引起调节麻痹。为巩固疗效、防止弱视复发,所有治愈者均应随访观察,一直到视觉成熟期,随访时间一般为3年。

(于晓婷)

第七章

心 理 护 理

第一节 临床心理护理的要素

一、析取心理护理的基本要素

心理护理其实是个相对于具体患者心理问题解决的动态化运行过程,一旦某患者的心理危机得以化解,针对其所运行的心理护理便可随之减缓、终止。如同随着危重患者的转危为安、日渐康复,针对其制定的"一级护理"计划亦可终止,改为"二级护理""三级护理"。

尽管影响心理护理效应的因素很多,涉及护士之外的其他医务工作者、患者亲属、其他患者、环境等,但具体运行一次心理护理的决定性因素只有护士(实施者)、患者(接受者)、护士掌握的心理护理知识和技能、患者已显现的心理危机 4 个,可将其界定为"心理护理的基本要素"(图 7-1),以区别于其他影响心理护理但不决定其运行的一些因素。

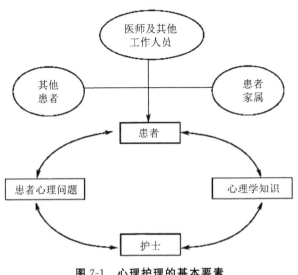

图 7-1 心理护理的基本要素

析取其基本要素的意义在于,可帮助护士增强其实施心理护理的可操作性,减少其盲目性,从根本上改变既往很多护士实施心理护理时的"蜻蜓点水",难以真正解决重点患者问题的窘境。再以分级的基础护理为例,针对危重患者因不能自行翻身存在压疮隐患等护理问题,需通过为其实施压疮预防等措施加以防范;而针对有自主活动能力的一般患者,则无需像对危重患者那样预防压疮。显而易见,针对以上两类患者易受压部位的皮肤护理,前者需要护士投入更多的时间和精力,二者的差异恰恰是护士把有限的精力集中于重点患者的重要保证。同理,心理护理也有其重点对象,也需要护士聚焦于有明显或潜在心理危机患者的心理干预。

二、解读心理护理基本要素的作用

确定心理护理的运行受制其基本要素后,还有必要逐一解读每个要素如何在心理护理运行中"各司其职"且相辅相成,以帮助护士在心理护理实践中熟练掌握、灵活运用。

(一)掌握专业化理论和技术是科学实施心理护理的指南

基于"心理护理是依据心理学原理在护理领域发挥独特作用的一种方法",必须以心理护理的专业化理论和技能为其实践的指南,以体现方法的科学性和实效性。长期以来,我国的心理护理持续于低水平徘徊,与广大护士未系统掌握专业化理论和技术有很大关联。

实践表明,仅凭满腔热情而缺乏令人信服的专业化指南,心理护理很容易陷入泛泛的经验之谈,其实施效果大多不尽如人意,甚至还可能无意中给患者身心造成负性影响,以致心理护理的科学性、效用性被质疑。

(二)准确评估患者心理状况是选择恰当干预对策的前提

紧扣前述心理护理的分级和分类,即需根据患者各自的实际心理状况,为其选择恰当的心理护理对策。患者的实际心理状况,可能是适宜的,也可能是轻中度偏差,也可能是严重失衡或危机。通常需要为其选择干预对策的,显然是经评估显示严重心理失衡或危机的患者。

不少临床护士曾因未弄清心理护理的内涵,而致患者的心理评估存在盲点,甚至不了解什么性质、强度的负性情绪反应对哪一类患者具有特别的威胁。患者心理评估的泛化结论,并不能给护士为患者实施心理干预提供有价值依据。如某校曾组织本科护生查阅、分析我国1991—1995年间5种公开发行护理学杂志的300余篇心理护理刊文。发现其中患有"急性心肌梗死""药物过敏""男性不育"等不同病症、情绪反应显著的患者,其"心理问题"却同样被冠以"恐惧"等词汇。很显然,恐惧对几类患者的影响根本无法相提并论。极度恐惧对心肌梗死患者或许是致命性威胁,一旦被护士觉察,需及时予以干预;但恐惧几乎不会对男性不育患者构成危险,且男性不育患者心理反应的典型特征或许是因"不孝有三,无后为大"深陷忧虑,并非恐惧。由此可推断,能否准确评估患者心理反应的性质、强度,直接影响其干预的策略和效果。

评估患者心理反应普遍存在的另一种偏差曾是,只关注其表面现象,未深究其主导因素。即只了解患者存在某种负性情绪反应,却不问导致患者负性情绪反应的主要原因,据此形成"对症不对因"的心理护理对策,干预效用通常难达预期。对此,我国学者提出:"患者心理问题的准确评估,如同临床疾病的正确诊治,不仅要弄清患者存在什么临床病症,更需弄清引起其病症的主要病因。"我国学者为帮助临床护士更深入理解并掌握"准确评估患者心理问题"的重要环节,列举了护士最熟悉的临床常见病症"发热"的判断、处置:"为一位高热的患者实施医护处置,除据其热型、程度,还需知其病因,才可能为其恰当选用'方到病除'的降温措施。如局部深度脓肿所致感染性发热,采用切开排脓的措施或许比药物、冷敷等降温的疗效更好。"

简言之,患者心理状况的准确评估,可类比临床疾病的正确诊治,必须综合判断三个评估环节的结果(患者主要心理反应的性质、强度、个体原因),才可能为患者选择既对症又对因的干预策略,达成良好的预期目标。

需要指出的是,既往的患者心理评估,大多关注其负性情绪反应等问题,常忽略患者自身兼具的积极心理特征、正性情感体验(如患者因成功应对伤病的"益处发现"),以致未能据此采用积极心理学策略为患者提供更有益其身心的干预对策。近几年,"创伤后成长"等反映患者积极心理特征的评估工具已被引入护理领域,将有助于临床护士更全面、更准确地评估患者的心理状况,选择更恰当、更有效的干预对策。

(三)赢得患者的密切合作是有效实施心理护理的基础

针对这个命题假设,我国学者曾设计"开展心理护理最大的困难是什么? 心理护理的效果取决于哪个因素?"的单选题先后交由上万护士作答,不少护士首选"患者的合作"作为答案,即认为开展心理护理及其效果在相当程度上与患者的合作有关。但与此同时,一些护士却不了解:赢得患者密切合作、调动患者主动配合的积极性之主动权在自己一方。

有些护士以为,只要掌握了心理护理的专业知识和技能,能准确评估患者的心理状况、及时甄别重点患者的心理危机,即可以其心理护理实施者的专业化角色为患者提供有效干预。一些护士对心理护理的理解并未随其深入发展而不断更新,尤其对狭义概念的心理护理似乎不甚了解,如一味把患者作为其实施心理护理的被动接受者,并不真正了解患者的主观能动性是最终解决问题的关键所在。未将"维护患者的尊严及隐私权、尊重患者的主观意愿和个人习惯、与患者互动需以'共同参与模式'为主体形式"等要点纳入其赢得患者信任及合作的基本守则,若遇患者的合作欠当也很少反思其自身有否较大改进空间。

其实,心理护理与心理咨询的共同之处在于,其发挥效应的前提是患者(来访者)有解决自身问题的较迫切需求。否则仅凭专业人员的一腔热情而患者缺乏解决自身问题的内驱力,常常事倍功半,难以达成心理护理的良效。而且,患者即使有解决问题的需求,也并非随意将其内心情感暴露于他人,他们通常更愿意向与其建立信任关系、给予其安全感的专业人士求助。

因此,护士在与患者的互动过程中,需以其职业化角色行为获取患者的信任、建立护患间稳定发展的信任关系,为其实施心理护理时赢得患者的密切合作、达成心理护理的良好预期做好铺垫。

(四)护士的积极职业心态是确保心理护理良性运转的关键

此指为患者提供心理护理的护士自身必须保持其良好身心状态,能注重凡事多替患者着想,能经常自省其举手投足是否体现对患者身心状态的积极影响等。而时常处于紧张工作状态、每天面对患者负性情绪反应的护士,其保持身心平衡的要诀便是恰当的职业认知评价。但护士毕竟与天底下所有普通个体一样,均是具有"七情六欲"的血肉之躯,欲在其特定职业环境中持续地保持平和心态,则需要其良好的职业心理素质作为支撑。

护士的积极职业心态,是一种以职业为背景的特定情感,不应是一种直觉的情绪反应,不应是个人的某种狭隘情感,而应是一种合乎理智、具有深刻社会意义的情感活动。正如美国医学家刘易斯·托马斯谈及医务工作者职业情感时所指:"习惯死亡是可怕的! 倘若连一颗心脏的骤停——这样巨大的事实都唤不起情感的颤动,这说明什么呢? 麻木与迟钝岂不是比昏迷更可怕的植物心态? 在所有医疗事故中,同情心的死亡乃最恐怖的一种。"

俗话"面由心生",指一个人内心长期形成的一些东西会影响其神态表情,亦如法国浪漫主义作家雨果所说:"人的面孔常常反映其内心世界"。因此,护士的积极职业心态可具体地体现为:职业微笑,真诚关切患者的病痛,甚至能为患者忍辱负重等。设想一个不认同护士职业的个体,动辄因工作压力而身心失衡致职业情感倦怠,或许很难做到在与患者互动时绽放其职业微笑,更难以发自内心地给予患者真诚的关爱。

我国学者提出"护士的积极职业心态,是最本质、最基础的心理护理"之观点,正是反思我国心理护理现状所获结论。心理护理与其他护理方式相比,尚未建立相应的客观评价标准。具备积极职业心态的护士,才会努力学习掌握心理护理的职业知识和技能,深入研究患者的心理评估和干预对策,以真诚关切赢得患者的尊重和信赖,自觉地要求自身的言谈举止有益于患者身心,持之以恒地为患者提供心理支持。

总之,心理护理的运行需以护士的积极职业心态作为其要素之本、要素之源。为患者实施心理护理的过程中,护士的职业心态越积极,其主动性和创造力等内在潜力就越能得以充分调动,其给予患者心理健康促进的效用就越高。

（耿　静）

第二节　临床心理护理的相关技术

借鉴英国学者尼克尔斯(Nichols)主编的《临床心理护理指南》中相关论点,结合我国的临床心理护理背景和需求,形成较具普适性、可操作性强、易为广大临床护士熟悉并掌握的干预策略,简介信息支持、情感支持、心理咨询与心理治疗的相关技术。

一、信息支持

有学者认为,心理护理的核心功能,是监测患者的心理状态。包括评估患者的信息水平及其对信息的反应,然后酌情向其提供信息。

获得良好信息支持的患者及其亲属,因获得适宜身心状态对医护人员充满感激;但也常见未获得重要事件信息支持的患者群体及其亲属成日焦躁不安地期待医护人员与其做较充分信息沟通。

雷诺兹(Reynolds)等曾采访67位癌症晚期患者,发现91%的患者希望得到有关诊断的详细信息,92%的患者想得到症状的有关信息,88%的患者想了解其预后信息,97%的患者希望得到治疗和不良反应的相关信息。因此,重视患者和伤者的生活质量,须将信息沟通的心理护理作为核心责任。

其实,患者或其家属的信息匮乏还是耗费医护人员时间的潜在因素,特别是信息缺乏所致患者对其症状、身体不适或疼痛的错误认识,可致患者反复地向医护人员问询。而高效信息,则可节省心理护理的时间和资源。

（一）提供"专业化"信息的关键

这些信息主要包括:①适当的地点、时间;②患者已做好接收信息的准备,且处于适当的情绪状态;③患者真正希望获得信息。

(二)提供信息支持的要点

1.保证信息完整无缺

传递方的信息与接受方的信息常常不对等,即使护士已向患者或家属传递某些信息和建议,但并不意味其已领会、并准确地记住护士的信息和建议。因此,为保证信息的完整无缺,医护人员必须接受信息交互过程的考验,如寻求保证、摒弃存在危险暗示的信息等。

2.保证信息正确可靠

信息传递不是一劳永逸的,有人把提供信息类比"创伤护理中医护人员常需回到患者身边为其更换敷料"。提供信息支持,也需医护人员常回到患者身边,检查传递给他的信息有否发生变化,为避免所提供"信息"已偏离原始版本,需要检查和重新加强。认为"一旦患者受过知识宣教,其所接受信息将是稳定可靠的"想法乃错误判断。

(三)提供信息支持的核心描述

通过提供信息照护患者,是实施心理护理的重要平台。因为个体的心理状态和心理反应受其知识、信仰及随之发生的对知识渴望的强烈影响。

借助信息支持的心理护理真正目标,是向患者提供信息,并使其保持在一定水平:①促使患者产生符合现实的期望值;②减少患者因"不了解信息"产生的恐惧、压力和疑惑;③引导患者有效地参与治疗和自护。

(四)提供信息需贯穿情感支持

高效率的心理干预者简介核心信息后,会鼓励患者表达其对刚接受信息的反应。患者的反应包括其对信息的即时想法和感知,但其情感反应更重要,因患者的情感反应等因素可能决定其如何应对信息及其记忆信息的准确程度。

(五)提供信息的实践技术

遵循以下核心原则,提供信息即能顺利地进行。

1.营造氛围

提供信息很注重营造"更强调干预者与患者之间的沟通及信息提供、互相支持"的氛围。

2.监督运作

提供信息需确定承担组织信息支持任务的人员,并督导其运作过程中有否根据患者的需要和能力给予其足够信息,并保持其良好状态。

3.保持水平

保证患者熟悉信息的水平在其基本理解和现实的期望水平。选取目标旨在保持患者的信息水平为允许范围:①基本理解;②现实的期望;③可促进高依从性患者的理解。

4.专业操作

利用专业技巧为患者提供信息支持的干预。制定信息支持的任务,应像静脉穿刺等技术一样专业;但作为支持性活动,一定要人性化,即告知患者提供的信息会有正确、错误。提供信息者应接受信息支持等干预方法的训练,以便专业地使用相关技巧。

5.相互合作

相互合作指医护成员间及医护与患者之间对信息提供的合作性,需保证小组中各成员都明确每个患者的照护计划并及时更新。

二、情感支持

情感支持指帮助患者度过一段他们可能会经历许多不同情感的时期,如应对恐惧和焦虑、平息愤怒、应对损失和悲伤,它涉及患者在经历困苦期间给予其情感支持。简言之,情感支持旨在帮助患者感到更舒适,体验基本照护关系的行为;并不直接关注患者解决问题或摆脱烦人的情感反应,而是促进情感过程。

(一)情感支持的目标大纲

为患者实施心理护理,态度与实践同等重要。即若无心理护理将护士带入与患者的互动中(护患互动要求护士实践一种或多种心理护理技巧),就不会引发护士积极、广博的态度。早期、短暂的情感护理干预措施,可揭示患者即时信息的需要,可随之对其进行可靠的心理状态监测或给予信息,可很好地暗示患者对情感护理的需要。伤患者群情感支持的目标大纲如表 7-1 所示。

表 7-1　伤患者群的情感支持

项目	具体措施
目标	支持和帮助那些由疾病、损伤或残疾引起情绪反应的患者
技巧	营造安全的环境允许其表达情感
	帮助放松情绪,超越压抑和羞怯,自由地表达情感
	友好地探索和讨论情感反应
	交流理解并接受
	通过尊重和认可个人情感以提供支持
态度	能轻松应对并尊重个人的情感,不要阻止其流泪以及宣泄悲伤、焦虑和愤怒

(二)情感支持的有益假设

"情感支持是给予伤患者群心理护理的核心部分"的观点,基于以下有益假设。

1.情感支持包括帮助患者度过其正常的情感过程

严重疾病或损伤可触发个体产生各种情感反应,其中许多反应属于正常的情感过程,且将随时间发展而消退。但若决定为患者提供完善的心理护理,则需强调整体性,即与患者保持较亲近距离,以免任由患者独自应对其情感反应。另一重要预防性因素,即有时患者的"正常情感过程"会延长继而使其丧失应对能力,如可"延迟"的悲伤过程。为患者提供情感支持,护士需更好地了解患者在情感反应中所处位置,及其是否需要治疗等进一步帮助。

2.情感支持有助于患者康复

被给予情感表达机会的患者及其亲属大都很赞同该假设,因情感表达对其所处情境的作用,与支持和陪伴相联系。他们倾向于更好地应对自身的状况,减少悲伤,并常能更快地酌情应对疾病或损伤所致改变,有助其达成康复。

3.情感支持有利于整体健康

情感支持被视为协助患者调整、坚持治疗所做的投入,可在很大程度上保护患者。就此假设,保罗·马丁(Paul Martin)很生动地表述了压力和忧郁对人们整体健康的不利影响,以及情感支持可帮助人们减压、排忧。

4.情感支持简单易行

情感支持应向所有严重伤患者群及其亲属提供;情感支持并非治疗性心理干预,无特殊要求,是使正常情感更容易表达、可调节身心状况的一种干预及支持和关怀的形式。当某患者变得非常沮丧或已发生心理紊乱并挣扎着寻求帮助时,即预示其需要已超越情感支持的心理护理范围。

(三)实施情感支持的注意事项

实施情感支持的注意事项是指情感支持实施者所需的个人情感发展注意事项。护士的个人情感发展到一定水平,才能更多地与患者感同身受,为患者实施有效的情感支持。具体注意事项如下。

1.情感反应的自我了解

医护人员理解人的情感功能,对他人的情感反应较敏感,可使其更容易处理人与人之间的情感。有学者指出,对情感反应小心谨慎、表露情感就会不舒服、挣扎着要抑制自身情感的人,很难为患者提供情感支持。

2.实施情感支持的要点

(1)态度:指对情感和情感加工过程持有积极态度,此被视为人类功能显著、本质的部分。不仅个人的感情和情感受重视,人们向适当对象表达情感的能力,也被视为有利健康的成熟功能。

(2)意识:指伴随着个人对自己的感觉和情感反应的意识,即不紧张、不羞涩、无禁忌地向他人恰当表达自己感觉和情感的能力。

(3)理解:情感反应被视为人们(遭遇伤患者群)应对生活事件所有反应的正常部分,是人们心理活动的重要过程,而并非必须与之抗衡的"侵扰性行为"。

(4)自我意识:指人们对个体化情感类型及"问题点"的意识——即容易被每个人所明确、接受和表达的个人感情和情感。

3.对他人情感表达的反应

指人们通常对他人的正常情感表达更多地做出积极反应。如当患者表露其情感时,多体现其接受现状的如下反应:①不惧怕,没必要逃避;②不必立即平静情绪;③不认为患者的情感反应需要被转移或"处置"、并以微笑替代;④无负罪、责备或失败感;⑤不必鼓励患者压抑其反应;⑥不必为避免激起自身反应而避之不及。

欲使患者接受情感支持,需营造一种从容、接受、支持、分享性的氛围,即予以患者即刻舒适的关注,营造安全环境并帮助患者放松其情感,医护人员可与其开诚布公、轻松地强调并谈论患者的特殊情感。

(四)情感支持的具体实施

1.开始情感支持——鼓励

确定情感支持是针对真正需要得到的患者及家属,其总是以鼓励开始,且只有卷入其中的人意识到有此需要并接受鼓励时才能继续。

2.营造安全情境并允许情感表达

理想的情感支持情境应为医护人员经思考、计划和关怀而设置,必须由实施者负责并设计,使之一次次促成患者的有益体验。此外,实施者还需考虑"针对局促不安的患者、介入干扰患者流畅表达的不和谐场合"的具体做法如下:①选择合适的环境,如可谈论隐私、小的、舒适的场所,不会响起电话铃声,门上有"使用中"的标志等,一个让患者感觉安全,不受监察和打扰的理想环境;②限制参与者:参与会谈的理想状态,应只有医护人员和患者,尽可能限制患者的配偶或家人、其他观察者;③缩小社交隔阂,其最好标志,是减少护士与患者间的表面社会距离和身体障碍,间隔以护士觉得合适时可拉起患者的一只手为宜,以温和且目光面对全神贯注于医护人员的患者,尽早建立熟悉、以称呼名字的形式谈话等;④明确、自然地接受个人情感而得以安全的交流,回应患者必须传达以下信息:不约束其想谈论的事情,如患者流露的担心、懊悔、愤怒、悲伤、消极的想法和眼泪等个人情感,能在此情境中适当且被接纳,避免其感到"情感受阻"或不被倾听,即他们感觉在此交谈是安全、自愿的。

3.倾听并易化情感过程

情感支持即易化患者情感的确认和表达,目的是帮助其情感过程和加工。凡以随和心态接受及尊重患者情感的需求,加之尊重、支持和合作的体验,可促进护患关系深入,调动患者参与沟通。

4.回馈(理解、接受、移情地交流)

具有良好"共情"能力的护士,可准确判断他人的感觉,在其激起情感的状态下可与他人有相似体验。有时护士并未被患者直接告知某些情感,但护士可以其直觉获得;有时源自其仔细倾听后产生的情感共鸣,即以"相同情感模式"与其有基础情感体验者作出的反应。若患者了解护士的共情,可助其保持安全感并维持交流关系的深度,常可鼓励护患继续对话。

5.给予支持

情感支持所包含的技巧,是对寻求情感支持的患者提供热情相助的基础混合物;在某些方式中,支持是效果而非行为,指一种排遣孤立、从烦恼的情感压力或情形中获得释放的感觉。如患者说"谈话后,我有种意想不到的放松感,这种感觉一直伴随着我。"

6.结束情感支持的会谈

最好会谈一开始就让患者注意其时间有限。多数情况下,"结束情感支持的会谈"完全没有问题,自然地像一次常见的会面。如果氛围轻松,护士可在会谈后简单核实患者的感觉,随即与之道别;也可同时另行安排便于进一步接触的方式。有时,随着患者讲述其沮丧或烦恼之事,会谈氛围可能随其情绪改变。此况下,护士需立刻用仅有的几分钟将其带回,尽可能给患者留下结束的印象。如可与患者核实:会谈留给他们的感觉及其对接踵而至事情的感觉。

三、心理咨询与心理治疗的相关技术

鉴于并非所有患者的心理问题都适合由护士借助心理咨询及心理治疗的相关技术实施心理护理而其解决问题,此处仅介绍护士能用于心理护理实施、可操作的心理咨询与心理治疗的相关技术。

(一)解释技术

个体幼年的心理创伤是其成年心理问题的原因,神经科学的研究表明,创伤记忆带着强烈的负性情绪片段,潴留、阻滞在杏仁核内,不能正常地上传到负责记忆整合的海马并进一步上传到皮质。因而它会如同一个"深藏在体内的脓肿",不断地影响着个体。解释技术就是帮助患者将心理问题的原因从潜意识中上升到意识层面,通过护士的分析,让患者以一个全新、更全面的视觉重新思考自己的心理问题,加深了解自身异常行为、思想和情绪等心理状态,理解心理问题的症结所在,产生领悟,促进变化,缓解或消除症状。

(二)ABCDE 技术

ABCDE 技术源于埃利斯(A.Ellis)的 ABCDE 情绪管理理论。A(activating events)指诱发性事件;B(beliefs)指个体在遇到诱发事件后相应而生的信念,即他对该事件的思维、看法、解释和评价;C(consequences)指特定情景下,个体的情绪及行为的结果;D(disputing)指与不合理的信念辩论;E(effects)指经过辩论和疏通产生的积极信念、行为和情绪。埃利斯(A.E llis)认为:情绪不是由某一诱发性事件本身所引起,而是由经历了这一事件的个体对事件的解释和评价所引起,即不是 A 引起 C,而是 B 引起 C。因此要与不合理的信念(B)辩论(D),借助辩论,转变不合理的信念,获得合理信念、积极情绪和行为(E)。

(三)放松技术

此指通过放松身体,达到心理放松的各种技术,主要有深呼吸放松、想象放松和肌肉放松技术,该技术是行为疗法中使用最广的技术。患者通过训练有意识地控制自身的心理生理活动,使肌肉放松、心情轻松,从而缓解焦虑和紧张。此法简便易行、实用有效,较少受时间、地点和经费等条件限制。

1.深呼吸放松技术

深呼吸指腹式呼吸,即人们婴幼儿时期使用的腹式呼吸。具体程序及指导语如下。①保持坐姿,身体向后靠并挺直,松开束腰的皮带或衣物,将双掌轻轻放在肚脐上,要求五指并拢,掌心向肚脐方向。②现在,把肺想象成一个气球,将这个气球充满气。先用鼻子慢慢地吸足一口气,直到感到气球已全部胀起,保持此状态两秒钟。当给气球充气时,应看到手朝离开身体的方向移动,此向外的运动可帮助检查是否已将空气送达肺的底部。③用嘴巴慢慢、轻轻地吐气,观察手向靠近身体的方向移动。反复多做几次,以掌握腹式呼吸,并达到腹式呼吸的深度要求。④学会控制呼吸的速度。个体可在呼吸时数数,"1,2,3,4……",要求自己慢慢、均匀地数数,用 4 个节拍吸气,再用 4 个节拍吐气。如此循环。

每次连续做 4～10 分钟甚至更长。经常做深呼吸对放松身心、缓解焦虑大有好处。还可闭上眼睛做,如果闭着眼睛,做深呼吸的同时进行一些想象,效果会更好。

当个体在坐姿下熟练地运用深呼吸技术后,可进一步增加操作难度,尝试在不同姿势下运用,看可否躺或站着运用;可尝试在不同情境下使用,除安静的环境,还可在看电视、洗脸、走路时做,更具挑战性的做法,是尝试在别人在场受干扰的情况练习。若在各种复杂场合都能运用自如,感到焦虑恐惧时,其运用就更得心应手,更具效用。

2.想象放松技术

想象放松技术主要指通过想象一些广阔、宁静、舒缓的画面或场景,达到放松身心的目的。想象的画面或场景可以是大海(包括海上慢慢地日出或海潮涨落)、滑雪(慢慢、潇洒地从山顶沿平缓的山坡向下滑落)、躺在平静湖面的小舟里飘荡等。总之,一切能让心灵平静愉悦的美好场景。具体程序如下:①想象躺在一片绿色的草地上,软绵绵的,阵阵清香扑面。蓝蓝的天空没有一丝云彩。潺潺小溪从身边缓缓流过,叫不出名的野花争相开放。远处一头母牛带着小牛仔散步,身边孩子们尽情地嬉戏玩耍。一只蛐蛐在地里蹦来蹦去,还有树上的鸟儿不停地歌唱。很放松、很舒适、很温暖、很惬意。②用心去听远处瀑布泻下的声音;深吸一口气,手中有玫瑰散发的幽香;认真去体会,自己忽而飘浮在安静的湖面,忽而又深入葱郁的山谷;用心去感觉,身体变得很轻很轻,轻得几乎能在空中飘浮。很放松、很舒适、很温暖、很惬意。③优美、舒缓的音乐,犹如股股清泉涌入心田,顿时,心情变得豁然开朗,身体也得到了最大、最好的放松。④走在烟雨中的江南水乡,雾蒙蒙,雨蒙蒙。古老的拱桥下,停着一艘船,手撑雨伞站在船头悠然地看着两边的垂柳,听着远处古寺钟声,心情愉悦。⑤经过一番长途跋涉,来到一片绿洲,看到一片青草地,泉水汩汩地流淌着,仰面躺下,看着蓝天白云,呼吸着芬芳的空气,思绪渐渐平静,慢慢进入温馨的梦乡。

平时多练习和使用此法,掌握几个能使自己放松的画面或场景。

3.肌肉放松技术

此法相对上述两种较复杂也难些,但常用。其最主要原理是先让个体感受肌肉紧张再让其体验松弛。没有紧张感就很难真正体会松弛感,所以先紧张后放松能使个体更充分地享受放松的效果。具体程序如下。①头部肌肉放松:皱紧眉头,保持10秒,然后放松。闭紧双眼,保持10秒,然后放松。皱起鼻子和脸颊部肌肉,保持10秒,然后放松。用舌头抵住上腭,使舌头前部紧张,保持10秒后放松。②颈部肌肉放松:头用力下弯,努力使下巴抵达胸部,保持10秒,然后放松。③肩部肌肉放松:双臂平放体侧,尽量提升双肩向上,保持10秒,然后放松。④臂部肌肉放松:双手掌心向上平放在坐椅扶手上,握紧拳头,使双手及前臂肌肉保持紧张10秒,然后放松。张开双臂做扩胸状,体会臂部的紧张感10秒,然后放松。⑤胸部肌肉放松:双肩向前收,使胸部四周的肌肉紧张,保持10秒,然后放松。⑥背部肌肉放松:双肩用力往后扩,体会背部肌肉紧张,保持10秒,然后放松。向后用力弯曲背部,努力使胸部弓起,挤压背部肌肉10秒,然后放松。⑦腹部肌肉放松:尽量收紧腹部,好像腹部被打了一拳,自己在收腹躲避,保持收腹10秒,然后放松。⑧臀部肌肉放松:夹紧臀部肌肉,收紧肛门,使之保持紧张10秒,然后放松。⑨腿部肌肉放松:绷紧双腿,伸直上抬,好像两膝盖间夹着一枚硬币,保持10秒,然后放松。双脚向前绷紧,体会小腿部的紧张,保持10秒,然后放松。双脚向膝盖方向用力弯曲,保持10秒,然后放松。⑩脚趾肌肉放松:脚趾慢慢向下弯曲,仿佛用力抓地,保持10秒,然后放松。脚趾慢慢向上弯曲,而脚和脚踝不动,保持紧张10秒,然后放松。

连续完成以上从头到脚10部分的肌肉放松,努力体会肌肉紧张后的舒适、松弛感觉,如热、酸、软等感觉。每次可用15～20秒体会放松感。

需要注意的是,最好平时就多加练习和运用放松方法,若平时能熟练掌握,经常使用,遇到焦虑恐惧时就会运用自如。反之,若平时知而不用,临场救急不一定有好的效果。

(四)系统脱敏技术

系统脱敏技术指通过循序渐进的过程逐步消除焦虑、恐惧状态及其他不适反应的行为治疗技术,源于实验性神经症的动物研究,由美国精神病学家沃尔普(J.Wolpe)创立和发展。其基本原理是交互抑制,其主导思想是让一个引起微弱焦虑、恐惧的刺激,重复暴露在个体面前,同时个体以放松对抗,使该刺激逐渐失去引发焦虑、紧张的作用。系统脱敏技术常用于治疗个体对特定的事件、人、物体或泛化对象的恐惧和焦虑。

1.具体做法

系统脱敏通过一系列步骤,按照刺激强度由弱到强,由小到大,逐渐训练心理承受能力、忍耐力,增强适应力,最后达到对真实体验不产生"过敏"反应和身心的正常状态。系统脱敏主要步骤包括:确定靶事件、判定不适程度、设计不适层次表、放松训练和系统脱敏。

确定靶事件:找出使患者感到恐惧或焦虑的事件或情境,如王某的靶事件即被打骂。

判定不适程度:用主观不适单位(subjective units of disturbance,SUD)衡量恐惧或焦虑的等级。一般选0～5 SUD或0～10 SUD或0～100 SUD。

设计不适层次表:将患者报告的恐惧或焦虑事件(物体、情景)按等级程度由小到大的顺序排列,并赋予主观不适感。

放松训练:即学会上述肌肉放松技术,以达到全身肌肉能迅速进入松弛状态为合格。一般可在治疗开始前,先行一段时间的放松训练。首先,护士指导患者学会肌肉放松,掌握系统地紧张并松弛躯体的每组主要的肌肉群,使之达到并保持比先前更松弛的状态。最初可让患者在护士的引导和监督下训练,然后要求患者坚持每天反复练习,特别是睡前等自由时间,尽早熟练掌握肌肉放松技术。

脱敏技术:此处简介以下两种。①想象脱敏:选择较安静的环境,让患者舒适地闭目躺或坐下,进入充分放松状态。然后护士口头向患者描述等级列表所列举事件,由患者对事件做出想象,并评价当时对该事件的恐惧等级,嘱咐患者放松,再次评价患者对该事件的恐惧等级,重复此过程,直至对该事件的恐惧等级明显下降后,再对下一等级的诱发恐惧事件进行同样的脱敏训练。通常每次训练的时间30分钟,每次涉及的等级事件以患者能接受为宜,一般为1~3个。每次训练结束后,让患者做一次完全的放松体验,然后讨论效果及指定下次的计划。②现实脱敏:也称接触脱敏法。毕竟仅凭想象焦虑、恐惧事件不能达到充分脱敏的目的,必须是现实的接触过程。但其接触过程需建立在前面练习的基础上,否则不能掌握放松技术将严重影响脱敏效果。

实施现实脱敏类似想象脱敏过程,也由患者与护士共同设计出不适层次表,然后依照从低到高的层次,开始逐步训练。初期训练过程中要严格贯彻由护士陪同训练,以便及时给予患者自信并督促其继续;每次实施完成后要有个短暂的自我放松过程。开始的训练难度不宜过大,项目尽可能以简单为宜,主要让患者熟悉在自然环境中同样能保持自我放松的状态。

每次训练完成后都要耐心地与患者做出总结,逐项分析各个等级层次的恐惧值有否下降,让患者积极地说出感受到恐惧第一时间的内心想法,使其通过表述能面对、正视恐惧。该表述过程在现实脱敏中非常重要,患者敢于描述恐惧状态,也就接近敢于理智地审视其恐惧状态,只要帮助患者重新在该层面获得理智,患者就更容易在现实层面实现自我放松,收到更好的脱敏效果。该技术要求护士在其过程中除引导患者,还要做悉心的听众和记录者。

2.注意事项

(1)系统脱敏与认知领悟相结合:系统脱敏的关键是确定引起过激反应(焦虑、恐惧和紧张等)的事件(物体、情景)。但有时较容易看到的过激反应事件并不一定是真正引发患者心理障碍的原因,故应找到真正的致病原因,结合认知领悟,标本兼治。例如,典型案例2中的王某,恐惧做错事被人打骂只是表面现象,若不理解其恐惧的真正原因是他年幼时母亲的教育方式所致心理创伤(不合理思维——做错事就会挨打骂),系统脱敏的效果即不会太理想,系统脱敏与认知领悟相结合将取得更好疗效。

(2)充分放松:此也是系统脱敏能否成功的关键因素,因系统脱敏的基本原理是交互抑制,没有肌肉的充分放松就不能很好抑制焦虑、紧张和恐惧。故系统脱敏前,患者需不断练习全身肌肉放松,达到系统脱敏时能自如放松。

(五)快速眼动技术

快速眼动技术也称眼动脱敏与再加工(EMDR)技术,指通过一边让患者沉浸在过去的创伤情境记忆里,一边眼动,以消除源自创伤的某些心理和生理症状,并将创伤情结消蚀和连接融入新的认知体系,促使认知重建的技术。该技术由美国心理学家弗朗辛·珊皮诺(Francine Shapiro)创立,其理论假设是:人总会遭遇各种不幸的事,但人也有一种内在能力削弱或消除不幸事件所致冲击,从中学习使自己成长。弗朗辛·珊皮诺认为EMDR不仅能缓解焦虑,还能引出积极情绪,唤起自觉,转变信念,改变行为,故EMDR能降低焦虑和创伤性记忆所致痛苦。具体方法如下。

1.心理诊断

与患者建立真诚、互相信任的治疗关系,了解患者的个人信息、心理痛苦等资料,包括创伤性事件带给患者的痛苦和意义。评估EMDR对患者的合适性,向患者介绍EMDR治疗的性质和过程;让患者理解其在创伤发生时亲自体验和感受到的情景、声音、味道、思想、感觉、情感等并未被"适当处理",而被"凝结"和"滞留"在其大脑中,以致事件发生后,那些情景和感觉不断地干扰和破坏他的心理状态,使之痛苦。EMDR可帮助和激活他大脑的信息处理系统,重新对创伤体验和感受行适应性处理,使症状减轻或消失。使用EMDR者应能提出一个最具代表的事件加以处理,即找出靶事件;而无需将患者的每个体验和感受都设为目标。

2.治疗准备

治疗准备主要包括确定护士与患者的位置和示范眼动过程。一般护士坐在患者右方,间距约60 cm,椅子成45度角。要求患者双目平视,护士用并拢的食指和中指在患者视线内有规律地斜上斜下、左右、上下或画圈运动,一般以斜上斜下运动最好,频率约每秒运动一次,要求患者始终注视着护士的手指,头部不动,眼球随其手指移动。护士与患者之间的距离、手指运动间距及频率可做相应调整,让患者感到合适为宜。

3.创伤评估

创伤评估包括以下四方面。

(1)确定视觉印象:患者选择其想处理的一个特定记忆(事件),并选定与该事件有关、最使患者感觉痛苦的视觉印象。

(2)评估主观不适感:护士与患者一起讨论和评估其主观不适感水平,即与事件有关的闯入性印象、思绪、情绪、声音、感觉和闪回等所致患者心理痛苦的程度,分为0～11级。用主观不适感单位(subjective units of discomfort,SUD)衡量,即0～11 SUD。

(3)评估认知准确性程度(validity of cognition,VOC):首先,护士与患者讨论和评估发生某事件使患者产生了哪些负性信念;随之,护士需为患者找到与其负性信念相反的信念(正性信念),并让患者确定对正性信念的认知准确性,即相信其正性信念,程度分为1～7级。

(4)评估躯体感觉:护士协助患者确定其大脑中闪回创伤事件时,躯体不适的部位。

4.眼动脱敏

眼动:让患者集中注意于视觉印象和甄别出的主观不适感、负性信念及伴随的躯体感觉,同时在护士的手指带动下做眼球运动10～20次。

放松:让患者闭目休息,完全放松,排除头脑中的各种杂念。时间2～3分钟。

评估:护士提示患者体验恐惧,重新评估SUD。若SUD分值较高,则以"目前状态"重复做上述眼球运动。其负性状态会在其眼动过程中逐渐淡化或消失。眼球运动的次数需根据痛苦缓解的程度定。如SUD降至1～2级,可进入下一步。

导入:在护士引导下使患者想象一个美好场景,伴随愉快情绪,带着正性信念做眼球运动。眼球运动次数需据其对正性信念的相信程度定。如VOC升至7级,可进入下一步。

5.认知重建

护士与患者一起讨论其主要痛苦体验、诱发痛苦体验的视觉印象和负性信念等,促使患者领悟其事件、创伤、创伤性反应的表现和意义、创伤所致负性信念、适应性应对方式,帮助患者重新建构负性信念,以发展出适应的应对方式。

6.身体扫描

护士让患者闭目"检查"身体各部位的感受(如头胀、胸闷、肩痛和背痛等),注意还有否其他身体紧张或不适感。因情绪的痛苦往往以躯体不适的形式表现,只有当创伤性记忆出现在患者意识中,且患者并不出现情绪和躯体的紧张不适时,治疗才完成。如患者报告有身体不适,可针对其不适继续进行眼动处理,直到躯体不适感减轻或消失。

7.疗效评价

护士与患者一起讨论双方在整个治疗过程的内容、体验、收获和遗留的问题,可再一次评估 SUD、VOC 和躯体感觉,重点在于强化患者在治疗中所获效果和影响。

8.治疗总结

告诉患者治疗将结束,解答患者的疑问,并告诉患者此后若有与该事件、视觉印象有关的任何领悟、想法、记忆或梦境等,都可将其记录,作为与护士进一步讨论的材料,然后共同制订下一步目标和治疗计划并结束本次治疗。

(耿　静)

第三节　临床心理护理的实施

临床心理护理的实施虽需依其不同层级水平,对实施者的专业化程度具有相应要求,但总体上与心理治疗或心理咨询的最大区别,在于其可由所有取得护士执业证书的临床护士参与。而掌握催眠疗法、精神分析法、厌恶疗法等较复杂的心理治疗或心理咨询专门技术,则有较高的专业化资质要求,并非持有医师执照者即可操作。

临床心理护理的实施,有一定的操作流程,其核心成分是评估和干预,且二者呈动态交替。此处的评估,可涵盖护理程序五环节中的"评估、诊断和评价";而护理程序 5 环节中的"计划和实施",则可视为干预的准备与运行。

一、临床心理护理的实施流程与评估

(一)评估贯穿于临床心理护理的实施流程

1.评估"循环往复"于心理护理的实施流程

评估始终伴随着心理护理的实施,发生在护士与护理对象的人际互动过程中。患者的言谈举止可折射其心理反应,亦可随时被与之互动的护士尽收眼底。患者的心理活动常常起伏多变,如一位择期手术的患者,入院时自认其手术风险不大,评估其心理反应适度;但随着手术日期临近、患者道听途说了夸大手术风险的传言,负性情绪反应便油然而至,再评估很可能提示患者有过度焦虑或恐惧,需要为其实施实时的心理危机干预。既往事件表明,择期手术患者术前发生极度恐惧却未被甄别、未得及时有效干预而意外丧命者并非偶然。

2.评估"由浅入深"于心理护理的实施流程

评估不宜仅限于患者的外在行为状态、主观体验,更需注重剖析患者身心失衡的主要影响因素,由表及里地评估患者心理现象的实质。一则可避免心理护理实施的盲目投入:通常需经初级评估了解患者的心理状态,区分状态适宜或存在问题的患者,后一类患者常需及时跟进其问题的性质、强度及其影响因素等深入评估。二则可避免表面现象掩盖的危机:同样是负性情绪反应强烈,患者若为外倾性人格特质,常可通过言行及时宣泄其心理压力,较能接受专业人员指导而达成适宜身心状态;患者若为内倾性人格特质,则看似外表平静内心却跌宕起伏,独自深陷痛楚无法自拔,甚至因一念之差导致轻生。

3.评估"以人为本"于心理护理的实施流程

评估的时机、方式、内容等均需考虑患者的身心维护及其可接受程度,适时地予以最恰当的评估。如以评估的时机、方式为例,有研究表明,"早期的心理评估及危机干预有助于意外创伤者较快达成身心适宜状态;他评量表更容易为意外创伤者接受,可避免其创伤早期的再次心理创伤,是意外创伤者早期心理评估的首选适宜方式"。再以同为自评量表的题项内容为例,新近研究证实,"创伤后成长评定量表"作为体现积极心理学理念的工具性成果,可综合反映伤者创伤后心理的正性发展水平;该量表与焦虑、抑郁等负性情绪量表相比,明显具有引导意外创伤者积极心理体验的作用;其测评过程本身,即有助意外创伤者调动自身潜能,助其重新适应自我,乐观面对现实生活。此外,实施心理干预后的再评估,则在于了解患者接受干预后的心理变化,酌情为其调整方案。

(二)临床心理评估的实施原则

评估贯穿于心理护理的实施流程,还需遵循以下原则。

1.综合评估原则

心理评估需综合多种渠道所获患者信息,才能较准确评估患者的心理状态、识别其心理危机及影响因素。不少临床护士对临床心理评估的存在误解,以为使用心理量表才是科学、客观的心理评估。其实心理量表也有其主观性和局限性,特别是自评量表所测结果很可能因为患者不愿合作而产生偏倚。结合多种评估方式所得结果,更能体现量表与其他方式相互弥补的评估价值。毕竟心理评估的方法各有侧重,如以观察法评估患者的表情动作,以访谈法了解患者的情感体验及心路历程,以量表/问卷法较侧重评估患者的某种情绪反应及其影响因素等。故实施心理评估主张同时或交替使用2~3种评估方法。

2.动态实时原则

心理评估需针对"患者的心理活动随疾病变化或遭遇各种重大生活事件而波动、任何阶段都可能发生心理失衡或危机"等特点,必须强化"动态、实时"评估的意识,实施全程、动态的评估。即使初次评估为身心适宜的患者,并非其日后不再发生心理危机。对患者实施动态评估,可随时甄别患者的心理危机,指导护士及时采取干预对策,在最短时间内帮助患者有效应对、化解其心理危机,挽救其生命,避免其家庭悲剧。

3.循序渐进原则

临床心理评估可借鉴疾病诊疗路径,以先简后繁的方式,循序渐进地展开。如诊断心血管疾病,通常先查心电图,心电图检查报告异常者,才需跟进其24小时动态心电监测、多普勒彩色超声心动图、冠状动脉造影等较复杂的诊疗手段。临床心理评估,一般先确定患者是否处于威胁其身心的负性情绪状态,若其评估结果显示重度负性情绪反应,再进一步评估、剖析其严重负性心理反应的主要原因,可指导护士为患者采用对症、对因的心理干预措施。若患者经初步心理评估显示其身心状态适宜,则暂且无需做深入的评估。遵循该原则,还可确保护士把有限的心理干预资源用于最急需化解心理危机的患者。

(三)临床心理评估的评判标准

评估患者的心理状况,通常可借助以下标准。

1.主观经验标准

根据被评估者的主观感受和评估者的主观经验进行评估。评估者根据以往的实践经验,结合被评估者的心理状态和行为表现来评估心理异常与否。如被评估者自己感到有不明原因的焦虑、抑郁、恐惧等,且难以控制摆脱,也被视为心理异常。此类运用经验标准,以观察、访谈等方法判断患者的心理状况虽简捷实用,但存在主观性强、科学性差的缺陷。

2.社会适应标准

以社会常模为标准评价某人的心理状况,以适应社会与否区分为正常或异常。此标准以整个社会群体为参照对象,但因其受制于社会状况、国家、地域、民族风俗、文化等背景,需考虑我国多民族所致标准的相对性。

3.病因症状标准

以临床症状和明显病因判断患者的心理状况,如应对突发事件所致血压急剧增高,高度紧张引发头痛、胃肠痉挛等;冠心病患者的疾病发生、发展,常与其 A 型人格密切相关。尽管应用医学检查寻找异常心理症状的生物性原因、作出诊断,被认为更科学且有说服力,但目前依此标准的检出率很低。在病理心理学范围内,目前除 1/10 左右的精神疾病患者的原因较清楚,大多异常心理尚无法依医学标准作出诊断,故此标准的应用十分有限。

4.统计分析标准

此标准源于心理测量,指对人的心理实施标准化测量后,经统计分析,根据结果是否在一定范围内区分正常与异常。此法较客观,且量化的测量结果可进行比较和数学统计处理,但有些心理活动无法测出或并无规律可循,且心理测评没有"金标准",故此标准用于心理评估,有很大局限性。

二、临床心理护理的实施流程与干预

干预既需以评估为前提,又需接受评估的检验。缺乏科学评估的干预易使心理护理陷入泛化、主观、低效;而未聚焦问题解决的干预则会使心理护理的实施流于形式,丧失其应有价值。因此,干预及其效用是心理护理实施的最关键所在,在此主要论及干预的基本原则与危机干预的要点。

(一)干预的基本原则

实施心理护理,既要遵循干预对象的共性规律,又要兼顾干预对象的个体差异,但针对任何护理对象的干预,如同疾病治疗既需针对疾病症状,又需针对疾病原因,不外乎遵循以下两个原则。

1.对症干预

对症干预即针对患者心理反应的性质、强度实施的干预,指干预需依据患者心理反应的性质、强度区分等级,决定为其问题解决所需投入的人力、时间和方式等。例如,对发生严重抑郁或产生强烈自杀意念的患者,需即刻为其施以综合性个性化干预措施外,必须有专人陪伴其身旁,防止其情绪冲动发生意外。必要时协助或转介患者接受专业化的心理咨询或心理治疗等。对仅现轻、中度心理偏差的患者,护士可酌情与患者较深入交流,倾听其诉说,鼓励其宣泄,引导患者在自身条件下获得适宜身心状态等。此外,还需随时掌握所有患者疾病过程遭遇"突发事件"对其身心状态的影响,如病情突变或恶化等多种因素可引发原本处于身心适宜状态的患者的严重心理危机。

2.对因干预

对因干预即针对患者心理反应的主体原因实施干预,指干预需依据患者心理危机的主要影响因素,因人而异地施以相应对策。例如,两位接受乳腺癌根治术的患者术后同样表现得情绪低沉、沉默不语,其主体原因可能因人而异。一位年轻患者因其已婚未育而对日后的夫妻相处等家庭生活充满担忧,甚至丧失与癌症抗衡的信心;另一位年长患者则因其长期在家中扮演贤妻良母的重要角色而使其家人较多地依赖她的照料,术后躺在病榻上的她为不能照顾家人而深深自责。此时护士若能深入了解两位患者不良情绪状态的主要影响因素,所实施干预措施才能行之有效,才可能从根本上帮助患者达成其自身条件下的身心适宜状态。如针对前者,护士可尝试与患者的配偶沟通,告知其此时他的态度是患者术后恢复的重要精神支柱;鼓励患者表达其对配偶的情感依赖等,促成二人之间充分的情感交流,或许有助于患者重燃其对未来生活的希望。针对后者,则可提示患者,眼下最重要的是为早日回到家中而"养精蓄锐",创口愈合、体力恢复后,她仍然可以回归其家庭的重要角色。

可见,走进患者的内心世界体察、剖析其心理危机的个体原因,才能为患者实施针对性强、效用高的心理干预对策。

(二)危机干预的要点

以下简介危机干预的要点,供护士在为患者,尤其是为发生心理危机的患者实施心理护理时借鉴。

1.核心概念

以下两个概念略有不同,但有时也混用。

危机干预:着重于对紧急问题的即刻反应及通过使用个人、社会、环境、精神甚至物质资源解决紧急问题,尤其注意威胁生命的问题。危机干预包括询问创伤应激详情,但不仅局限于此。危机干预与心理治疗有联系但不等于心理治疗。

心理危机干预:指针对处于心理危机状态的个人及时给予适当的心理援助,使之尽快摆脱困难。心理危机干预的过程是由危机工作者——护士、警察、社会工作者、医师、心理治疗师、咨询师或牧师完成的。

2.心理危机的界定与识别

心理危机的界定与识别主要包括以下三个方面。

(1)心理危机的界定:危机是一种认识,即当事人认为某一事件或境遇是个人的资源和应付机制所无法解决的困难。除非及时缓解,否则危机会导致情感、认知和行为方面的功能失调。如个体突然遭受严重灾难、重大生活事件或精神压力,使其生活状况发生明显变化,尤其是出现了以其已有的生活条件和经验难以克服的困难,致使当事人陷于痛苦、不安状态,常伴有绝望、麻木不仁、焦虑,以及自主神经症状和行为障碍。

(2)心理危机的识别:确定某人是否有对创伤生活事件的易感性、是否有应变能力(心理、社会、文化和物质的)的过程。识别心理危机的要点:①确定危机的严重程度;②确定求助者目前的情绪状态——求助者情绪能动性或无能动性的水平;③确定可变通的应对方式、应付机制、支持系统,或对求助者切实可行的其他资源;④确定求助者致死的水平(对自我或对他人的伤害危险性)。

(3)心理危机的正常应对:指每个人对严重事件都会有所反应,但不同个体对同一性质事件的反应强度及持续时间不同。一般正常的应对过程可分为三阶段。①立即反应阶段:当事者表现麻木、否认或不相信;②完全反应阶段:当事者感到激动、焦虑、痛苦和愤怒,也可有罪恶感、退缩或抑郁;③消除阶段:当事者接受事实并为将来做好计划。危机过程持续不会太久,如人们对亲友突然死亡的居丧反应一般在 6 个月内消失。

3.心理危机干预的主要目的

(1)防止过激行为,如自杀、自伤或攻击行为等。

(2)促进交流与沟通,鼓励当事者充分表达自己的思想和情感,鼓励其自信心和正确的自我评价,提供适当建议,促使问题解决。

(3)提供适当医疗帮助,处理昏厥、情感休克或激惹状态。

4.心理危机干预的原则

心理危机干预的原则主要强调四方面:①迅速确定要干预的问题,强调以当下的问题为主,并立即采取相应措施;②必须有当事者的家人或朋友参加危机干预;③鼓励当事者自信,不要让其产生依赖心理;④把心理危机作为心理问题处理,而不要作为疾病进行处理。

5.心理危机干预的模式

主要包括以下三种。

(1)平衡模式:该模式的目的在于帮助人们重新获得发生危机前的平衡状态。该模式多用于危机的起始期,最适合早期干预,针对人们丧失自控能力、分不清解决问题的方向且不能做出适当选择等状态,主要焦点是稳定当事人的情绪。

(2)认识模式:该模式的基本原则是,通过改变思维方式,帮助人们获得对自己生活中危机的认识。该模式最适用于危机趋于稳定、回到接近危机前平衡状态的求助者。通过练习和实践新的自我说服,使之认知更积极、更肯定,直至否定性和懦弱的自言自语消失。

(3)心理社会转变模式:该模式最适用于危机发生后已处于稳定状态的求助者,其目的在于与求助者合作,以测定与危机相关的内外困境,助其选择替代当前行为、态度、利用环境资源的方法,获得自我控制。

6.护士在心理危机干预中的作用

心理护理与心理辅导、心理咨询、心理治疗同属心理援助范畴,护士在心理危机干预中的作用不可或缺,无可替代。主要包括:①临床护士是心理危机干预最重要的心理援助力量,如急诊或 ICU 护士为灾难事件伤者守护生命的同时,也是为其实施心理危机干预的最重要人力资源;②临床护士具有实施心理危机干预的职业优势,如护士与意外创伤者接触最密切,可较快赢得伤者的信任,便于把握伤者心理援助的最佳契机;③临床护士已具备的专业知识和心理护理技能是其实施心理危机干预的有利条件,可助其在诸多环节、相当程度上化解灾难事件伤者的重度心理危机。

当临床医师专注于救治伤者时,心理专业人员匮乏或心理工作者无医学知识难以作为时,护士以其近距离接触伤者的职业角色,最便于感受、觉察、干预伤者的心理危机。如一位汶川地震所致创伤的女性伤者,曾因其大腿深部创口的剧烈疼痛而吵闹不止、寻死觅活。一位有医学常识的护士上前与其沟通,问伤者:"有否想过,这么深的创口如果不疼会怎么样?会不会更糟?"(暗示伤者应庆幸没有因伤截瘫,其创伤预后良好。),仅此一句话,即让伤者破涕为笑,轻松化解该伤者的危机。而此时,仅有心理学背景而无医学专业知识的心理干预志愿者面对此况,或许无法做出如此恰当的处理。

（耿　静）

第四节 临床心理护理的应用研究

临床心理护理的应用研究,指借鉴心理学的原理和方法,积极探索可便于我国广大护士用于临床的规范化、可操作性强的心理护理模式。包括研究并提供给护士主导护患关系的方法和技巧,帮助护士调控患者间、患者与家属间关系的有效对策;研制区别于精神疾病患者临床诊断、客观评定且适用于心理护理对象的一系列测评工具;研究并建立心理护理效果的科学评价体系;研究并提供护理对象心理危机的干预措施及伤患者群身心康复的有效对策等。以下简介几则我国学者所做临床心理护理应用研究的探索,为日后更深入地开展研究抛砖引玉。

一、非精神科住院患者常见负性情绪原因问卷和常模的研制

此处简介护理学硕士研究生所做心理护理课题研究的部分应用性探索,该研究的部分成果已发布于 2010 年版的《护理心理学》("十一五"国家规划教材)。

(一)研究背景

随着人们身心健康的内涵及需求迅速增长,患者心理状态对其疾病发生、发展、转归和预后全过程的影响已更多地受到广大临床护士的重视,越来越多的临床护士开始关注住院患者心理状态的评估与干预,且逐步意识到只有对患者心理问题的影响因素进行深入分析,才可能明确其深层的主要原因,才可能"有的放矢"地优选出"标本兼治"的个性化心理护理对策,帮助患者在其自身的条件下保持可趋向良好态势的适宜身心状态。

患者心理评估与干预的内容虽已列入临床护理工作常规,但临床护士较关注患者的负性情绪反应,很少深入分析患者负性情绪反应的主要影响因素,以致患者的心理评估与干预陷于泛陈化,流于形式化,缺乏个性化;针对性及有效性均不尽如人意。

研究者综合分析国内专业期刊 170 余篇文献发现,其涉及"住院患者心理问题的影响因素"近百种,很难为他人了解患者产生心理问题的主要原因提供可借鉴、清晰的分析思路;加之 10 多年前大多临床护士缺乏较系统心理学知识或相应评估工具,易使患者心理状态及其影响因素的评估产生误差,也难以真正为其临床干预提供可靠依据。

(二)研究目的

为指导临床护士从几个主要路径快速、清晰地分析患者产生心理问题的可能原因,并为制定心理干预对策提供依据,本研究系统归纳导致患者产生心理问题的影响因素,提炼出一个分析框架,以期建立一个可供广大临床护士使用、有效可信、操作便捷的患者心理失衡影响因素的分析工具,以协同和指导临床护士在评估患者心理时能便捷地从若干个路径去分析、确定其产生负性情绪的主要原因,进而为选择和实施针对性强、效用高的心理干预对策提供依据。

(三)研究内容

(1)确立非精神科住院患者常见负性情绪的原因问卷的构成要素。

(2)确定问卷的功能。

(3)调查问卷的结果分析和信效度分析。

(4)形成上海地区"非精神科住院患者常见负性情绪的原因问卷"常模。

(四)研究成果

(1)确定了非精神科住院患者常见负性情绪原因问卷的构成要素:触类旁通临床疾病诊断的科学路径,以临床护理实践的问题解决为切入点,系统归纳导致患者产生负性情绪的原因,提炼其分析框架,初步确立非精神科住院患者常见负性情绪的原因问卷的构成要素;确认了非精神科住院患者常见负性情绪的四大原因模块,即疾病认知、就医环境、社会支持和人格特征。

(2)修订、完善了《非精神科住院患者常见负性情绪的原因问卷》:该问卷由 4 个因子、(17+45)个项目组成;具有较好的分辨力,可将不同负性情绪的患者与情绪反应适度的患者加以区别;问卷的信度和效度较好,可作为护士评定住院患者心理失衡影响因素的分析工具,具有简便易行、操作性及甄别性较强等特点。

(3)工具性成果形式可为后续深入研究提供依据:《问卷》既适用于患者住院初始阶段心理问题影响因素的检测,也适用于动态了解患者住院各阶段心理状态及影响因素的变化。该问卷还可进一步验证护士以观察法、访谈法等所获得患者心理反应影响因素的结果,减少护士自行评估的主观性、盲目性,确保临床护士在有限的时间内"有的放矢"地对患者进行重点干预,为选择和实施针对性、有效的心理危机干预策略提供依据。

二、临床患者心理干预模式及其实验研究

此处简介护理学硕士研究生所做心理护理课题研究的部分应用性探索。

(一)研究背景

随着社会现代化进程的加速,社会心理因素所致人类身心健康问题日渐严重,越来越多的非精神疾病患者遭遇疾病过程中较大心理压力,寻求心理干预或心理支持的需求快速增长。帮助人们采取积极有效的方法缓解其所面临的各种压力,关注患者心理健康并酌情实施心理干预,帮助患者保持疾病状态下的相对身心平衡,已成为当今医护工作者责无旁贷的分内重任。本课题针对研究背景的具体思考如下。

(1)基于国内外临床心理干预研究现状差异的思考:主要分析、比较了国外与我国的相关研究现状。

国外临床心理干预研究现状:发达国家的民众重视心理健康且主动寻求心理支持的积极性较高,其临床心理干预启动较早,已广泛开展以心理干预的实用性和有效性为重心的临床研究,并在以下方面形成其优势:①广泛的理论基础;②充足的人力资源;③明确的干预对象;④有效心理干预的常用措施。

我国临床心理干预研究现状:近年来虽已取得明显进步,但较之国际先进水平尚存在较大差距,主要存在以下不足:①理论借鉴与实际运作不到位;②实施干预的人力资源相对不足(护理人力资源呈相对弱势、护士学历结构呈明显弱势);③干预的对象不够明确;④干预措施缺乏针对性。

(2)基于建立符合国情的心理干预模式的思考:主要提出"积极探索和尽快建立符合国情的心理干预模式、满足国民身心健康需求的根本举措"的若干分析与思考。①我国临床心理干预的需求迅速增长;②我国临床心理干预的方法有待创新;③理论体系与应用模式亟待扩充。

一直以来,如何将心理学经典理论与护理学临床实践相结合,摸索更多适合国情的临床患者心理干预模式,指导广大临床护士为患者实施有效的心理干预等,已成为深深困扰我国心理护理实践的瓶颈问题,也是学者们竞相关注的研究热点和难点,更是令大多初出茅庐的学子们不敢轻

易触碰的"烫手山芋"。

2.研究目的

本研究与前期已开展非精神科住院患者心理状态及其常见原因的课题研究相呼应,借鉴心理学的认知功能、应对方式以及心理治疗技术,应用并验证前期研究的工具性成果,以外科手术患者及其心理问题为具体研究对象,尝试开展临床心理干预的实验研究并初步构建临床患者心理问题的干预模式。旨在为丰富和发展我国临床心理干预模式提供依据,为临床护士实施心理干预提供有价值的借鉴。

(三)研究思路

本课题作为系列研究立项"临床患者心理状态评估与干预专家系统"的终末环节,既是对前期研究成果的运用和验证,也是整个系列研究中分量最重、难度最大的关键环节,故研究思路事关整个研究能否达成总体目标,尤为重要。

1.构建干预模式基本框架

广泛查阅国内外研究现状为参照,充分借鉴与护理领域的临床心理干预密切相关的心理学、护理学理论,初步构建"临床患者心理干预模式"的基本框架。

2.验证干预效果

以外科手术患者为主要研究对象,结合使用"非精神科住院患者心理评定量表"等测评手段;分阶段实施实验对照研究,并深入分析典型临床个案;比较控制条件下接受不同干预方式患者的心理状况;再就其实验研究结果加以分析、讨论,从中总结、提炼出若干便于护士掌握和操作的心理干预对策,为后续研究和发展做一些有益的铺垫。

(四)研究成果

1.初步建立临床心理干预模式

该模式适用于心理护理领域,既针对患者常见负性情绪状态实施干预,更强调针对患者常见负性情绪的原因施以有的放矢的干预,经临床试验研究证实,该模式及其措施对降低手术患者术前各种负性情绪作用明显。

界定了模式的操作性定义:临床心理干预模式,即护理领域中经常遇到、需由护士独立完成、针对患者心理危机的干预策略和主要路径;需区别于心理治疗、心理咨询范畴的危机干预;需符合国情、充分体现专业特点的可操作性较强的临床心理干预模式。

明晰了模式的主要环节:基于前期研究,提出建立模式的4个主要环节。①甄别性评估:以科学简便的评估手段及时甄别出有较严重心理问题的患者个体;②动态性评估:患者心理反应的性质、程度及原因分析;③重点实施针对性干预对策:针对患者心理反应等级的干预,及针对患者心理反应原因的干预;④效用性评估:随时把握实施干预的效用及与患者心理的变化趋势,为后续实施干预提供依据。

拟定了干预的具体内容:以心理干预模式为指导,明确实施心理干预的切入点和重点,拟出可供临床护士参考、简便易行的具体干预措施如下。①以甄别性评估确定主要干预对象。基于本课题前期研究所得"某个特定阶段,仅少部分住院患者存在一些需要护士实施针对性干预的心理问题或潜在危机"等结论,本研究提出"以甄别性评估确定主要干预对象"之建议,可促使临床心理干预更具有指向性,确保护士投入更多的精力和时间去帮助少数有严重危机、难以自行成功应对的患者,可产生较显著提升临床心理干预效用的直接影响。②把握心理干预的主要切入点。既对症又对因地为患者实施心理干预,有助于提高患者应对疾病应激、消极情绪的承受能力,其要点如下。a.确定患者心理问题的原因;b.保持患者心理状态的平衡;c.提高患者的应对效能,其具体运作过程中护士应注重把握以下 3 个环节,即评价患者的应对策略及应对效果,无需刻意要求患者将其应对的重心转移至问题解决,再次评价患者的应对效果。③提出心理干预的对策及操作注意点。a.建立信任的护患关系,准确评估;b.针对患者心理问题的主要原因实施干预,包括:错误疾病认知的干预,提高患者的社会支持,消除就医环境中的不良刺激,针对患者应对方式的干预,针对患者焦虑、抑郁等不良心理状态的干预。

2.较充分论证了前期的研究结论及工具性成果

本课题对手术患者实施心理干预的临床试验研究,确认了"原因应对与状态调控并举的干预对策"对手术患者的显著效用;与前期课题"非精神科住院患者心理评定量表及常模的研制""非精神科住院患者常见负性情绪原因问卷和常模的研制"相呼应,初步构成了针对手术患者"评估→分析→干预→再评估"的较完整临床心理护理路径,取得了预期成果。若将本研究进一步拓展和延伸,加强结果中重点部分如疾病认知过程等方面的深入研究,该成果有望为广大临床护士科学、高效地实施临床心理护理提供可借鉴路径与模式,进而提高我国临床心理护理的可操作性和针对性。

三、意外创伤者早期心理他评量表及常模的研制

此处简介护理学硕士研究生所做心理护理课题研究的部分应用性探索,该研究的工具性成果已发布于 2010 年版的《护理心理学》。

(一)研究背景

创伤所致身心障碍者常因伤后未恢复完好的身心状态、社会功能,难以维系自身的日常生活秩序和质量,还可给其家庭、社会造成重负,已成为创伤者本人及其家庭,乃至社会的一大隐忧。意外创伤人群的心理康复研究,日益受到广大学者的关注和各国政府的重视。

综述近几年国内外针对创伤应激心理反应的评估工具研制,大多量表无法直接反映意外创伤者的心理反应特征,难以鉴别伤者较为突出、亟待化解的心理危机,其特点如下:①偏重心理问题性质的确定,未区分其严重程度,难以及时鉴别有严重心理危机、急需干预的伤者;②多数量表的适用范围为正常人群或其他非意外创伤者,其条目大多不适用于评价创伤早期伤者的心理反应;③自陈式量表大多难以如实、有效地评估特定情境下意外创伤者的早期心理状况;④未见到便捷、适用于意外创伤者早期的他评工具。

意外创伤者早期心理反应的主要特点:①伤者常处于情绪休克状态,或创伤致其认知、思维水平受限,影响其准确表达感受和心理状况;②伤者可能采取自我保护的心理防御机制,歪曲或掩饰主观报告;③创伤应激所致强烈情绪反应可降低伤者自评的可靠性(受制于其愤怒、敌对或抑郁),严重创伤者更难以配合临床心理自评的操作。此时针对其采用自评的结果易受质疑,精神障碍诊断工具也不适用于短暂性心理适应障碍的意外创伤者。

因此,意外创伤者的早期心理评估,更适宜选用可供医护人员简捷操作的他评工具,既确保其可行性和实效性,也为其制订心理干预方案提供可靠依据。

(二)研究目的

针对意外创伤常导致伤者认知、情绪、行为等方面的异常反应,可能引发心理疾病或延缓康复进程,甚至导致心理疾病、永久性身心残障等特点,研制适合我国临床护士知识结构、适用于意外创伤者早期心理特点的他评量表;探索、分析意外创伤者早期心理反应的特点及其相关影响因

素;根据全体受测伤者评定结果的平均水平,建立该量表的区域性常模,用于意外创伤者早期的心理状态评估;尝试以工具性研究成果辅佐"意外创伤者早期心理评估与干预"的针对性和有效性,为临床一线护士指导伤者有效应对创伤危机、达成较完好身心修复提供参照。以期更好地展现心理评估和干预对促进意外创伤者身心康复进程中的独特效用,也为系列课题"构建意外创伤致残者早期心理康复模式"提供依据。

(三)研究设计(部分)

1.界定操作性定义

此环节关系整个课题研究的方向及其结果,非常重要。

意外创伤事件:本课题将"意外创伤"界定为"外来、不可预见、突发、非本意、非疾病引起,并以创伤事件为直接,且单独的原因致身体受到伤害的客观事件"。

早期:本研究拟将"早期"限定为"从伤者脱离生命危险、意识清醒时开始,到其进入伤残躯体功能复健初期"的时间段,主要包括伤者急性期、治疗的早期阶段"。

但需考虑"早期"的时间段很难界定,意外创伤严重程度不同的伤者的救治时段不一。

他评:他评指由熟悉的人为其操作心理测评。"被试者熟悉人"可指对被试者情况知之甚多的人,也指在不同情境下都能观察被试者的人。本研究将"他评"界定为由医护人员对意外创伤者实施心理状态评定。

2.量表的初步形成

简要介绍以下两部分内容。

量表条目池的形成:检索国内外大量文献,借鉴心理学相关理论,考虑到他评工具的特点及创伤早期的人群特征,选择国际上较权威、经过信效度检验、已译成中文版本的心理健康相关他评量表,主要涉及焦虑自评量表(SAS)、医院焦虑抑郁量表(HAD)、症状自评量表(SCL-90)、护士用住院患者观察量表(NOSIE)。从中抽取与本研究相关的分量表或条目,构成意外创伤早期心理他评量表的初稿,并结合访谈、临床观察,着重搜集上述相关量表中反映个体认知、情绪、行为三方面的条目,形成28个条目的他评量表初稿。

专家咨询:先后就量表初稿进行了两轮共19位专家咨询,专家权威度$Cr=0.80$。一般认为$Cr \geqslant 0.70$为可接受信度,提示此次函询内容的专家权威程度较高,咨询结果可信。本研究酌情采纳了专家的部分意见,并根据专家评分情况对数据进行统计分析(主要以变异系数为筛选依据,一般认为变异系数$\geqslant 0.25$,则专家对该指标的分歧较大),剔除变异系数大于0.25的条目(即专家对此项目看法差别较大的项目)13个。

(四)研究成果及意义(部分)

1.形成意外创伤早期心理他评量表

该量表由焦虑、抑郁、退缩行为3个纬度18个项目组成,具有较好的信度和效度。

他评量表可弥补既往研究的缺项,针对创伤早期应激状态下患者可能存在认知思维障碍、自我防卫不当等有碍自我测评的影响因素,由医护人员对其实施心理评估,可保证评估结果的相对客观性和一定预测性;同时经临床试用,显示此他评量表易懂、使用简单、方便、耗费时间少,只需根据平时工作中的细心观察及与伤者交谈,即可顺利实施评估。

2.初步建立他评量表的上海地区常模

根据标准化样组的施测结果,全部以意外创伤者为研究样本,初步建立意外创伤早期心理他评量表的上海地区常模,制定了心理异常的划界值,可避免以健康人群样本建立量表常模造成的评估结果偏倚;可为临床护士提供简便易行、操作性及甄别性较强的意外创伤者早期心理评估工具。

3.研究实践的启示

经使用自行研制的"意外创伤者早期心理他评量表"实施伤者心理评估的临床实践,更深刻地体会本研究对伤者的重要意义,并在与伤者近距离互动中获得些许启示如下。

"意外创伤者早期心理他评量表"的应用价值:①早期的心理评估、干预有益于伤者身心康复,研究者在与伤者近距离接触或较深入交流中,深切感受到伤者早期对医护人员予以心理支持的渴求;②他评是伤者早期心理评估的首选适宜方式,本课题研制的他评量表以其题项精要、避免伤者的"二次创伤"等特点,更易在临床实施,明显比 SCL-90 等题项过多的自评量表更容易为意外创伤者接受。

伤者早期心理评估实践的启示:本课题将所研制"意外创伤者早期心理评估量表"应用于意外创伤者早期心理状态评估的同时,也提出了可为后续研究提供参考的伤者早期心理反应的主要影响因素和思考。主要包括五个方面:①关注伤者心理反应的影响因素,有助于实施针对性心理干预;②注重伤者的情感及信息支持,可助其寻求社会支持;③挖掘伤者的自身潜力,以激发其主观能动性;④鼓励病友"现身说法",可促进伤者的控制感;⑤运用"向下社会比较",易引发伤者的"成长"体验。

(耿　静)

第五节　不同年龄阶段患者的心理卫生护理

一、儿童期心理卫生

儿童期是生理和心理变化最大的阶段,细分为婴儿期(0～3岁)、幼儿期(3～6、7岁)、童年期(6、7～11、12岁)。有些研究者把少年期(11、12～14、15岁)也归在儿童期,因为少年期和青年早期(15、16～18岁)是出现心理问题最明显的时期。

儿童期是心理发展的重要阶段,也是人格形成的关键时期,心理学的各个流派都非常重视儿童期的心理卫生工作,做好这一时期的心理卫生工作,可以起到事半功倍的效果。而如今的研究表明,心理卫生工作应该从胎儿期,甚至妊娠早期开始。

(一)儿童期的生理心理特点

1.胎儿期

现代医学表明,早在胎儿期,个体尚未出生之前,已经开始了与外部环境的互动。根据现有的研究结果,胎儿早在两个月的时候就开始有了皮肤的感觉;三个月时,会吮吸自己的手指及碰到自己的手臂和脐带;四个月时,胎儿开始有了听力;五个月时,胎儿已经能够记住一些声音,并可以开始建立安全感;六个月时,开始出现嗅觉;七个月时,视觉开始发育,并开始具备了发声的功能;八个月时,可以通过味觉来感受苦与甜,并可感受到母亲的情绪变化,并作出不同的反应。

2.婴儿期(0～3岁)

人类是唯一一个还没有成熟便出生的物种。新生儿的脑重约是成人脑重的 1/3,到 3 岁时相当于成人脑重的 2/3(有的研究认为是 3/4)。相应地,神经元和神经突触的数量也在快速发展,在 1 岁以内,从生理上婴儿主要学会的是抚摸、抓握、翻身、坐、爬、立、走、形成各种条件反射和协调的随意运动,而各种人类特有的功能也在这一时期渐渐发展出来,最明显的就是独立行走和言语的产生。这两个能力曾经是从猿到人转变过程中的两个质的飞跃,以及人类产生的标志,可是在人类出生之后的第一个年头里,婴儿已经开始一步步地发展出了这种能力。婴儿的发展过程让我们看到人类生命的神奇。独立行走能力的产生,使婴儿的生活范围扩大,他们开始出现了最初的游戏活动。对言语的理解和应用,使得婴儿对周围环境的理解更深一步,他们可以理解成人的言语,并能够用言语与成人交流。在最初与外界环境接触的过程中,独立行走和语言的运用,对于婴儿心理的发展起着重大的影响作用。从心理上,婴儿会感受到自主感,开始能把自己和周围的环境区分开来,随着自己走路、自己吃饭、自己拿东西这些行为的逐渐增多,婴儿渐渐有了自我意识,开始能够区分"你"和"我"。而这种自主感对于婴儿的个体化,以及今后独立自主能力的培养起到了相当关键的作用。

根据客体关系理论,从出生到 2 个月,婴儿处于自闭阶段,在这一阶段,新生儿与外界几乎是没有接触,绝大多数时间都处在睡眠状态,其心理退缩近似于子宫内的隔绝状态。这段时期,提供了婴儿从母体内到母体外生活的一个过渡阶段。从神经生理的角度来看,新生儿还没有区分自己和外部世界的能力。

2～6 个月,婴儿处于共生阶段,在这一阶段婴儿开始建立了对于能够满足它的需要的客体(照料者)的朦胧觉察。从神经生理上,记忆、认知以及运动协调的功能也开始发展。这些能力的产生使得婴儿能够记住并回忆它的早期经验,比如被亲吻、被喂养、被拥抱,在这些经验中,他们开始意识到有一个不同于自己的客体存在。这个客体可以随时满足它的需要:在它饿的时候,乳房就会出现;当它想看到妈妈的时候,妈妈就会出现在眼前。这个时候,婴儿所能够体验到的是一种全能感。当然,未必每次他/她饥饿的时候,乳房都会出现,于是婴儿的早期经验里,便有了好的乳房和坏的乳房的划分。这一区分有利于自体和客体的划分。在这个时期,婴儿开始建立了与母亲(或者起到母亲作用的照料者)之间的强烈依恋。表现为婴儿对父母一天 24 小时都必须在身边的需要。

6～24 个月,婴儿进入了分离——个体化阶段。在这个阶段,随着婴儿神经生理的发展,他们开始能够看到更多的不同于母亲和其他照料者的外界物体,表现出对这些物体的好奇,并开始通过爬行或者蹒跚学步开始独立地探索它所感兴趣的领域。可是在这个阶段,他们又不能够完全独立起来,所以有过养育经验的父母可能都会有这样的经验,就是孩子在独立探索的过程中,会一步几回头地检查母亲是不是在不远处。当它确定母亲在看着它的时候,就会放心地继续玩耍。可是当母亲不在的时候,它可能会哇哇大哭,哭声传递出强烈的恐惧和无助。在依恋理论中,把身后的母亲比喻为安全基地,似乎她是一个婴儿可以随时回去充电、歇脚的地方。可是最重要的是,她是一个可以给婴儿提供安全感的地方。然而婴儿似乎意识不到这个安全基地的重要性,他/她为自己可以独立地去感知和探索世界的能力所陶醉,沉浸在一种无上的全能感中。这种全能感便是成人的自信心的雏形。这段时期的婴儿,表现出独立性和依赖性的并存。许多父母会发现,这个时期孩子开始会说"不",通过言语和行为的方式。也就是说,不同于共生阶段的甜蜜与和谐,婴儿开始与自己的父母闹别扭,而此期的孩子无论是从行为上、还是从情绪上开始表现出多变性,令家长难以掌控。伴随着闹别扭的不断出现,孩子渐渐发展出一些同理心,即老百姓通常说的"通人性"。他们开始学会察言观色,在感受到母亲生气的时候,表现出小心翼翼,不再大哭大闹等非常合乎情境的行为反应。这种同理心的建立,虽然只是一个小小的萌芽,但对于其今后的人生中,与人建立良好的关系至关重要。

24～36个月,这个阶段婴儿开始出现了明确的自我意识,并且能够意识到客体的恒久性。这个恒久性与共生期婴儿对客体片面的感知是相对的。共生期的婴儿在不能及时得到乳房的时候,会体验到坏乳房,在能够及时得到乳房的时候会体验到好乳房。它会把这两个乳房体验为两个完全不同的客体。而此期的婴儿能够意识到,不管母亲在与不在,母亲的形象都是固定的。对于母亲,它开始有了完整的觉知,即意识到了母亲虽然会提供给自己各种各样的情感和生理的满足,但也会缺席,而这个可以提供满足的母亲和那个会缺席的母亲是同一个人。随着这种认知的出现,婴儿开始建立一种情感客体的恒常性,即母亲暂时不在,可是母亲的爱还在,母亲还是爱我的,她会回来看我。从依恋理论来看,在这一时期,婴儿可以忍受并理解母亲暂时的缺席,不会因为母亲的缺席,而认为母亲再也不会回来,因此而体验到严重的丧失感和强烈的愤怒。也就是说,这种情感客体的恒常性的建立,也增强了个体处理分离所产生的负性情绪的能力。

3.幼儿期(3～6、7岁)

这段时期,个体身体继续发育、大脑也继续发育,到7岁时脑重接近成人。在生理发育的基础上,幼儿能够较好地控制自己的身体和动作,能够学习和掌握一些基本的技能,动作总体上是协调和灵活的,比如,穿衣服、系鞋带、围围巾等。

在认知上,幼儿的感知觉迅速发展,能够有意识地进行感知和观察,但不持久,容易转移,记忆带有直观形象性和无意性。其思维形式以形象思维为主,到5、6岁,学龄前期的时候,开始出现逻辑思维。由于对外界充满了好奇,加上语言能力的迅速发展,这个时期的儿童特别喜欢问问题。

与婴儿期相似,幼儿期的情感同样是非常易变的。而且在情感的强度和深刻性上,此期儿童的情感非常强烈,而且容易受到外界环境的影响,比如一个孩子笑,其他孩子也会跟着笑,一个孩子大吵大闹,其他孩子也会效仿。在社会情感上,儿童在此期开始出现道德感,并且开始有了判断是非的能力。

意志行为方面,其活动的目的性逐渐增长,能够遵守一定的规则,比如开始学会听老师和家长的话,但是自觉性和自制力仍较差。其主导的活动是游戏,相对于婴儿期的游戏来说,幼儿期的游戏更有目的性、游戏的复杂性和内容均有明显提高。

这个时期,游戏应该是儿童主要的生活内容。俗话说:"玩儿是孩子的天性。""会玩儿的孩子才会学习。"从心理学的角度来看,游戏对于儿童起到如下作用:在游戏中,幼儿的注意力、观察力、判断力、想象力都会得到激发和促进;在游戏中,要运用各种感官以及躯体各个部分地协调,可以训练幼儿的感知能力;可以发展儿童的想象力和创造性;通过计划、实施、实现自己的想法,并从中获得乐趣,儿童可以形成积极的自我形象:我是可爱的,我是有能力的、我是受大家欢迎的;同时可以形成积极的人生态度:生活是美好的、与人交往是快乐的;在游戏中,通过与其他儿童的互动,可以发展社交能力、遵守游戏规则的能力,为将来步入社会遵守社会规范打下基础。除此之外,游戏的过程中还锻炼了儿童的体能发展,增强其体力和免疫力,有利于他们的身体健康。

在婴儿期的基础上,此期儿童的自我意识进一步发展,开始有了自己的主见,并且能够区分自己是男孩还是女孩,开始有了性别认同。

4.童年期（6、7～11、12岁）

这个时期也成为学龄期。上文提到，人类是唯一一个在还没有成熟的情况下出生的物种。发育到此期，除了生殖系统的发育还没有成熟以外，其他器官已经接近成人。脑重在12岁左右已经进一步接近成人或达到成人的水平，大脑皮质的兴奋和抑制过程都在发展，行为自控管理能力增强。

此期是感觉、知觉、记忆、注意等认知功能发展最快的一个时期。言语功能进一步发展，不仅口语日渐发达，能说的词汇量越来越多，并且开始掌握书面语；感知的敏锐性提高；有意注意发展，注意的稳定性提高；无意记忆向有意记忆发展，有意记忆成为记忆的主要方式；意义记忆开始发展，越来越多地取代机械记忆，抽象记忆的发展速度逐渐超过形象记忆的发展速度；逻辑思维进一步发展。

此期儿童的情绪依然是强烈、易变、外露的。对外界的好奇心依然很强。

儿童的个性在此期得到全面发展，自我意识进一步发展，开始能够描述自己是一个什么样的人，能够概括自己的心理特征。开始出现自我评价，并且表现为自我评价的独立性不断增强、自我评价的批判性不断提高、自我评价的广泛性不断扩展，自我评价的稳定性逐渐增长。与此同时，儿童的社会意识迅速增长，道德观念逐步形成。性格的可塑性比较大，模仿性很强。

这个时期，儿童与父母的亲子关系进一步发展，同时随着与学校环境接触的增多开始发展伙伴关系。同伴关系是儿童学习和发展社会技能的主要途径，在发展同伴关系的同时逐渐形成对他人观点的敏感性，掌握同伴交往的规则，学习适应良好的行为，学会建立和发展父母之外的亲密关系。同伴关系影响到儿童对学校的态度，进而会影响到他们对学习的态度。与同伴的交往过程还有助于发展自我观念和形成自我价值感，有助于获得群体归属感和文化认同感，有助于提高心理健康水平。

说到这里，有一句话一定要强调的是，有些家长认为自己可以在家里教会孩子很多学校里老师讲的知识，因此在孩子不想去上学的时候，干脆就不让孩子去了。这绝对是一个决策上的失误。因为，一定要记住，学校不仅仅是个学知识的环境，更是一个学会做人的环境，学习如何与人交往的环境，孩子与父母的关系永远不能取代同伴关系。

（二）儿童期的心理问题及处理方式

1.感觉统合失调

感觉统合的概念最早由美国南加州大学的Jean Aryes博士提出（1969年），它是指大脑将从身体各器官（眼、耳、鼻、舌、口、皮肤等）传来的感觉信息进行加工和综合处理的过程。只有经过感觉统合，人类才能完成那些复杂而高级的认知活动，包括注意力、记忆力、言语能力、组织能力以及逻辑思维能力等。

感觉统合失调是指儿童大脑对人体各种感觉器官传来的感觉不能很好地进行分析和综合整理，造成整个身体不能和谐有效地运作。其发病率为10%～30%，国内外的报道结果相似。

（1）感觉统合失调的临床表现。①前庭平衡功能失常：表现为多动不安，常有头晕或跌倒的感觉，平衡能力差，容易摔倒，外出游玩或玩球类游戏时，常迷失方向。动作笨，容易绊倒，玩跳绳、踢球或扔球游戏时，经常发生困难，左右混淆。②视感觉不良：表现为无法流利地阅读，经常多字或少字。写字时偏旁部首颠倒，甚至不认识字。做题时经常抄错或遗漏，比如把56写成65。③听感觉不良：表现为对别人说的话听而不见，经常忘记老师和家长交代的事情，做事丢三落四。有重听或语音分辨不清的现象。④动作协调不良：表现为不会自己穿衣服、扣扣子、系鞋带、用筷子、写字、画画。或者即使学会了,也要比同龄儿童慢许多。分辨不出相似的物品,不会做拼图游戏。⑤除上述表现之外,感觉统合失调的儿童还表现为不喜欢碰触、抚摸,拒绝理发、洗头洗脸。意外碰伤自己不能觉察,害怕乘电梯,不喜欢玩秋千、压板、旋转的玩具和木马。

在学习上表现为,注意力不集中,上课不专心,爱做小动作。他们比一般孩子更难带,很难与别人相处,不能考虑别人的需要。

有些孩子还表现为说话晚,言语表达困难。

(2)发病原因:关于感觉统合失调的原因,目前尚不能作出明确的解释。目前的研究提示该病的发病原因与多种因素有关,既有孕期危险因素,如妊娠高血压疾病,也有家庭环境等心理社会因素。

1)先天因素:早产、出生时低体重、新生儿窒息、高胆红素血症、母孕期的妊娠高血压疾病、先兆流产等疾病等。

2)心理社会因素:都市化的生活导致的活动范围狭窄,活动内容局限;生活中家长对于孩子的过度保护,限制了孩子独立活动的能力和范围;从卫生的角度考虑,不让孩子玩沙、玩土,限制了孩子触觉的发展;过早地使用学步车,限制了儿童前庭功能的发展。

(3)治疗:目前,对于感觉统合失调的孩子,尚无有效的药物治疗方法,其治疗主要着眼于以下两个方面。

1)预防:在此提出预防,是因为有学者认为预防是最好的治疗。预防的措施包括:做好孕前期的准备以及整个孕期自身状态的调整,尽量减少孕期或围产期带来的损伤。进行早期科学的胎教,比如通过抚摩、弹扣、拍打、触压等方式进行运动胎教,可以徐进胎儿触动觉、平衡觉以及肢体运动的发展。通过反复训练,可以使胎儿建立起有效的反射,增强肢体运动、肌肉的力量以及相应功能的协调发育。

配合婴儿期感觉功能的迅速发展,全面丰富感觉刺激,借此来预防感觉统合失调的出现。比如,经常抱婴儿外出,听鸟叫、看花草、感受日常生活中各种各样的声音;在婴儿的小床边挂上各种各样颜色鲜明的玩具,并定期替换;有意识地刺激孩子的嗅觉、味觉、平衡觉、触觉,比如,带孩子到安全的地方,鼓励运用自己的各种感官让他们去探索外周的世界。许多家长因为怕脏而限制孩子用自己的小手去触摸外面的世界,这种做法是不可取的。

2)感觉统合训练:感觉统合训练指的是针对感觉统合失调的儿童所采取的一系列游戏运动训练方法。感觉统合训练要从婴幼儿期开始,越早越好。一般认为,6岁以前做才会有效。具体的做法如下。

大脑平衡功能训练:在孩子出生后的前3个月,要经常并且适度地抱着孩子轻轻摇晃,让孩子的大脑平衡能力得到最初的锻炼;在孩子7、8个月大的时候,一定要训练孩子的爬行能力,这样对锻炼孩子的手脚协调能力很有帮助;当孩子再大一些时,要让孩子多走平衡木,或者多做荡秋千、旋转木马等游戏。

本体感训练:让孩子参加各种各样的游戏和运动——从小就可以让孩子翻跟斗,让孩子拍皮球、跳绳、游泳、打羽毛球等训练。

触觉训练:从小让孩子玩水、玩沙、玩泥土;让孩子学习游戏;经常让孩子光着脚走路;给孩子洗澡后用比较粗糙的毛巾给孩子擦身体,并用电吹风给孩子吹干身体;经常用毛刷子给孩子刷身体;用毛巾把孩子卷起来和孩子一起游戏;和孩子玩一切需要身体接触的游戏。

2.孤独症与多动症

请参考儿童期心理卫生部分。

(三)如何保持儿童期的心理卫生

根据儿童期的生理心理发展特点,儿童期的心理卫生工作要根据具体时期来具体对待。不同的时期,有不同的内容。

1.做好孕前及孕期的保健工作,保证母亲的身体和心理处在良好的状态

胎儿的生长发育完全依赖于母亲供给的营养,在妊娠的前三个月,孕妇的营养状态影响着细胞的分化、骨骼的生长以及神经系统的发育,这段时期与未来个体的心理健康关系相当密切。在其后六个月的妊娠期内,子宫内能量及营养素的供应,则决定着新生儿的大小。这两个阶段与个体未来的整个生理健康关系都相当密切。

除了保证孕期的营养状态之外,还要保证母孕期身体的健康。研究表明,宫内感染、某些药物、抽烟和饮酒均会对胎儿造成严重损害,导致胎儿低体重、畸形、脑发育异常。比如,酒精可通过胎盘进入胎儿体内,引起胎儿酒精中毒综合征,典型表现:体重低,中枢神经系统发育障碍,可有小头畸形:面部很怪,前额突起,眼裂小,斜视,鼻底部深,鼻梁短,鼻孔朝天,上口唇向里收缩,扇风耳;还有心脏及四肢的畸形。

一些疾病如风疹、糖尿病、高血压等疾病也会对胎儿的发育导致不良影响。比如,孕妇前三个月内感染风疹后,风疹病毒可以通过胎盘感染胎儿,使胎儿发生先天性风疹。重者可导致死产或早产,轻者可导致先天性心脏畸形、白内障、耳聋和发育障碍等,称为先天性风疹或先天性风疹综合征。

母亲的情绪状态会直接影响到胎儿,如前文所述,孕妇在情绪好的时候,体内可分泌一些有益的激素和酶,这些激素和酶可以改善胎盘的血液供应,进而促进胎儿的健康成长。在情绪不良的情况下,如在应激状态或焦虑状态中,孕妇体内会产生大量的肾上腺皮质激素,并随着血液循环进入胎儿体内,使胎儿产生与母亲一样的情绪,并破坏胚胎的正常发育。大量调查资料表明,孕妇在恐惧、愤怒、烦躁、哀愁等负性情绪状态中,身体的各部分功能都会发生明显变化,从而导致血液成分的改变,影响胎儿身体和大脑的正常发育。

另外,外部环境的一些物理和化学因素也会通过影响孕妇,间接的影响胎儿的发育。外部的物理因素:①射线,孕妇照X线,对胎儿有很大的影响,特别是妊娠头3个月,这时期是胚胎器官的发育关键时期,胚胎对各种有害因素异常敏感。②电磁辐射,孕妇在妊娠期的前三个月尤其要避免接触电磁辐射。③噪声,越来越多的研究表明,严重的噪声会影响胎儿听觉器官的发育。化学因素包括大气污染、水污染和空气污染等。

2.胎儿期要进行胎教

研究表明,经过胎教的儿童爱唱爱跳的占73%,为对照组的2.3倍。孕20周以后,胎儿即可形成条件反射,经过早期训练可以提高小儿的身心素质水平,促进多种心理潜能的发展,胎儿接受听觉训练对出生后的早期言语训练具有积极的先导作用。有节奏的音乐胎教可以刺激胎儿体内的细胞分析和谐地运动,进而促进机体的新陈代谢,并且还可以促进孕妇体内某些激素和酶的释放,这些激素和酶可以改善胎盘的血液供应,进而促进胎儿的健康成长。适时的运动胎教可以促进胎儿触动觉和平衡觉的发育,并开始建立一些早期的条件反射,为胎儿出生以后运动系统的发展打下良好基础。言语胎教可以促进个体的言语和智力发育。

根据上述研究结果可见,进行胎教有利于个体的身心健康发展,也会为个体的心理卫生打下

良好基础。

由于我国的独生子女政策,似乎我们国家的父母更加重视胎教。但是进行胎教前有一个重要的前提是我们不能忽略的,即胎教的执行者,年轻的父母亲一定要在小生命孕育之前在心理和生理上都做好做父母的准备。无论是从物质条件上,还是从精神状况方面,都要做好迎接这个新生命的准备,这样才可能充满爱心地在一种温馨、平和的氛围中进行胎教。所以未婚先孕、意外妊娠等应激性的妊娠,都是不利于胎儿的生长发育的。

3.在新生儿期给予足够的关爱,促进自体与客体的分化

如上文所述,在自闭阶段、共生阶段以及分离个体化阶段,照料者与婴儿的互动对于促进他们的心理发育相当必要。早期对于孤儿院的婴儿的研究提示,没有母亲照料的儿童仅仅能够得到必需的饮食,得不到拥抱、爱抚,在此种情况下,他们对外周的世界几乎没有反应,某些孩子因为消瘦和营养不良而死去。而同龄的有母亲照顾的孩子则可以发展出对外界刺激的觉察、处理和反应能力,在生理上也可以健康成长。因此,母亲(或者起到母亲作用的照料者)与婴儿之间的互动对于自我功能的成熟相当重要。

根据鲍比的依恋理论,个体的依恋水平与其终身的心理健康有着重要的关系。而依恋方式的建立也与早期母婴关系的质量密切相关。依恋理论认为,依恋类型分为安全型、焦虑型、回避型和紊乱型四种。

在这几种依恋类型中,第一种是安全型,后三种是不安全型。鲍比认为,安全依恋的个体可以有效地探索世界,社会功能较完好,而不安全依恋的个体会较多地罹患各种心理障碍以及严重的精神病。

那么如何才能建立安全型的依恋,并促进分离个体化过程的顺利度过呢?

首先要给予新生儿足够的关爱,给予其及时的、敏感的照料,保证其生理上的舒适性,同时使其在情感上能够得到足够的、及时的关注,以确保它在生命的早期获得足够的安全感。

其次,在儿童开始出现要求独立的行为表现时,给予其恰当及时的鼓励,既不要限制他,又要给他提供一个安全基地,即提供给他一个既允许他自由探索,又可以回去依赖的照料者。因为在分离个体化的早期,婴儿既有独立的愿望,又没有足够的自信,所以他们需要这样一个照料者。如果这个照料者能够很好地履行这一安全基地的功能,个体就能够顺利地度过这一时期。

第三,掌握正确的喂养方式。这段时期的营养十分重要,因为这段时期脑细胞仍在分裂。如这时缺乏营养,就会影响脑细胞的数量,也势必影响孩子的智力发展。另外,这段时期的母乳喂养也有很重要的心理学意义。现在公认,乳儿喝牛奶不如喝母乳,母乳和牛奶不仅营养上有差异,更重要的是母亲喂奶可以让小宝宝获得感情上的温暖。有人报道,国外有个育婴院,保育人员少,采取自动化喂奶的方法,到时候一按电钮就往孩子嘴里灌奶。结果孩子情绪很坏,患病率和死亡率很高。后来增加保育人员,并规定抱起来让孩子自由地吃奶,还规定每天抱起来逗着玩玩,结果情况大有改观。有人还研究,即使同样让孩子吃母乳,母亲的态度不同对孩子的影响也不一样。如果母亲把喂奶当任务,孩子吃着奶,自己想别的,忙别的,这不利于孩子的情感发展;如果把孩子抱在怀里,孩子一边吃奶,妈妈一边微笑着,拍着,抚摸着,孩子就不仅吸进乳汁,而且饱尝了母爱,有利于健康情绪的发展。同时,婴儿吃奶要定时定量,每天喂几次奶,什么时候喂奶,都要有规律,不可孩子一哭就用奶头堵嘴。据研究,一个成人良好的习惯,有规律的生活方式,往往与乳儿时期吃奶时的习惯有关。

从心理卫生的角度说,孩子对情感的需要与吃奶的需要同等重要。因为乳儿正是情绪急剧

分化、丰富、发展的重要时期,这时如能多加关照,对培养健康的情绪具有重要的意义。所以,孩子所处的环境要优美,经常更换不同色彩的纸带、气球或其他玩具,经常听优雅轻快的乐曲,要经常逗逗孩子,要经常抱抱孩子。有人说孩子不能抱,抱惯了就放不下了。这是可能的,但不能因小失大。因为经常抱抱孩子,让孩子享受爱抚,有利于培养孩子良好的情绪,而且对促进孩子的智力发展也有重要意义。孩子一旦被抱起来,视野就会豁然开阔,绚丽多姿的外界信息就会大量映入眼帘,这对促进孩子的智力发展是有好处的。还有,婴儿从六个月起到一周岁,是心理活动急剧发展的时期,同时也是建立"母子联结"的关键时期,如果这个时期孩子能和母亲多接触,则容易培养良好的情绪;反之,如果孩子长期得不到母爱,则会出现夜惊、拒食、消化系统的功能紊乱,甚至造成发育缓慢。有人还认为,缺乏母爱和长大成人以后患神经症、精神病、心身疾病和病态人格都有关系。

第四,正确断奶。在这个阶段宝宝还有一个需要面临的问题是断奶。从心理学的角度来说断奶不仅是改变了进食方式,更主要的是切断了与母亲之间的那种亲密的联系。断奶对孩子来说是件大事,处理不好会对他幼小的心灵造成重大的精神创伤。有的孩子虽然实际上断了奶,可是心理上仍然没有断奶。表现为性格不成熟,遇事容易紧张,缺乏行动力,紧张的时候多通过吃东西来缓解。这些多与断奶时处理不当引起的不安全感有关。不恰当的断奶方法包括:为了断奶妈妈与孩子暂时隔离,让孩子在失去乳房的同时也见不到妈妈,在物质上和心理上彻底丧失这个依恋对象,这对家长来说是暂时的,但是对于孩子来说,在其心理上很可能以为永远失去妈妈了,同时还会联想到是不是我不够好,所以妈妈不要我了,进而影响其自尊心;妈妈下决心给孩子断奶,结果断一次未断成,让孩子再吃一段时间,然后想想还得断,又突然断一次,接二连三地给孩子造成重复的创伤;还有的往奶头上涂辣椒面。这些都对孩子心理健康不利,近期会造成孩子情绪不稳,大哭大闹,或者夜惊、拒食、难以喂养等情况,远期会为以后易感神经症埋下种子。正确的做法是有计划有步骤地做这件事,不要搞"突然袭击"。在断奶之前的两、三个月里,就应哄着孩子吃蛋糕、稀粥等食物,先找一些替代性的可以满足孩子物质需要和安全感的食物,而且这类食物的量要渐渐增加,等到孩子对这些食物产生了兴趣,而且虽然不吃奶了,但是仍然可以得到母亲的爱和关注时,断奶的目的就比较好达到了。

第五,耐心细致地对孩子进行大小便的控制训练。对孩子大小便自我控制训练不宜过早,一般认为从孩子两岁半开始训练为宜。在训练的过程中,要耐心,要和蔼,不要埋怨,不要斥责。有人研究,通过严厉斥责,甚至打骂来训练孩子大小便的自我控制,不但训练过程长,学会控制慢,而且容易造成心理创伤。使孩子形成肛欲期人格,表现为做事过分认真、超强控制、固执、刻板、犹豫不决、过分追求完美、注重细节,这些性格是强迫症重要的心理病理基础。

4.把握幼儿期儿童的特点,有目的地进行引导

俗话说,三岁看大,七岁看老。说的是这个时期儿童的人格已经开始形成,初具雏形。儿童的人格形成和社会性发展是在社会化中实现的。所谓社会化是指个体在于社会环境相互作用的过程中,逐渐获得他所在的社会所要求的各种行为规范、知识技能和所能接受的价值观念,成为一个独立的社会成员,并且逐步适应社会的过程。在幼儿的社会化过程中,起主要作用的因素包括家庭、学前教育机构。

家庭中对儿童影响比较大的首先是父母以及扮演父母角色的照料者。由于此期的儿童模范能力特别强,所以作为对儿童直接产生影响,并且与儿童接触最多的照料者,其一举一动都会成为儿童效仿的模板。中国有句古话,叫作"上梁不正下梁歪"。从某一个侧面阐述了这个道理。

这个时期的儿童没有形成自己独立的道德观和是非判断标准,父母和老师便成为他们直接学习的榜样。

无论在幼儿园还是在家庭中,父母和老师都要有意识地做到以下几点。

(1)创造和谐的家庭环境,让孩子经常感受到家庭的温暖:温暖的家庭环境对于培养孩子良好的性格有重要意义。在一个和睦的家庭里,人们敬老爱幼,互相关心,互相爱护,这种和谐而又温暖的人际关系,会在幼儿心中种下良好的人际关系的模板,有利于其将来和谐的人际关系的构建。有人甚至认为,这对形成他终身的道德情操都有意义。相反,有的家庭今天吵嘴,明天打架,有的还拉着孩子盲目参战;还有的夫妻不和,把孩子夹在中间,拉来推去,弄得孩子无所适从,恐惧不安。有研究证明,这样的孩子易患口吃、夜尿症和胃病等。尤其是破裂家庭,对孩子的影响更大。据一项少年犯罪的调查来看,少年犯出现率最高的是四岁丧母或丧父的人。另对135名少年罪犯调查,其中有40%的人出身破裂家庭。在破裂家庭中,父母离婚对子女的影响更坏。因此,构建一个和谐的家庭不仅是夫妻两个人的事,而且与孩子的心理健康有着密切的关系。所以夫妻一定要尽自己最大的努力搞好家庭中的人际关系,以自己的实际行动为孩子创建一个培养良好性格的环境。

(2)正确对待和处理幼儿的口吃和遗尿等现象:口吃多是因幼儿模仿或精神突然紧张造成的,男孩大约有4%,女孩大约有2%。口吃实际上很常见,但是如果父母处理不当,就会对孩子造成严重的心理创伤,有些孩子的"口吃"会持续存在,同时因"口吃"形成孤独、退缩、羞怯、自卑等性格特征。还有些孩子在五岁以后还会尿床,称为遗尿症。遗尿症除少数是生理原因以外,大都是由于精神紧张造成的,也有的是父母对孩子溺爱不加训练造成的。实际上,大多数孩子在成长的过程中都会出现这样那样的偏差,比如学习别人眨眼睛、甩头,实际上他们并不知道这些行为有什么意义,有时只是出于好奇。当然像"口吃"和"遗尿"这样的现象多跟孩子精神紧张有关系。幼儿也有他们的心事,只是他们并不知道如何来用语言表达,更不知道如何解决,而且他们会更多地用躯体的形式来表达紧张的情绪。所以,一旦出现这些现象,首先家长不要太紧张,因为这些表现往往都是一过性的,一定不要以为他们是故意的,因此采取的一些过激的做法,比如打孩子,认为打怕了他们就会改了,然而越是打骂越会增加他们的紧张情绪,使本来可以自然消失的症状持续存在。适当的做法是,在孩子出现这些情况时,家长应该好好观察孩子,分析孩子精神紧张的原因,给予关心、支持和帮助。良好的亲子关系是治愈孩子这些异常行为的良药。

(3)正确对待孩子的过失和错误:孩子小,知识经验少,能力不强,许多是非不清,因而出现过失和犯错误都是不奇怪的。成人尚"吃一堑,长一智",孩子更是在过失和错误中不断学习增长见识的。基于这个道理,对于孩子的过失和错误要心平气和,教育要耐心细致,尤其要讲清道理,不要让孩子心里感到委屈。打孩子,骂孩子,都不是好办法,因为这些做法会损伤孩子的自尊心,使孩子更不易接受批评和教育,甚至形成不良的品德和人格。批评教育孩子时父母口径要一致。假如一方批评,一方袒护,就会使孩子是非混淆,出现认同的混乱。老百姓中流传的"女孩子要娇养、男孩子要贱养"的话是有失偏颇的。事实上,有研究表明,小的时候经常被父母打的孩子,无论是男孩子还是女孩子,都会出现低自尊、情绪调节障碍、更多的行为问题、人际关系问题以及社会适应问题。

(4)支持孩子多做游戏:游戏是幼儿的主导活动,是幼儿的天职,也是身心健康发展的重要途径。要让孩子多玩自己爱玩的游戏,并且鼓励孩子们在一起玩,在玩的过程中成人不必多加干涉。孩子们在一起玩的过程,同时也是互相学习,互相交际的过程,而且还能饱尝游戏中的乐趣,体验生活的美好,这对他们的身心健康发展是有益的。关于游戏的重要性,前文已经提到,此处不再详述。

(5)要重视孩子的独立愿望,并给予适当地引导:幼儿在心理发展上有个自我中心时期,三岁就可表现出独立的愿望。虽然他们本领不大,但往往这要自己来,那要自己干,显得不太听话了。常听有的父母说:"真气人,才三四岁的孩子就有主意了,就不听话了!"其实,这正是孩子心理发展的一个明显标志,是独立性开始发展的表现。有人称这时为孩子的"第一个反抗期"。这个时期的孩子,要求独立,有时不太听话,这是儿童心理发展的客观规律,应该因势利导,切不可违背规律硬是要制服孩子的"犟劲"。与此同时,由于幼儿的自我评价能力比较差,容易受外部评价的影响,所以在这个阶段应该经常根据其行为特点,给予符合实际的积极评价,帮助儿童形成积极的自我评价,建立自信心和自尊心。

5.把握童年期的特点,帮助其解决童年期常见的几个关键问题

(1)上学困难:童年期常见的问题包括上学困难,有的书上把它称为学校恐惧症,并且有系统的诊断标准。我更倾向于称为一种障碍,而不愿意给予其一个病症的诊断。因为,儿童还处在一个发展变化的阶段,既然是发展变化就会有发展的快慢一说,孩子的发展受到先天遗传因素、父母养育因素、学校环境因素等各项因素的影响,在某一特定的时期,出现一些发展方面的问题就冠以疾病的帽子虽然对识别孩子的问题有利,但从长远的角度看,不利于孩子的心理健康发展。

上学困难主要表现为儿童从心理上不愿意去上学,起不了床,或者在该去上学的时候出现头痛、肚子痛、腹泻、呕吐等不适,被强制入学后出现焦虑、抑郁、哭闹等情绪和行为反应,每次都需要家长哄着才有可能去上学,甚至家长采取各种办法都很难说服他去上学。但是只要不去上学,待在家里或者从事其他活动没有任何异常。

一般来说,上学困难多出现在刚开始送去幼儿园的时候,或者最初送去上小学的时候。出现这种情况的根源在于孩子分离个体化过程出现了障碍,这个时候出现的是一种分离焦虑。

如前文所述,儿童在6~24个月间和妈妈或主要照料者之间的关系,决定了其是否出现这个问题。宝宝刚出生时,和妈妈"不分你我",6个月后,才会出现"独立意识"。此时,宝宝对外界充满好奇,会开始人生的第一次"探索"。如果妈妈能给予适当鼓励,那么对宝宝日后独立能力的培养将至关重要。反之,如果妈妈因为宝宝表现出的独立意识而出现情绪波动,对宝宝完全置之不理或者过度限制,则会让宝宝无所适从。这样的宝宝到上幼儿园时就很容易出现"分离焦虑",甚至影响其成年后独立解决问题的能力。

出现这个问题的时候妈妈或家长要做的是了解孩子心里的真实想法和担心,多给孩子提供心理上的支持和帮助。并帮助孩子建立一种观念,即,即使妈妈不在我身边,她还是会关心我的。如果妈妈自己处理起这些问题感到困难,还应寻求心理医师及校方的协调和帮助。比如,有的学生不愿意去上学,是因为害怕同桌,在这种情况下,与老师联系为其调换一个同桌,则可以有助于儿童重返课堂,找出原因,会比其他的方法和手段都有效。

另外,从幼儿园到小学还涉及另一个适应问题,即从以玩为主到以学为主的转变。这个问题是孩子上学困难的另一个原因。目前我国幼儿园和小学的衔接问题还没有完全处理好,给孩子入学造成不少适应性困难。因此,学校和家长要认识到这个问题,并做好孩子从幼儿园进入小学的衔接工作。家长应给孩子做入学准备,进行入学教育,比如,孩子在家和在幼儿园的生活规律与小学大不一样,为了防止孩子突然出现适应困难,可在孩子入学前提前改变饮食、起居规律,使

之渐渐与学校要求一致,尤其要教育孩子热爱学习,向往学校。而学校要布置吸引孩子的环境,和蔼可亲地欢迎新生,给孩子留下一个好的第一印象。小学老师也要有意识地带领孩子从一个每天游戏的状态,渐渐进入到一个学习占主导的状态中来,讲课时尽量营造一个和谐轻松的氛围,培养孩子的学习兴趣。一般说来,愉快的学校生活有益于学生的身心健康,如果让孩子把上学视为精神负担,势必有害于他们的心理健康,也不利于学业的完成。

(2)学习困难:学习困难主要指的是儿童在学龄早期,在同等教育条件下,出现学校技能的获得与发展障碍。这类障碍不是由于智力发展迟缓、中枢神经系统疾病、视觉、听觉障碍或者情绪障碍所致。多起源于认知功能缺陷,并以神经发育过程中的生物学因素为基础,可继发或伴发情绪和行为障碍。

学习困难可以表现为阅读困难、计算困难、书写困难等。

针对这些问题要尽早地进行行为干预。主要方法包括三个方面,即提供产生特定行为的机会,操纵行为产生的后果。学习困难的儿童在学习过程中往往是被动的,不会使用或者很难发展适应自己的学习策略。作为老师和家长,要从改变其被动性方面入手,通过一些认知行为方面的干预,帮助其在学习中小步前进,并且及时地给予鼓励和奖赏,帮助其建立学习的乐趣。

帮助其建立学习的兴趣,还包括不要给孩子"加码"。现在小学生的课外负担普遍偏重,这已是应当解决的问题。可是,有的家长望子成龙心切,还额外给孩子加码,周末给孩子报各种各样的培训班,或者因为孩子学习困难,成绩不理想,而一厢情愿地给孩子额外请家教,而在孩子不愿意接受家教的情况下给孩子请家教,不仅会占用孩子很多的课外时间,令其无法好好休息,而且会使得孩子更加感到学习是一个负担,进而讨厌或憎恨学习,结果进入恶性循环,成绩更差。这些额外加码的行为在某种程度上导致孩子之间的竞争提前,不利于孩子的身心健康。很多家长这样做的原因是认为孩子成绩不好,将来就一定没有出息,没有前途。实际上分数高低并不能完全代表其智力水平,更不一定能预示其未来的成就。所以家长不要逼着孩子一定要考一百分或一定要争第一名。对小学生要注意培养学习兴趣,鼓励他们生动活泼地学习,切不可让分数把孩子压得直不起腰来,抬不起头来,将头脑束缚得死死的,更不可让他们完成力不从心的学习任务。当然,这么说,也不是要让家长对孩子不管不问,想学就学,不想学就不学,因为孩子毕竟是有惰性的,要视情况而定,教育孩子要把握一个度。

(3)交往障碍:这个障碍是儿童期比较常见的另一障碍。交往障碍主要表现为儿童不知道如何与其他小朋友交往。因此表现为孤僻、少语、退缩,不喜欢参加集体活动。

回顾交往障碍儿童的成长史,多能发现一些线索,比如,小的时候父母很不放心,总是会限制其玩耍的机会,或者父母望子成龙心切,很小的时候为了让孩子多学东西,剥夺了他玩的时间。这也是在前文中提到的,一定要让孩子在该玩的时间,玩够了。不仅要支持他们玩儿,还要陪着他们玩儿。中国的父母总是望子成龙,希望孩子多学知识,为此不惜一切代价,花钱、花时间、有时甚至达到了残忍的程度。曾经有一个孩子,在上学前已经是个小才子了,美术、钢琴、小提琴、舞蹈、书法、英语几乎样样都很优秀,可是上了学之后,开始出现了学习障碍。家长不理解,后来经过咨询得知,孩子的学习障碍主要是缘于交往障碍。因为发现自己没有办法跟别的小朋友一起玩,感到很孤独,继而产生很多负性情绪,所以上课不能集中注意力,还会受老师批评,所以每天都不想上课。对于有交往障碍的孩子,应该多鼓励其参加集体活动,并有意识地给予其精神上和物质上的鼓励,并通过观察孩子与人交往以及与孩子沟通发现其交往过程中存在的问题,给予具体的指导和帮助,这样可以有效地减轻孩子在交往过程中的压力,尽快克服交往障碍。

二、青少年期心理卫生

青少年期是指 12～18 岁,从儿童过渡到成年,未成熟走向成熟的一个重要阶段。从生理学角度看,青少年时期是生理各方面快速发育,即将具有生育能力的时期;从心理学的角度看青少年是心智达到一定成熟状态,具有抽象与逻辑思考的能力,且情绪较稳定者。这个时期无论生理和心理均发生着巨大的变化,使得青春期的少男少女们感到"成长的烦恼",也给家长和学校带来许多必须面对的问题。了解与掌握青春期生理和心理发展的特点,可以帮助孩子们顺利度过这一阶段。

(一)青少年期主要的生理特点

在生理上,身高和体重的迅猛增长是青少年早期明显的生理特征,随后以肌肉快速增长为主要变化。虽然在 10 岁以前,儿童脑的重量已成长为成人的 95％,但在 13 岁左右仍出现了大脑发育的第二个加速期,主要表现为大脑沟回的增多和加深,皮质功能趋于平稳,兴奋和抑制功能逐渐平衡,控制和调节能力明显加强,脑和神经系统发育基本完成。同时循环、呼吸、肌肉等各个组织系统的功能也明显增强。

在这个时期,尤为特殊的变化是在内分泌激素的作用下,男女少年第一性征发生了急骤的变化,性器官基本发育至成人水平。同时第二性征也相继出现,如声音,体形的改变和毛发的变化。伴随着性功能发育的成熟,男性出现遗精,女性出现月经来潮。到青少年后期,女生已处于性成熟的阶段,男生则处于性萌动到性成熟阶段。

(二)青少年期的心理特点

与生理功能的变化相对应,青少年的心理世界也产生着巨大的变化,这段时期心理的基本特征是充满了矛盾动荡性,各种心理矛盾和冲突交织在一起,正如亚里士多德所说的:"暴躁、易发脾气、易于为冲动所驱使而失去控制。"又如霍尔所形容的:"人生中'疾风怒涛'的时期,身体蕴藏极大能量、情绪不稳定、易激动、烦躁不安,对外界及自身易产生怀疑、不信任感。"多种心理问题会表现在这一时期,多种心理问题会起源于这一时期,因此青少年时期既是人生的黄金时期、关键期,也是问题频发的时期。青少年的心理主要有以下特征。

1.自我意识迅猛发展

青少年时期是自我意识发展的第二个飞跃期,他们对自己的认识不断加深,逐渐意识到自己已长大成人,渴望父母把他们当"成人"看待,追求独立自主的人格,对任何事情都喜欢自己进行分析和判断,并倾向于坚信自己的观点。在自我意识增强的基础上,同时伴随着独立感、自由感、自信心、自尊心的增强。

2.认知旺盛

逐渐从形象思维过渡到抽象、辩证性的思维,观察力、概括力、想象力、记忆力不断增强,思维敏锐,接受新事物快。儿童时期的那种直观、简单地看待问题的思维模式逐渐发展为创造性、辩证性、发散性和开放性地看待问题,标志着他们的思维正趋向成熟。

3.情感丰富且不稳定

青春期的发育不成熟,高级神经活动兴奋和抑郁过程的强弱与不平衡,常表现为易动感情、情感比较强烈,遇事容易激动,同时存在多种情绪状态。尤其到了高中阶段,高中生消极情绪出现的频率及强度均高于积极的情绪,处于典型的烦恼困扰期。情绪调控能力较差,有时会出现狂风骤雨式的情绪反应,在强烈的情绪反应下容易出现冲动行为。

4.性心理方面的发展

青春期生理、心理迅速发育,开始出现朦胧的性欲望及与此相联系的一系列内心体验。经历着从对异性排斥、反感到对异性好奇、向往、爱慕、并渴望获得异性关注的变化,这种吸引与交往的愿望常被看作是萌发恋情的动力,在外部因素促使下,转变为家长和学校所称的"早恋"行为。

5.意志行为

青少年意志活动尚较薄弱,不坚定,缺乏意志的调控能力,难以长时间付出艰辛的努力完成一件事情。内心不确定性较强,耐挫折性较差,容易受打击,丧失自信心。他们往往只注重近期目标,很难将自己的行为同远大目标联系起来,因此行为常具有盲目性和冲动性的特点。

6.社会性的发展

品德发展和人际交往发展是青少年社会化的两项任务。青少年的道德发展存在着稳定性、自觉性和自制力差的特点,因此容易受外界不良环境的影响。青少年容易与周围同学基于共同的需要、兴趣和态度等自发形成同伴关系。他们很重视他们的朋友,甚至经常感觉朋友比父母更知心、亲密。但这种同伴关系常不稳定,经常因为一些小事情而影响朋友关系。

(三)青少年期心理发展中的常见问题和对策

1.巨大的学习压力

青少年大都处于求学阶段,并且以初中和高中为主,在这个阶段经常会遇到来自学习方面的压力,这些压力的来源包括如下。

(1)现代社会知识更新越来越快,要求学生掌握的知识也越来越丰富,各种课程层出不穷,他们每天需要接受并掌握大量的新知识和新信息,面临着各种各样的考试和培训班。

(2)目前中国社会对文凭和毕业学校的要求越来越高,最直接地反映在父母和学校对青少年学习成绩的要求越来越高,把学习成绩当成衡量孩子优秀与否的唯一工具,因此青少年可能要经常面对因学习成绩不够理想,而被父母和学校施加压力的情况。

(3)青少年正处于特别需要周围环境肯定和重视的时期,他们非常关注自己,急切地期望自己超过同伴,但往往因能力有限实现不了这种愿望,因此容易受到打击,感到失落,产生自卑感。为了能让自己在学习上更加出色,学习的竞争日益激烈,很容易出现过分攀比,因为比不上其他同学而倍感压力的情况,由此可能出现由压力过大导致的一系列心理和行为异常的表现,如厌学、逃学、沉迷于网络、结伙打群架等。

学习压力的处理对策如下。①家长和学校需要给青少年提供一个较为宽松的学习环境,不强迫孩子整天学习和参加各种学习培训班,不以"题海"战术提高孩子成绩,而是通过各种方法提高孩子的学习兴趣,使其在学习中能找到乐趣,而不以此为任务和负担。例如经常肯定和鼓励孩子在学习中的每一次细小的进步、以实际的言语和行为表示相信他能做得更好,并通过适当的鼓励,如带孩子暑假旅游、购买奖品等方式作为一种正性刺激强化其努力提高成绩的行为,而不是总将成绩更好的学生与其对比,打击孩子的自信心和自尊心。②青少年正处在自我意识增加,富于幻想,求知欲强烈的时期,如家长和老师能以平等的朋友姿态与青少年交流,使其敞开心扉,进而了解青少年的兴趣所在,以及影响其学习成绩的因素,就能有的放矢,通过各种方式刺激其求知欲,将其注意力引导到学业上。有时让青少年寒暑假出去短暂打工,一方面能提高其解决实际问题的能力,另一方面能体会到工作和生活的艰辛,让青少年能更加珍惜学习的机会。如果家长和学校一味地训斥和苛责青少年,则可能导致强烈的逆反心理,反而适得其反,使其更不愿意学习。③不以学习成绩作为评价孩子优秀与否的唯一工具,鼓励孩子多尝试新的学习领域,挖掘其各种才能,使孩子能在除学习之外的其他领域中找到价值感和自尊。父母和老师要帮助孩子正确认识自己,了解自己的长处和不足,取长补短,并帮助孩子树立适当的奋斗目标,一步一步地去完成。增强其解决问题的信心,避免不必要的心理挫折和失败感。

2.紧张的人际关系

青少年由于大多处于学习阶段,还未进入社会。故面临的人际关系比较单一,在学校主要是同学关系和师生关系。青少年对周围世界的观察越来越敏锐,内心世界的想法和情感越来越丰富,因此特别希望找到同伴来分享自己的内心想法,但同时他们都自尊心比较强,往往争强好胜,愿意表现自己,希望得到老师和同伴的承认和赞赏,一旦得不到满足,就会容易以暴怒或自欺欺人的方式来满足自尊心,这样容易导致周围人难以与其和平共处,不愿跟他过多交流。因此他们的朋友关系常不稳定,经常有变化,因为一些小事情而影响朋友关系。有些青少年在初、高中时期虽然有强烈的人际交往的欲望,但却寻不到一个真心的朋友,无法摆脱心灵的孤寂。尤其到了高中阶段,高中生消极情绪出现的频率及强度均高于积极的情绪,处于典型的烦恼困扰期,会因为缺乏朋友变得更加封闭内向,不愿与人交流,出现消极情绪,甚至自暴自弃。这对于青少年的成长和学业都会造成明显的负性影响,青少年与同伴交往模式特点和其可能造成的问题如下。

(1)青少年常常希望朋友对自己绝对忠诚和服从,希望对方成为自己的"影子",随时相伴左右。有些青少年在和同伴交往中,强硬地提些自己的要求,而不顾对方的想法和感受,不考虑现实情况。同伴若没按照他的要求做,就会生气,烦恼,感到受到伤害,甚至与对方断绝来往。

(2)有些青少年认为搞好同伴关系就应该谨小慎微,认为不知道哪句话得罪了同学,因此和同学相处时最好多听少讲或者多讲对方的好话,不管自己心里是不是这样认为。殊不知这样对于同学之间真正沟通和建立友谊并无帮助。因为只有对同伴真诚、大度,并且能适时向对方表达自己的真心话,才能使双方打破心灵的隔阂,敞开心扉,消除不必要的误会。很多青少年交不到长久的朋友正是因为一些小误会、小摩擦得不到解释,而一时冲动断绝了交往。

(3)青少年主观推断和心理定式的倾向较强,容易犯先入为主,或以偏概全的毛病。常见的有首因效应,即根据与陌生人首次相遇形成的第一印象与他人进行交往,如认为对方言谈举止普通,就断定此人没有才能,没有吸引力;成见效应,即将同伴的最初印象不加分析地用来判断和推测其他品质,如同伴某一件事情没有做好,就认为对方什么都做不好;近因效应,指在人际交往中,对同伴最近情况的了解占优势,常掩盖了对他一贯的了解,如两个关系很好的同学,一个同学对另一个同学关怀备至,却因为一件小事没做好,引起了另一个同学的强烈不满,并与其断绝朋友关系,而完全不顾该同学之前对他的诸多照顾。

(4)青少年正处于烦恼困扰期,容易"少年不识愁滋味,为赋新词强说愁",有些青少年总觉得自己的世界没人能懂,不相信同伴间能真正沟通,也不愿意主动与周围人交流,甚至拒绝同学好意的关心和交往。正是这种封闭的心态让他错失了很多与同学交流,融入集体环境的机会。

青少年人际交往问题的处理对策如下。①青少年在与同伴交往中要遵循一个"黄金法则",即可以希望同伴做什么但不强行要求,如果同伴没有做到,提出希望的一方可以向对方表达失望,同时从对方角度出发理解其不能做到的原因。允许对方有和自己不一样的想法和感受,并不因此而认为对方"背叛"了自己,给对方留一个自己的空间,并真诚地与对方交流,学会从不同角度看待问题。这种对同伴真诚、大度、体贴的行为必能使其成为受同伴欢迎的人。②不轻易地受第一印象和先入为主的偏见影响,不轻易给交往的对方定性,不随意在了解对方较少信息的情况下,急于作出总体的判断。学会动态地、全面地、多角度地看待一个人。在与同伴交流的过程中尽量全面地表现自己,不进行过分掩饰,既让大家了解自己的优点,又让大家了解自己的缺点,给大家流下真诚、自然、宽容的印象。③引导青少年保持一种开放、接纳、真诚、友好的交友态度,相信同伴间能真正沟通,能互相理解。不拒绝同学的好意,主动参加到集体活动的交流中,增进与同学间的交往频率。如寒暑假参加夏令营、兴趣小组等活动,可以帮助自己找到有共同话题、兴趣爱好的朋友和社交圈子。

3.亲子问题

进入青春期后,青少年自我意识明显增强,逐渐意识到自己已长大成人,青少年与父母之间的关系发生了许多微妙的变化。一方面他们开始变得不再轻易地相信父母的观点,他们渴望父母把他们当"成人"看待,不喜欢老师,家长过多的管束,想离开父母,渴求单飞,同时由于和同伴交往,在情感上产生新的依恋对象,他们对父母的情感不如小学时候亲密了,随着其生活范围的扩大和经验的丰富,他们心中有了新的偶像。往日父母在他们心目中的高大印象显得黯然失色,过去未曾发现的父母身上存在的某些缺点会大大地削弱其榜样作用,对父母充满了失望。另一方面他们阅历还浅,涉世不深,在许多方面还不成熟,外面陌生的世界让他们感到既新鲜、有趣又慌张、恐惧,因此生活上、学习上都对父母还有较大的依赖性。基于上述复杂、矛盾的心态,青少年与父母相处时常表现出不听话,不接受成人的意见,好与同龄人集群,但外面遇到挫折时又特别渴望父母保护和关爱的行为特点。

亲子问题处理对策如下。

(1)家长和学校不要以严厉、强制的形式管教青少年,而是要设身处地从青少年的角度去思考。即便对初中生或高中生,由于他们的独立意识,表面上似乎不愿与父母多讲,但碰到重要事情还是愿意与父母一起商量,当子女有烦恼时,家长应抱着理解之心,伸出援助之手,用平等交流的姿态与其沟通,耐心倾听其心声,尊重和允许青少年有不一样的想法,并帮助他们分析自己的想法,在肯定其想法有一定先进性和独特性的基础上,同时指出其想法的局限性和片面性,帮助其学会综合、全面、辩证地看待问题。

(2)当父母和青少年子女的意见出现分歧,并且双方都固执己见,不能被对方所说服时,父母和子女应采用"求同存异,和平共处"的态度,即不要强硬干涉和改变对方提出的意见和想法,暂时保留各自的意见,待时机成熟和双方情绪稳定后,再心平气和地讨论,互相理解对方的动机,达到双方都满意的结果。

(3)父母要学会理解和接受青少年逐渐长大,越来越独立的事实,一方面鼓励孩子多与同龄人交流,并且分享青少年的成长经验和秘密,与孩子达成"成长同盟"。另一方面充分理解青少年对于父母完美形象破灭后产生的失望情感,包容青少年这个特殊时期的一些矛盾、冲动行为,帮助青少年学会分析和感受内心复杂、矛盾的情感,坦诚地展示自己不完美的一面,使青少年逐渐意识和接受成人世界存在的缺陷性和真实性,为其在心理上踏入社会做铺垫。父母对青少年在外面世界受伤后切不可采取嘲讽、不理睬等行为,这样只会造成青少年更无法适应未来的社会。

4.性的困惑

青春期生理、心理迅速发育,性器官和功能发育同时,开始出现朦胧的性欲望及与此相联系的一系列内心体验,但心理发育与生理发育常具有不同步的心理特征,因此产生一系列与性有关的困惑。常见的性困惑包括早熟和晚熟的烦恼,性功能发育的烦恼。

青少年的发育尤其是性发育存在着早熟和晚熟现象,是指他们发育高峰出现的时间以及发育的实际速度存在个体差异,一般来说女生的发育比男生早1～2年。但如果女生的发育过早,比同性同伴提前,她们将面临同伴尚未经历的身体变化,自己新发现的性发育的经验无法与同伴交流,容易感到孤独感、焦虑和不安全感。而早熟的男生与正常发育的同龄女生在心理体验上相似,会与女生更自然平等地交往,更容易受到老师的青睐和同伴的敬重,成为受欢迎的人。但是晚熟的男生在与同龄女生交往中处于不利地位,他们被当成孩子的时间较长,身体发育较同龄人晚,男性第二性征发育尚不明显,因此比较容易产生自卑感和男性身份认同障碍。对于早熟的女生,让她们认识到成熟是人生的必经之路,现在只不过是提早出现一段时间而已。应指导她们主动向母亲和其他同性年长者请教有关经验,尽快适应青春期的变化。对于晚熟的男生,要充分肯定其男性的身份,对于其表现男性特点的行为予以强化。使其知道自己性器官和身体的其他方面早晚会成熟的,只要耐心等待,一定会变成响当当的男子汉。

性功能发育给青少年带来的烦恼很多,影响较大的是遗精和手淫的问题。对于首次遗精,多数青少年男生感到害羞和恐慌,有的青少年男性受到不正确宣传媒介的影响,认为遗精会伤元气,损害身体健康。其实遗精是青少年身体发育走向成熟的标志,每月遗精的次数,没有公认的标准,一两次或三四次均属正常范围。同时青少年开始出现手淫行为,这种行为在男生中更是一种普遍现象。手淫是青少年期男生的一种自慰行为,是排除由于性冲动而引起的性紧张和性骚动的一种安全的发泄途径。《美国精神病学手册》中指出:手淫是标准性行为的一种。当今国际上广泛接受的新观念是,手淫既不是不正常的,也不是对自身有害的行为。但由于受传统文化的影响,青少年大都对性有羞耻感,很多青少年手淫过后又后悔,甚至产生犯罪感。

对上述性困惑问题的处理方式主要如下。

(1)父母和学校加强青少年性心理卫生教育,使青少年能够认识到自己身体和心理的变化是正常现象,是青少年必须经历的阶段,增加其对自身变化的认同感。

(2)父母和学校对青少年性困惑的问题抱着开放、接纳的科学态度,与青少年坦诚地沟通,避免增加其谈论此事的羞耻感。

(3)给予其一些具体的指导措施减少手淫次数,如自觉避免不良刺激,拒绝黄色淫秽书刊和影视剧影响、不穿过紧的内裤、不开挑逗性的玩笑,多从事有益于身心健康的文体活动,积极参加感兴趣的集体活动,将注意力和关注点进行转移,这样可有效淡化手淫的动机。

5.关于"早恋"

早恋不是问题,而是一种正常的心理现象。为什么说早恋不是问题,而是一种正常的心理现象,是因为,它是心理发展过程中必然要出现的,就像人有生老病死一样。早恋,说白了,就是太早发生的恋爱。我们不能说一个人要谈恋爱是出问题了,所以大家之所以认为"早恋"是问题,问题出在"早"上,而这个"早",是相对的。相对于孩子的学业来说,恋爱的出现早了点。但是从心理学的角度来看,对异性感兴趣,对亲密关系的需要出现在青春期正是时候。这就必然产生一个矛盾。

因为青春期的孩子正好处在初中这个阶段,也是老师和家长常说的黄金时期,正是学知识的时候。恋爱必然会花去孩子一部分精力,难免会对孩子的学习有些影响,也肯定会引起家长和老师的紧张和担心。

家长和老师出于对孩子负责的态度,肯定不会坐视不管,但是只要他们一出手,一场战争就爆发了。家长和老师作为一个阵营,两个早恋中的孩子作为另一个阵营,在战争开始以后,他们各自分居在一根弹簧的两端。如果两者都坚持己见,只能使战局处于僵持状态。也就是说这根弹簧始终不可能放松下来。

而且,在这场战争中,有一个特殊的心理现象,称为罗密欧与朱丽叶效应,简单说就是家长和老师的反对,反而会使两个孩子更加亲密。从家长的角度来看,就是事与愿违了。

那么,出现"早恋"现象时,应该如何处理呢?

(1)从父母的角度来说:作为家长和老师,尤其是作为家长,首先要改变对于早恋这一现象的认识。要认识到对异性感兴趣,对亲密关系的需要是孩子在青春期必然要出现的一个现象。至于会不会早恋,那要看孩子在这个时候会不会碰上他喜欢的人。如果碰上了,那么出现早恋是再自然不过的事情。作为家长,应该感到高兴,而不应该出现灾难性的反应。如果你的孩子在青春期对异性一点都不感兴趣,这时候你反而应该感到担心,因为在精神科临床,一些有精神障碍的患者,详细询问时,往往在青春期,没有朋友,对异性不感兴趣。而这样的孩子,往往其他方面也会表现得比较差。当然这里举的是一个极端的例子,也未必这个时期对异性不太感兴趣的孩子,就一定会得精神障碍。孩子的心理发育有早有晚,有的孩子在刚进入青春期就开始萌生这样的念头,有的孩子在青春晚期才会开始对异性感兴趣。凡事都有一般也有个别,不能一概而论。

其次,要把握好管孩子的方式方法。尽量做到宏观调控,而不要管得无微不至。也就是说在大方向上要告诉孩子一些道理,而不是整天像特务一样偷看孩子的聊天记录、偷看孩子的短信、偷听孩子打电话,孩子出去了回来一定要委婉地审问一番。当然这是家长对孩子表达关心的一种方式,但是从另一方面来讲,也是家长缓解自己内心焦虑的一种做法。这种焦虑的来源有很多。比如,担心自己不管孩子就没有尽到做家长的责任,担心自己如果不管,孩子就会走弯路。事实上,不见得家长不管孩子就一定会走弯路。古语云:树大自然直。俗语说:人往高处走。人本主义心理学认为人生来就具有自我实现的能力,给予他一个积极的成长环境,他就可以不断地取得进步。但是,需要注意的是,这个积极的环境并不是要让家长多管,多做,而是一个理解的,接纳的,尊重的环境。而这里所说的进步,也不是说一帆风顺,很可能在某一个时期会有小的波折,但是,总的来说,在不停地往前进。从某种意义上来说,允许孩子走小的弯路,是对孩子将来遇到大挫折的最好的预防。那些从小到大学业上一直很顺利,也从来没有出现过早恋这种问题的孩子,到了大学毕业,家长认为该谈恋爱了的时候,因为没有与女孩子交往的能力而求助于心理咨询的不在少数。

所以,凡事有利必有弊。记住一句话,人生之不如意,十之八九。不管你管得多也好,少也好,孩子该经历的事情,还是需要他自己去经历,去体会。如果在他成功的时候,你能够倾听他,分享他的喜悦;在他遭遇了挫折,需要帮助的时候,你能够成为他信任的那个人,给予他支持。如果在任何情况下,你对他的态度都是不离不弃,你对他的爱都始终如一,你就是一个相对成功的父母。我说的是"相对成功",因为天下只有爱孩子的父母,而没有完美的父母。

(2)从孩子的角度来说:要认识到青春期是长身体、长知识的时候,也是心理发展的一个关键时期。在这个时期,你们要面临很多的事情,包括学习任务、人际交往、情绪调控、自卑感的克服与自尊心的建立、自我身份的认同。而恋爱,也就是说确立自己的性取向、学会建立并处理亲密关系则是这个时期需要特别处理的一件事情,也是最容易引起烦恼的一件事情。

发现自己喜欢上了一个人,本身就是一件会使自己心理产生压力的事件。她/他会喜欢我吗?我能向他/她表白吗?万一被拒绝了怎么办?万一他/她告诉老师了怎么办?万一父母知道我早恋了怎么办?如果我们谈恋爱了,会影响学习吗?……

在你发现自己喜欢上了一个人的时候,上述想法或者顾虑也就出现在了心头。记住,这是个信号,一个告诉你,你已经进入如何处理亲密关系这个阶段的信号。喜欢上一个人是一件很美好的事情,虽然它出现的不是时候。因为它给你的生活带来了很大的麻烦,老师会找你谈话,父母会一改往常的态度,对你进行说服教育,采取种种措施说服你跟他/她断绝关系,你会从一个好学生变成坏学生,或者从一个坏学生变成更坏的学生,好像你犯下了滔天大罪,整个世界对你的看法都完全改变了。

那么,作为进入"早恋"的你,应该怎么办呢?

首先,要认识到,这不是一件不应该出现的事情,而是一件需要花心思去处理的事情。在这件事情出现以后,你要学习去权衡学习和恋爱两方面的关系,在保证学习的基础上,去恋爱。这样,对你自己和对对方都负起了责任。老师和家长也就没什么可说的。堵住家长和老师的嘴的最好办法就是拿成绩说话。因为他们最担心的就是怕早恋会影响到你的学业,这是问题的关键。也就是说,他们不是不让你谈恋爱,而是担心你处理不好恋爱和学习的关系,影响了学习而不让你谈恋爱。某种意义上说,在家长眼里,不管孩子多大了,都永远都是个孩子。

他们需要时间来渐渐改变对你的认识。要让他们认识到你长大了,开始有自己的主见了,而且也渐渐地具有独立处理问题的能力了,最好的办法不是与他们争论,而是通过事实告诉他们,你可以独自闯荡了,而且还能闯荡得有模有样。

其次,要认识到,你已经开始有了自己的主见,大多数情况下可以去独立面对一些问题了。但是有时候,由于经历有限,必然会有一些问题,让你在独立处理的过程中感到吃力。就像让一个2个月的婴儿去跑步一样,是不太可能实现的。这是不得不面对的一个现实。人类虽然是万物之灵,但是总有一些不能够解决的问题,比如,不可能让一个人一出生就说话,这是不可改变的一个事实,事物的规律使然。这时候,要积极地去寻求帮助。一般来说,父母都是愿意提供给孩子帮助的。但是,由于这个话题比较敏感,大多数家长都会持有成见,所以如果感到问题解决不了了,或者你心里有些困惑,可以试着去向同龄人求助,获得同伴的支持,看看其他人在遇到同样问题的时候是怎么解决的;也可以求助于心理咨询人员,获得一些专业的帮助;当然,也要试着去向父母求助,或许会遇到一些困难,但是,记住,绝大多数家长都希望自己的孩子好,即使有些挫折,那也同样会带给你成长的机会,即学会去处理不同的意见。

最后,父母除了担心早恋会影响学业以外,更担心的是孩子会因为恋爱的问题处理不好,会在感情上和身体上受到伤害。其中,多数家长最担心的是孩子们会出现婚前性行为,尤其是女孩子的家长。青春期的你们对什么都充满了好奇,尤其是在中国,性仿佛是不能明言的,因而显得更加神秘,更加会激起青春期孩子们的求知欲望。这一点还是不要去尝试的。因为你们毕竟还没有到能够建立家庭的年龄,如果真正的爱对方,更要为对方考虑,也要对自己负责任。妊娠对于成年已婚的人,是一件喜事,对于青春期的孩子来说,就是一个负担了。毕竟,流产对于女孩子来说,身心都会受到伤害。而对于男孩子来说,也会在心理上产生恐惧感、内疚感,还会引发一系列后续的问题,包括来自女方家长、学校方面的压力。如果能够保留自己内心的这种好奇心,等到你有能力去建立家庭的时候,这是给你自己,和你未来的他/她的一个很美好的礼物。

要记住,恋爱是一件美好的事情,如果在你没有准备好的时候,它提前来了,那么不要去躲,也不要惊慌失措,这是你一生中必定要去面临的事情,或早或晚,早来了,你就有了更早地学会处理它的机会,在心理发展的道路上,先行一步。记住要把握原则,及时求助,尽量争取平稳地度过。

6.意志薄弱、耐挫折能力差

青少年意志活动尚较薄弱,在处理具体事情时,青少年经常表现出决心大,信誓旦旦,而行动上却无法落实,说和做相脱离的情况。在学习中,往往今天他们对自己很严格,而明天又不重视这些要求了,很难将自己的行为同远大目标联系起来。另外青少年耐挫折性较差,容易因失利而受到打击,丧失自信心,甚至悲观绝望。我们经常从身边或者媒体上看到各种各样的事例,即青少年由于各种原因,如学习成绩不如意,恋爱受挫,人际关系紧张,受老师和家长批评等,采取离家出走,自暴自弃,甚至自伤、自杀等严重行为。目前全球青少年自杀率在不断上升,自杀年龄越来越小,我国青少年自杀问题也日益受到社会各界的重视。青少年自杀已逐渐成为自杀的高峰年龄段。据报道我国南方某地区最小的自杀者年仅10岁,割腕自杀的原因是因为"家长给孩子的学习压力太大,考试要90分以上,周末要参加各种培训班"等。提示我们在关注孩子学习成绩的同时,一定要同时关注孩子的心理发展。

提高青少年耐挫折能力的对策如下。

(1)在与孩子建立良好的亲子关系的前提下,父母帮助青少年提出奋斗目标,明确行动的方向,帮助其认识到意志行为结果的意义。他们对自身行为意义的认识越深刻,就越能增强克服困难的信心,任务也就完成得越好。奋斗目标应从短期到长期,从容易到困难逐步进行,使得青少年在奋斗过程中不断加强自信心,这样,他们就不会轻易被困难吓倒。

(2)为青少年提供培养意志的机会。通过体育活动,社会实践活动等培养他们的意志力。如参加夏令营、暑假期短暂打工、军事训练体验等,在学校里,心理剧常被用作心理训练的形式。具体的做法是设置一个情景,如妈妈得了癌症或爸爸犯罪了,让学生扮演其中的角色,表演自己面临这种状况时的做法,其他同学也会七嘴八舌提出意见,大家再一起讨论哪些方法可行、效果最好。经过这种训练,以后当孩子遇到同类情况时,就不会束手无策。

(3)家长首先要充分理解青少年虽然长大了,但是他们毕竟尚未成人,若以成人的想法去看待他们、要求他们,必定会违背青少年的心理特征及其规律。当青少年碰到挫折或犯了错误之后,父母要设身处地从青少年的角度去思考,切忌单方面地认为子女犯了错误,因此用粗暴的方法训斥甚至打骂子女,这样容易伤害亲子关系并且使孩子感到无助和沮丧,以后再出现类似情况时不会再与父母沟通,进一步陷入孤立无援的境地。相反如果长辈能给予其理解和宽容,帮助其分析不足之处,并鼓励其坚持解决问题,反而能激发起孩子克服困难的决心,在应对挫折的过程中不断提高抗挫折的能力,并因为没有太大压力而发挥更好的水平。另外,在青少年无助时为其提供可寻求帮助的方式也是非常重要的,比如,在许多国家,社区和学校会给青少年发放一些自杀预防手册,上面有各种矛盾的解决方法、如何缓解压力等内容,还附有一些援助电话及援助机构的名单,这样,在青少年遇到挫折需要帮助的时候,会比较容易获得帮助,避免不幸的发生。

7.道德感不强

青少年处在社会化的重要过渡时期,道德感的发展也成为社会化的一项重要任务。它包括道德认识、情感、动机、意志行为等各方面的发展。初中是青少年的道德发展关键期,也是动荡期,一般认为初中二年级是品德分化最激烈的时期,初中三年级以后即逐步稳定和成熟起来。初中生的道德认识特点表现为在思维评判性和创造性增加的同时,表面性和片面性仍然占有显著的地位,他们虽然对行为的是非、善恶标准和行为的具体规范已经有了基本的了解,但是由于其行为具有情绪化的特点,在较强烈的反抗心理的驱使下容易是非不清,作出不良行为。高中生所掌握的道德行为准则知识日趋增多,其道德知识结构也日益复杂。同时,他们对道德知识的掌握水平也有了新的特点,从形式上看,更加概括、抽象;从内容上看,更加深刻。青少年的道德情感不断发展,初中生的道德情感特点表现为温和、细腻性和强烈、狂暴性共存,情绪调控能力较差,有时会出现狂风骤雨式的情绪反应,在强烈的情绪反应下容易出现冲动、甚至违纪的行为。到了高中,其道德情感的形式主要包括直觉的道德感、想象性的道德感、伦理性的道德感三种形式。这三种形式的道德感都不同程度地存在于高中生不同的道德认识及行为之中,且每种形式本身又有程度与水平等级的问题。从总体上看,由于高中生的道德情感多建立在道德观念、意图、信念的基础上,也由于高中生道德情绪经验的积累对情绪经验的概括所起的重大作用,高中生的各种道德情感形式中,伦理性的道德感体验占据优势,由道德形象所引起的情绪体验也不断受到自我意识的控制,直觉的情绪体验日渐减少。

青少年的道德动机和行为虽然开始出现了主导性道德动机,且道德动机趋向稳定。但总的来说,仍存在多变的特征,容易受到外界不良环境的影响,导致道德感水平下降。同时在目前的家庭教育中,一方面许多家庭把智育作为压倒一切的教育活动,而忽视思想品德的培养,另外一方面大部分青少年都属于独生子女,在家里大多处于核心地位,在现在的许多青少年身上或多或少存在自私、冷漠、孤僻、缺乏责任感的现象,道德情感发育严重不足。

特别需要关注的网络对青少年的学习方式、交流手段和生活习惯等产生的巨大影响,由于青少年的道德正在发展过程中并且易受外界影响的特点,对于网络上各式各样的不良信息和潜在的不良影响他们并没有很强的抵抗力。由于网络法规建设的滞后和网络世界的无序状态,目前很多青少年沉迷于虚拟的网络游戏,缺乏与周围现实中的人交流,他们也很容易浏览到网上的一些反动的、暴力的、迷信的、色情的内容。由于他们自我约束的能力以及判别是非的能力都没有达到一定的水平,对任何事情都充满着好奇,其网络行为往往会得不到有效的正确引导,甚至学习和模仿网络上的不良内容,真实的情感和正确的认知被过度的不良刺激隔离开来,这些青少年容易变得自私、冷漠,无视现实中的法律法规,更甚者会导致青少年产生人格的分裂,形成网上、网下两种完全不同的人格,这无疑会对他们正在形成的个人价值观和道德观产生不良影响。我们很遗憾地发现网络上展现的多起令人发指的虐待动物行为,其部分始作俑者竟是一些青少年,就是一个佐证。他们在视频里的残暴和冷漠让人不寒而栗,也令人深思:对于青少年的道德培养,我们是否应该做些什么?

提高思想品德的对策如下。

(1)青少年的成长离不开良好的周围环境,如父母本身具有强烈的社会道德感,言传身教,这种长辈的榜样作用对青少年潜移默化的影响非常重要。学校里也需要经常开展道德培养活动,提供一个培养思想品德的环境,鼓励学生积极参与到道德文明建设中,在学校形成一种追求高尚品德的风气。

(2)结合青少年容易受影响的特点,我们可以趋利避害,加强引导,把青少年的德育教育工作与现代网络结合起来,利用网络的平等性、开放性和互动性的特点,寓教育于网络,通过网络来开展生动活泼的青少年思想政治工作,将具有传统思想政治工作不可替代的优势。要向家长和学生推荐优秀的、有吸引力的青少年网站,使得青少年不自觉地被其内容吸引,并形成归属感,而渐渐降低其浏览其他可能会对其有不良影响的网站的频率。与此同时,应加强技术研究与管理,以技术控制色情、犯罪、毒品、邪教、反政府等不良信息的传播,还校园一个洁净的网络空间。

(3)家庭教育中应把"爱"字放在第一重要的地位,通过家长的言传身教,教育孩子学会爱自己、爱别人。一个缺乏爱的人,不但冷漠他人,而且轻视自己,这是极为危险的倾向。很多青少年的冷漠和自私的表现是由于他们本身缺乏爱和温暖的环境,从未体验到过爱和温暖,因此也不会用爱和温暖的方式来对待别人,他们首先学到的就是家长对待他们的方式,并且在与人交往的过程中很自然地采取这些方式来与人进行互动。因此给予青少年足够的温暖和关爱,是培养其良好道德的捷径。这里说的温暖不等于没有批评和教育,关爱不等于溺爱,有些家长凡事都庇护青少年,甚至出现在家里长幼不分的情况,试想,这样的孩子怎么会形成尊师敬长的良好品德呢?

(4)学校和家长不应仅将学习成绩好坏作为评价学生优秀与否的唯一指标,更不要随便给学生扣上好学生和坏学生的帽子。举个例子,一个高中学生放学后在校外和另外一个人打起架来,学校老师发现后,对该学生提出严厉批评,并且不容其辩解。而且把其家长叫来,让其写保证书,保证以后不再打架。实际上,和这个同学打架的那个人是一个经常勒索学生钱财的人,这位同学之所以和他打了起来,是因为早就对其行为看不惯,恰好那天这个人又要向其索要钱物。本着为民除害的想法这个同学和那个人打了起来,可是万万没有想到会从此被扣上了坏学生的帽子。事隔三年,当这个孩子逐渐被同学疏远、成绩也开始下降之后打算退学时,才在心理治疗师的鼓励下说出了这件事情的原委。对于一个孩子,这三年是何等重要,而这三年的损失应该由谁来负责? 实际上,如果当时有一个人能够让孩子把话说完,并且给予孩子正确的指导和帮助,而不是武断地、固执地认为只要打架就不是好学生、越辩解越说明其认错的态度不端正,那么就不会耽误这个孩子三年宝贵的时间。

就目前来说,我们所说的青少年都是 1992 年以后出生的孩子,也就是常说的"90后",这些青少年绝大部分都是独生子女,由于各种因素的影响,有一部分青少年表现出任性、自私、脆弱、独立精神差、承受挫折的能力差等缺点。但由于媒体的各种报道使得整个"90后"被贴上了各种各样,甚至带有侮辱性的标签,如"非主流""脑残的一代"等,这对他们其实是不公平的,也会使得社会对他们形成固定的负性印象。其实青少年的心理发展既遵循着一定的固有变化规律,也在不同的时代和社会环境变迁背景下呈现出不一样的特点,并不能把所有"90后"都一棍子打死称为不争气的一代,只是青少年的心理行为特点和当前社会环境的互相影响造就了有鲜明特点的"90后"。我们不能把所有的责任都归咎于心理尚未成熟的青少年,而同时应看一看这个时代是在如何影响着青少年。

三、青年期心理卫生

青年期是个体从儿童走向成人的过渡时期,一般来说指的是 18～35 岁,基本上是从个体生理成熟到社会成熟的这段时期。人生的很多重要经历都是在这一时期完成的,包括个体的家庭发展:恋爱、结婚、生子,以及个体的职业发展:择业以及事业发展。这些发展任务的顺利完成是每个个体都要面对的,也是最容易引起心理波动的事件。掌握青年期的生理心理特点,有助于保持青年期的心理卫生。

(一)青年期的生理心理特点

在青年期,人体各组织器官的生长发育趋于成熟:骨化完成,骨骼发育逐渐停止。大脑和神经系统显著发展,并逐渐成熟。中枢神经系统的兴奋和抑制过程趋于平衡。情绪较青春期也渐趋稳定和深刻。生殖系统功能成熟,第二性征的发育彻底完成,男女体态区分明显。各项生理功能逐渐成熟,各项生理指标如血压、肺活量趋于稳定。身体素质包括在机体活动中的力量、耐力、速度、灵敏性和柔韧性等都在青年期进入高峰。脑力劳动和体力劳动的效率都相应提高。胃肠道消化、吸收的功能强、免疫力增强,内分泌和代谢功能旺盛。18～30 岁,个体的体力和精力也处于人生的鼎盛期。

青年期的个体认知语言能力成熟,抽象的逻辑思维能力和注意的稳定性日益发达,观察的概括性和稳定性提高。情绪情感丰富强烈但是仍不稳定,有时带有明显的两极性。青年的情感进入最丰富的时期,情感的内容带有明显的倾向性,情感的体验也更加深刻。青年人的意志行为特点是自觉性和主动性增强,行为的果断性有所增强,动机斗争过程逐渐内隐快捷。由于神经系统功能尤其是内抑制的发达,动机的深刻性和目的性的提高,自制力和坚持精神都有所增强。到了青年期,人格虽然还会受到内外环境的影响,但是已经基本趋于稳定。表现为自我意识趋于成熟,个体能够对自己和他人进行恰当的评价,能够做到自我批评和自我教育,能够尊重自己同时尊重他人。世界观、人生观、道德观已经初步成形。

这一时期,是个体从学校走向社会的早期阶段,也是成年的早期阶段。由于要面临恋爱、婚姻、生子、择业、就业等多个任务,也就意味着个体要承担多个社会角色。社会角色是社会心理学领域里的一个名词,是指与人们的某种社会地位、身份相一致的一整套权利、义务的规范与行为模式,它是人们对具有特定身份的人的行为期望,它构成社会群体或组织的基础。具体说来,它包括以下4个方面的含义:角色是社会地位的外在表现;角色是人们的一整套权利、义务的规范和行为模式;角色是人们对于处在特定地位上的人们行为的期待;角色是社会群体或社会组织的基础。

个体如果能够扮演好这些社会角色,就能够完成良好的社会功能,能够保持良好的自尊,情绪上也会保持稳定。否则,情绪上就会出现各种各样的变化,因此会对心理健康不利。

在整个青年期,个体需要完成的角色转换包括以下几点。

1.从青少年到成年的转变

个体从一个懵懂少年变得开始需要对自己的行为负责任,同时还需要承担社会责任,变成了一个真正的社会人。

2.从学生到上班族的转变

研究显示,青年个体多少已经能够根据自己的志向、理想、兴趣、爱好和特长,选择自己的学习方向、工作职业、生活方式和成才道路,力求在某些方面不断完善自己、发掘自己、实现自我价值。这个时期,大多数人最终都完成了学校教育,从一个象牙塔里的学生,开始步入成人社会,并开始寻找自己的职业定位。一份良好的工作不仅可以作为一个人的经济来源,更可以实现一个人的职业理想,使个体从中获得个人成就感。择业和就业源自个体自我实现的需要,反映了个体要求自我设计、自我完善以充分发挥自我潜能,实现自我价值的强烈愿望,反映了个体志向与理想的完善和稳定的程度。渴望自己有所创造、有所建树,并向社会显示自己存在的需要,是很多青年学生的三种主要需要。从学生到上班族的转变,除了要选择一个适合自己的职业之外,还包括适应工作环境,学会处理与同事的关系、与领导的关系、工作与休息之间的关系。

3.从单身一族到别人的男朋友(女朋友)的角色转变

根据马斯洛的需要层次理论,每个人都有情感和归属的需要,这个需要指的是对友情、爱情和性亲密的需要。在青年阶段,每个个体都有获得亲密的人际关系的需要,大多数个体在这个阶段开始寻找男女朋友,寻求亲密感避免孤独感。根据埃里克森的心理社会发展理论,这也恰恰是该时期的主要发展任务。

4.从未婚到已婚的角色转变

随着亲密关系的建立,个体很自然地会走到谈婚论嫁的阶段。小家庭的建立要求个体开始学会承担丈夫或妻子的角色,开始学会履行自己在新建立的小家庭中的义务,并承担起自己在这个小家庭中应尽的责任。

5.从为人子女到为人姑爷(儿媳)的角色转变

已婚的青年个体,同时还要承担做姑爷或做儿媳妇的角色。自古至今,大家都知道婆媳关系非常不好处理。说的就是这个阶段所要面临的问题之一。能否扮演好这些角色是小家庭能否幸福的重要因素。作为姑爷其实同时要承担着三个角色,即父母的儿子、妻子的丈夫、丈人和岳母的姑爷。这时候,一个人要同时和五个人搞好关系,照顾到五个人的感受,想来对于初入社会的青年个体实属不易。对于儿媳这个角色也是一样。

6.从为人子女到初为人父(母)的角色转变

除了上述角色以外,大多数个体在此期还要面对的是初为人父(母)的角色转变。子女的出生,对于每个家庭都是一件大事,小生命的诞生意味着更多的责任,年轻父母的身上又多了一份责任。如我们第二节所讲到的,为人父母实属一件不易之事。俗话说,养儿才知父母恩。这个角色转变需要很多心理和生理的调整。

(二)青年期常见心理问题及处理

1.性心理

青年期的开始阶段依然存在着生殖系统的发育已经完全成熟,但是性心理的发展相对延缓的矛盾,存在着性的生物性需求与性的社会性需求之间的矛盾,因此是发生性相关心理卫生问题的高峰期。主要表现如下。

(1)对性的好奇、敏感与无知:随着生理发育的成熟、激素的分泌,青年人对性的好奇和需要是一种常见的生理现象。人是社会性的,但是首先是生物性的。对性的需要是生物的本能。我们的文化中存在着对性的一些偏见。很多青年在出现性方面的相关想法时会产生罪恶感、羞耻感,认为自己出现这些想法是可耻的,不道德的。还有些个体被生理冲动所控制,出现性行为的随便与不负责任。有研究表明,对性问题持有矛盾心理的占55%,感到敏感的占53%,感到神秘的占36%。

根据临床观察,有很多在这个时期有性方面困惑的个体都存在性知识的缺乏或歪曲。举个例子,有一个患者来心理咨询门诊就诊,告诉心理咨询师他为一个问题自责苦恼了10年,他觉得自己是个非常下流的人,心理很阴暗、很肮脏。把自己描述成了一个十恶不赦的恶魔、一个流氓。咨询师花了接近一个小时的时间才问出导致他苦恼了10年的问题是手淫的问题。在青年男性中,由于性冲动的出现,手淫和遗精是很常见的生理现象。当咨询师以一种很平静的语气告诉他,这是一个很正常的现象,很多人都有的时候,患者表示惊讶,之后就是一种怀疑。几经确定之后,患者的脸上露出了很放松的微笑,那是一种被别人接纳,同时也被自己接纳之后的一种快意,仿佛一个罪人被宣布无罪释放了。而随后,他手淫的行为也逐渐减少。由于对性知识的无知,这个年轻人苦恼了十年,来的时候他已经上了大学,可是在高中阶段,由于这种苦恼情绪的困扰,他无心学习,在这种痛苦的挣扎中,本来成绩优异的他第一次高考落榜。第二次勉强上了现在的大学。

(2)与异性交往的问题:对异性的好感与爱慕是个体心理发展过程中出现的正常心理现象。但是由于对性相关知识的缺乏,很多年轻人处在想与异性交往,但是又担心别人会认为其下流、无耻的矛盾中。心理咨询门诊经常会见到一些患有社交恐惧症的患者,他们存在的问题主要是对与异性交往的恐怖。有的患者仅仅因为有异性坐在旁边,就会出现紧张、心慌,脑子里胡思乱想,无法做任何事情。有一位患者,在没有异性出现的时候,工作很正常。但是只要有异性出现在他工作的办公室里,他就会紧张、总想看对方,但是又不敢看,而且即使在没看对方的情况下,仍会觉得对方认为他在看她，因此觉得面红耳赤，脸红以后就更加担心，觉得对方肯定看到了自己脸红，一定认为自己很下流，因此心慌、手心出汗、什么都做不下去。

根据精神分析的理论，患者压抑了自己与异性交往的正常需要，之后它以社交恐怖这种神经症的方式把这种需要表达了出来。研究表明，有性压抑的青年占 55%。而这些问题的出现，与患者对性知识的了解程度、从小接受的性方面的教育以及其生活的圈子中的其他成员对性的态度有关系。

（3）由于性压抑而带来的其他异常行为：包括露阴癖、窥阴癖、摩擦癖、恋物癖等常见的性心理障碍。

2.适应问题

由于青年期需要面对的诸多角色任务，此期个体常见的心理问题还包括适应问题。适应问题包括对工作的适应、对家庭生活的适应。

对工作的适应包括对工作本身的适应以及对工作场所中人际关系的适应。包括与同事的关系以及与领导的关系。

一般来说，个体总是倾向于选择自己感兴趣的，并且能够实现自己的理想和抱负的工作作为自己的职业。然而由于受到各种因素的影响，不是所有人都能够找到自己理想中的工作。一般来说，如果个体所选择的工作能够实现个体所希望的角色，个体就可以全身心地投入职业生活中去，并且能够获得成就感和价值感，因此也会适应良好。如果个体选择的工作与自己所学的知识和技能相符合，也就是说个体所学能够让其适应这份工作，那么个体的适应也会比较好。反之，个体就会出现各种各样的适应障碍，包括上班迟到，工作时开小差，效率低，工作时消极怠工，没有职业认同，甚至感受到工作倦怠、情感枯竭。由于不能胜任或者对工作的不喜欢会导致个体出现多种负性情绪，包括抑郁、焦虑、没有成就感、没有价值感，感觉到压力。这些负性情绪在工作的过程中会迁怒于同事，迁怒于领导，进而引起更多的人际关系问题。

进入了工作单位，人与人之间的关系就不再像学生时代那么单纯。人与人之间的关系更多的是一种利益和合作的关系。不想学生时代有那么强的情感的联结。所以很多年轻人在工作初期会感到非常不适应，会觉得周围的人好像都很势利。而且也开始看到以前在学校里看不到的一些不公平竞争。或者看到有一些能力不如自己的人却很受领导欢迎，一些很狡猾的人却很受领导的器重。开始发现自己有很多事情看不惯，心理总是七上八下的不平衡。这时候，需要花费很多心神去调整。

对家庭生活的适应包括适应婚后的家庭生活，以及为人父母之后的角色适应。

很多文学作品都在描述婚后的生活，有人把婚姻比作爱情的坟墓，把婚姻比作围城。描述了婚前婚后个体对婚姻的期望和体验。与爱情不同，婚姻是非常现实的。爱情是海誓山盟、花前月下。而婚姻则是柴米油盐酱醋茶，是相当现实的。如果把爱情比作是一杯美味的饮料，那么婚姻则是一本白开水。虽然没有味道，但是却是生活必需的。然而还没有放弃梦想的年轻人可能很难适应这种美梦的破碎。有些人抱怨被欺骗了，于是我们经常能够看到这样的句型：结婚前他……，结果呢，现在根本就不是那么一回事。本来以为……，现在好后悔。这些句型均在表达一种情绪，对婚姻的失望。婚姻是另外一种形式的事业，也是需要经营的。经营的原则包括：要对家庭和对方有责任心，坦诚相待；处理好性生活，这是成年人生活中的一个重要部分，性生活的和谐是保证婚姻美满的一个重要条件；妥善处理小家庭内部，大家庭成员之间的关系；夫妻共同努力，保障家庭的经济基础；重视家庭中日常琐事的处理，研究显示，导致夫妻离婚的原因，多数情况下不是因为原则问题，而是鸡毛蒜皮的小事。

小生命的诞生，会给小家庭带来很多欢乐，同时也会带来一系列的适应问题。年轻夫妇在宝宝出生后，在经济开支、工作、住房条件、家务负担、夫妻交流以及感情方面都会受到不同程度的影响。小生命诞生以后，家庭的经济开支和家务量会明显增大。有62%的父亲在孩子出生之后会感到被冷落，从某种意义上来说，宝宝是个"第三者"，会对夫妻之间的亲密关系造成直接的且强有力的冲击。年轻父母需要在心理上作出调整，来适应这一新的变化。当然，不同的是，这个"第三者"会给夫妻带来天伦之乐。有研究显示，即便是对婚姻不满的夫妻，也有63%的人认为孩子是婚姻中仅有的满足。

（三）如何保持青年期的心理卫生

（1）树立一个意识：青年期要面临生命中的很多重要课题和诸多发展任务，因此需要不断进行心理调整。

（2）了解这些发展任务，并且早做准备，有利于保持心理卫生。此时期需要做的准备如下。

了解男女性之间的性吸引和交往需要是正常的，增加与异性的交往，并在交往过程中建立亲密关系甚至恋爱和婚姻关系，是这个阶段重要的发展任务。

步入社会以后，个体不再是社会需要呵护和关照的对象，而是变成了一个社会人，需要完成一个社会人需要完成的任务，需要遵守社会规范、法律法规，需要对社会作出自己的贡献。

了解自己的兴趣和特长，选择一份适合自己的工作。在工作中，不仅要努力做好本职的工作，还要搞好与同事、领导之间的关系，营造一个和谐的工作氛围。

做好结婚的物质和心理准备，包括承担婚后的各种角色的准备，以及为人父母的角色准备。

在这段时期，出现适应方面的问题是很常见的现象，因此需要经常面临心理调适。我国的年轻人很多都有完美主义情结，可能会在面临适应问题的时候出现强烈的自卑感，需要记住，没有谁可以不经过任何心理的调整就能平稳度过此期。

（3）这个时期的年轻人面临着要求独立但同时又不得不依赖父母的矛盾。随着青年人认识能力的提高，逻辑思维能力的加强，他们的活动范围和生活领域也不断扩大，同社会联系更加密切，同辈人的相互影响大于父母。父母对子女一般都非常关切，事事关心，处处过问，以致使子女们觉得妨碍了他们的独立，干预了他们的自由。他们不愿再被父母当作孩子来看待，坚持自己的理想和判断是非的标准，甚至对在求学、就业、交友、生活各方面的干涉表示反感，轻者不理睬，重则反抗，拒绝家长管教。

在道德观念、社会规范方面，不少青年不像儿童时期那样以父母师长为传统表率，他们不愿受社会传统限制，而是在同辈人中探求共同的标准。所以父母在求学、就业、恋爱、婚姻方面要尊重子女的意愿和情感；不适当的干预会导致家庭不和甚至形成代沟。每个人的性格特点都会染上时代的色彩，两代人的思想存在差别是正常现象，父母和子女之间要尊重这种差异性，要增加沟通和交流，父母要多给孩子一些个人的空间，尽量让他们独立地去做事。青年们也应重视老一辈的经历、经验，从中汲取有用的成分。俗话说，不听老人言，吃亏在眼前。经验是一笔无价的财富。

（4）面对这些适应问题，需要保持一个平常的心态，但是经过调整依然不能解决问题时，一定要积极地寻求帮助，能够提供帮助的人员包括，好朋友、长辈、心理卫生工作者。

（5）有些精神障碍，比如精神分裂症和情感障碍也多在此期发病，这些障碍或疾病现在已经可以有效地治疗，所以一旦发现，一定不要讳疾忌医，一定要尽早寻求治疗，争取尽快控制病情，并尽量恢复患病个体的社会功能。

四、中年期心理卫生

关于中年期的年龄划分一般为 35～55 岁。有的发展心理学家把中年期提前到 30 岁,延迟到 60 岁、65 岁。也有的发展心理学家认为 45 岁以上才是中年期。关于中年期的界定,不同的国家和民族有所不同,主要取决于这个民族的平均寿命。但是一般来说,中年期是延续青年期,并步入老年期的一个阶段。这个阶段比较漫长。有人认为,中年是人一生中精力最旺盛的时期,也有人认为进入中年也就进入了衰退期,实际上,这两者并不矛盾,所谓物极必反,正因为进入了鼎盛时期,才进入了衰退期。新的年龄段划分标准为 45～59 岁为中年期。

(一)中年期的生理心理特点

1.生理特点

中年期的各项生理功能和青年期相比都有不同程度的改变。中年早期,人的生理功能和心理状态都处于成熟阶段,也就是所谓的鼎盛时期。然而到了中年后期,即 50～59 岁,人体的各个系统、器官和组织的生理功能都开始走向衰退。

随着神经系统功能的衰退,中年人开始出现感觉功能的下降,首先出现的是视力和听力的衰退,即眼花和耳背。与此同时,脑重开始减轻。

心血管系统的变化是从 30 岁起,每 10 年心排血量下降 6%～8%,同期血压却上升 5%～6%。血管壁的弹性因动脉逐渐硬化而降低。血管运动功能和血压调节能力减弱,血液胆固醇水平呈现增高趋势,动脉管腔变窄,因此引起导致供血不足甚至缺血,尤以敏感脏器心脑为明显,造成诸如冠心病、心肌梗死、脑卒中等老年期常见病。中年期高血压的患病机会是青年人的 8 倍。

呼吸系统的变化是肺组织弹性逐渐减小,肺泡间质纤维增生,毛细血管壁增厚,肺的气体交换功能下降,抗病能力下降,慢性支气管炎、慢性阻塞性肺疾病等慢性呼吸道疾病的发病随着年龄的增长而增高。

内分泌系统的变化是各种内分泌器官的分泌量减少,其中胰岛素分泌量的减少使一些个体出现糖尿病倾向,或罹患糖尿病。性腺功能下降则引起一系列的性功能变化。对于男性来说,阴茎勃起需要更长时间,性高潮也变得不那么强烈,而且阴茎勃起后消退的速度更快。对于女性来说,也会出现性欲减退。45 岁左右,女性会出现绝经,生殖器官会随之萎缩和衰退。有 75%～85%的女性要经历"更年期综合征",出现一系列的生理和心理变化,包括面部潮红、出汗、头晕、头痛、肢体麻木、小腹痛、心慌、气短等自主神经系统紊乱的表现,以及失眠、焦虑易怒、敏感多疑等心理方面的变化。男性也会经历这一特殊时期,部分男性个体会出现更年期综合征的表现,但是症状多不如女性明显。

其他器官系统的功能减退包括骨密度降低、肌肉开始萎缩;免疫监视系统对癌变细胞监视功能减弱,导致恶性肿瘤在此期多发。

研究显示,高血压病的发病在 40 岁以后迅速增加,有近 80%的患者在 40 岁以后发病。60 岁时的肺功能相对于 20 岁时下降了四分之一。

2.心理特点

相对于生理功能的衰退,中年期个体的心理功能却还在继续发展。

俗话说"四十不惑、五十知天命、六十耳顺",人的智力在中年期发展到最佳状态。中年时期,知识的积累和思维能力都达到了较高的水平,善于联想、善于分析并作出理智的判断,有独立的见解和独立解决问题的能力。随着智力的发展,中年人的创造力得到充分提高,因此中年期是最容易出成果和取得事业成功的阶段。一般认为 25～45 岁是人生的黄金时代,有人统计从公元 600 年到 1960 年出现的 1 243 位科学家的 1 911 项重大发明创造的最佳年龄是 35～45 岁。

中年人的情绪趋于稳定,较青年人更善于控制自己的情绪,较少冲动性,有能力延迟对刺激的反应,较少喜形于色。人到中年,经历了自我意识的建立、改造和再完善的反复锤炼,伴随着生活经验的不断丰富,中年人的自我意识明确,能够对自己有良好的自我评价和接纳。意志坚定,对于既定目标能够勇往直前,遇到挫折善于运用各种方法去解决问题。能够成熟的待人处事,能够适应环境并根据环境需要调整自己的行为。

3.中年期需要完成的发展任务

(1)做好本职工作:中年期生活内容的一个主要部分是自己的工作。职业活动是主导活动。良好的事业发展与自我的价值感、自身的效能感、自我的认同和社会性发展密切相关。中年人每天有一半的时间要与自己的工作打交道。处于领导层的中年人,甚至一多半的时间都要花在工作上。工作环境及其从事的活动会影响个体的智力、处理问题的能力、社交圈和价值取向。

(2)建立并经营各种人际关系:研究表明,在应激状态中能够及时地获得有效的社会支持的个体,比较容易渡过危机。而各种人际关系构成了社会支持的主要部分。我们可以把各种人际关系分为三个部分:一部分是与婚姻关系相关的人际关系;一部分是与工作关系相关的人际关系;还有一部分是朋友关系。

第一种关系对于中年人来讲尤为重要。因为除了工作以外,中年人的大部分时间要花在家庭中。这个家庭是一个大的家庭概念,包括由一对夫妻和孩子组成的核心家庭以及与这个核心家庭有血缘关系的其他家庭成员。而在这些关系中,又以夫妻之间的关系尤为重要。良好的夫妻关系有利于个体良好地应对生活中出现的各种生活事件,有效地缓冲由于生活事件带来的各种压力。建立良好的夫妻关系需要夫妻双方共同的努力。爱是需要能力的,这些能力包括:夫妻双方都有维持这段婚姻关系的强烈的责任感;都极为重视发展有效的人际关系并建立和维持一种开放的沟通体系;都具有无条件地给予和接受对方爱的能力,接纳对方全部感受的能力;都能够接受并肯定彼此的独特性;彼此平等。具有这些能力的夫妻,能够不断地体验着越来越强烈的成就感和满足感,在互动中建立越来越亲密的夫妻关系。

与婚姻相关的关系中还包括与子女的关系。中年阶段比较长,伴随着子女从儿童期、青少年期甚至到成年期的转变,随着孩子的成长,亲子关系也发生着相应的变化。孩子小时候,与父母的关系是命令与服从的关系。随着孩子独立性的提高,渐渐进入逆反期,这段时间亲子关系之间会发生很多冲突和矛盾,这段时间需要进行心理调适,渐渐适应孩子已经长大的事实。之后,孩子成家开始独立生活,需要面临空巢感以及与孩子的小家庭成员之间的复杂关系中。

第二部分是工作关系。中年人处在事业的发展期,多数人在这个时候已经小有所成。但是也有点高不成、低不就。这个时候一定要注意处理好与领导和下属的关系。一方面要小心处理好与领导的关系,否则会被认为"翅膀硬了",不服从领导。另一方面要注意多关心下属,否则会被认为"倚老卖老""控制欲强"等。由于中年人生活的主导内容是工作,大多数时间都是在工作单位度过的,所以良好的工作关系对于中年人的心理健康也相当重要。

第三部分是朋友关系。由于忙于工作和家庭,再加上一些人自身社会地位的变化,或者工作场所的变更,过去的朋友会逐渐疏远。中年人应该注意和老朋友保持联系。良好的朋友圈子可以化解那些来自婚姻和工作中的压力。

这三部分人际关系犹如一个生态系统,是互相制约、互相依存的关系。三者的共存可以使各方面的压力都得到良好的宣泄。

(二)中年期常见心理问题及处理

1.体力日益下降而负担日益加重的矛盾

如上文所述,中年人的生理功能从成熟逐渐走向衰退,身体健康问题开始凸显。与此同时,由于生活阅历和知识的丰富,技能的成熟,人格的稳定,使得中年人成为社会和家庭的中流砥柱,并承担着家庭和社会的较大责任,成为推动社会进步和发展的中坚力量。因此中年人肩负着巨大的社会责任,面临着极大的工作压力。因此中年人经常会体验到心有余而力不足。

与此同时,中年人在家庭中处在一个上有老,下有小的位置,老人已经老了需要照顾,小的还没有成熟也需要操心。因此需要承担多个角色的任务,经常要面临角色超载、角色冲突的问题。比如,一个大学教师,同时需要完成讲课、照顾生病的母亲、年幼的孩子、科学研究以及科普宣传等多项工作,因此处于角色超载的紧张状态;某警察由于工作原因经常不能去参加孩子的家长会,不能够辅导孩子的功课,不能够经常和妻子沟通并帮助妻子处理家庭事务,因此出现了"警察"这一本职工作的角色以及"父亲"和"丈夫"这两个家庭角色之间的冲突。

由于上述原因,中年人经常会感到心理上的疲劳感,表现为记忆力和注意力下降,对很多活动缺乏原有的热情,做事拖延、敷衍,主动性明显下降,工作效率降低,食欲减退,睡眠质量不高,有许多躯体不适感,包括头痛、头晕、腰酸背痛等。这些症状如果不能得到及时地缓解,容易诱发各种躯体和心理疾病。在日本,自杀人数的 40% 都是中年人。"过劳死"这一现象也多发生于中年期。有研究显示,年工作量如果超过 3 000 小时,因劳动强度太大而出现过劳死和自杀的概率就会上升 3～5 倍。

面对上述情况,中年人需要及时的自我调适,方法包括:①把握好生活和工作的界限,不要让工作侵占自己的生活时间。准点下班,而且不要把工作带回家中。要树立一个信念,工作是为了更好的生活,不能为了工作而工作。②把握好自己和他人的界限。中年人经常会被各种角色淹没掉,在各种角色的扮演中丧失了自我。以至于没有时间考虑自己个人的生活和需要,甚至没有时间调节自己紧张的情绪状态。为了保持个体的心理健康,每天需要留出一些时间给自己,做一些自己喜欢的活动,来放松自己的心情,进行自我减压。③发展一些兴趣爱好,丰富自己的业余生活。有些人会工作成了习惯,除了工作之外没有自己的生活。这种情况下,应该适当发展一些兴趣爱好。④学会倾诉。适当的倾诉可以及时地宣泄不良情绪。倾诉的对象应该是自己比较信得过,而且是与自己的关系比较亲密的人。这些人可以扮演比较好的倾听者,而且必要时还可以提供一些直接的支持。倾诉的对象,还可以是同龄人和朋友。同龄人和朋友与自己有许多共同的经历,比较容易理解对方。

2.更年期

更年期标志着壮年向老年的过渡,一般从四十五岁或五十岁左右开始。对于不同个体来说,更年期来得早晚,持续时间长短各不相同。

前文已经讲到更年期的个体会出现一些生理和心理的变化。由于一些中年女性在这个时期会出现紧张、焦虑、敏感、多疑、絮叨多话、无故发火等心理变化加上一些自主神经系统功能紊乱的症状,家人常会发现与之相处比较困难。

面对更年期,当事人需要了解更年期的常见表现,做到自己对自己的状态心里有数,然后,在出现更年期的症状时才会在心理上有所准备。另外,还需要认识到更年期是每个人必经的过程,虽然对于某些个体需要一些药物方面的干预,但是并不属于疾病的范畴。所以,在出现更年期症状时不要害怕,它是人生的一个必经阶段,调整自己的心态坦然面对,有利于顺利度过。

除此之外,更年期的个体还需要增加与家人和朋友的沟通,让他们了解自己的状态,同时也要积极地调适自己的情绪和行为。不能把更年期当成一个借口,任由自己的性子走,要求别人迁就自己。这样反而不利于顺利度过更年期。

更年期的个体需要多增加一些休闲活动以及与同龄人的交流。多参加一些户外的集体活动,可以分散对自身感受的注意力。在与大自然的交流中,可以愉悦身心。在活动中通过与其他同龄人的交流,也可以获得社会支持,比如看到别人跟自己有过同样的经历,会大大减轻认为自己患病的灾难感。而且通过了解别人是怎样度过这一时期的,也可以获得经验上的支持和帮助,减轻迷茫和无助感,进而减轻因更年期带来的焦虑和紧张情绪。

3.婚姻关系的演变

社会学家将婚后的夫妻关系分为以下几个时期:热烈期、矛盾期、移情期、深沉期。热烈期指的是新婚之后的那段时期,表现为夫妻之间强烈的爱慕和依恋。随着夫妻之间生活时间的延长,彼此的缺点日益显露,夫妻之间开始出现各种各样的小摩擦,这些小摩擦如果处理不好会酿成大矛盾,甚至婚姻危机。对于大多数夫妻,这两个阶段都不在中年期。移情期指的是孩子出生以后,夫妻双方都会把注意力转向孩子。夫妻之间的生活变得不再浪漫。深沉期指的是孩子长大以后,夫妻之间的注意力又开始转向了彼此身上,夫妻之间的依恋和亲近再一次显现出来。中年期要经历的多是移情期和深沉期。而在这两个阶段,往往是婚姻出现危机最多的时期。有些人会面临第三者插足的情况,面临是否要把婚姻进行下去的选择,面临离婚,还有些人会面临丧偶。夫妻关系的改变尤其是危机的出现会给中年个体带来巨大的心理压力。有些人会因此罹患抑郁症、焦虑症等心理障碍,或者原有的躯体疾病的加重。

(三)如何保持中年期的心理卫生

(1)正确面对中年期的生理和心理变化,明确此期为多事之秋,需要面临各种压力和挑战。

(2)中年人由于体力日益下降,更需要建立规律的作息,保证良好的身体状态,来应对各种各样的压力。

(3)如上文所述,中年期要面对各种各样的压力,而且这些压力都是中年人不得不自己面对的,因此经常的和及时的减压尤为重要。减压的方法包括定期休假、积极地寻求社会支持、学会拒绝,不做自己力不能及的事情等。否则很容易出现工作倦怠的情况,罹患各种心身疾病和心理障碍。

(4)必要时一定要向心理卫生工作的专业人员寻求帮助。

五、老年期心理卫生

更年期之后就是老年期了,一般来说,老年期从 60 岁开始,据报道,我国 60 岁以上的老年人已经超过 1.2 亿,是世界老年人口最多的一个国家。我国的一些大城市已经进入老龄化社会,关注老年人的心理健康已经成为一个不可回避的课题。

(一)老年期的生理心理特点

1.老年期的生理特点

老年期的生理功能开始走向衰退。很多老人开始慨叹:"老喽,不服不行了。""现在总觉得睡觉不解乏了,吃饭不如以前多了。"

进入老年期,首先开始面露老态,面部皱纹增多,出现棕褐色老年斑;毛发开始稀疏、两鬓斑白。步态上,表现为步履蹒跚、腿脚开始不太灵活。体形方面,由于椎间盘的萎缩、脊柱和下肢弯曲等,老年人的身高开始降低、甚至出现躯干弯曲、驼背。

除了外观上的老态之外,身体各系统、器官、组织和细胞会发生程度不一的器质性改变或功能衰退。细胞的数量开始减少,基础代谢量降低,储备能力降低,从病理学的角度来看,发生了各种病理学的改变。组织器官的重量开始减轻,并出现萎缩。70岁老人的肺和肾的细胞数量相当于20岁年轻人的60%。老年人的脾和淋巴结的重量相当于中年人的一半。

其中心、肾、肺等重要器官的储备能力明显下降。老年人的心肌纤维开始萎缩,心瓣膜变厚并硬化,弹性降低,因此老年人的心脏收缩力量减弱,心跳频率减慢,每搏输出量减少,因此供血功能明显下降。相应地,各器官均会出现供血相对不足的情况。呼吸系统功能的下降主要表现在肺泡的弹性降低、肺活量下降。消化系统的变化包括味觉减退、唾液分泌减少、胃液分泌减少、胃酸偏低等,因此消化能力明显减弱,容易出现消化不良。运动系统的改变是肌纤维变细、弹性降低、收缩能力相应减弱,因此老年人不能耐受长时间的运动。

随着生理功能的减退,会逐渐出现内环境稳定性的失调,这时,原本健康的老年人会出现适应能力减弱、免疫力下降,因此很容易出现水土不服、并容易罹患某些传染性疾病、代谢紊乱性疾病、恶性肿瘤等。而已经患有慢性病的老年人会出现原有疾病的病情恶化,或者在本来身体状况不好的情况下更容易患上新的疾病。

随着机体的衰老,体力逐渐减退,老年人往往动作迟缓、反应迟钝,行动多有不便,自理能力降低。这段时期,很容易出现意外事故,如老年人容易摔跤、跌伤等。

2.老年期的心理特点

因大脑中枢和周围神经系统发生变化,脑细胞减少、脑组织萎缩、容积缩小,脑血流量比青壮年期减少五分之一,脑功能下降、可以发生一系列心理上的改变。

认知方面的改变:①记忆能力下降,表现为近记忆保持效果差、近事易遗忘,但远期记忆保持效果好,对往事的回忆准确而生动;机械记忆能力下降,速记、强记困难,但有意记忆是主导,在理解性、逻辑性记忆方面并不逊色;②智力改变,表现为流体智力下降,晶体智力相对容易保持,甚至会有所发展。

老年人的情绪也会发生改变,进入老年期,个体对外界事物,对他人的情感日见淡漠,缺乏兴趣,不易被环境激发热情;相对于中年期比较沉稳、深刻的情绪特点来说,老年人的情感变得不太稳定,易激怒,难自制,负性情绪占优势,经常产生抑制,疑病,孤独感,空虚感和对死亡的恐惧心理。

进入老年期,个体的性格会发生一些改变,表现为爱回忆往事,常惋惜无法挽回过去的美好情景,对过去的成就唠叨不休。少数有成就者变得傲慢自尊,难以倾听逆耳良言。老年人往往变得以自我为中心,固执己见,办事刻板;越老的老年人,越像老小孩,家人往往会发现有时候需要像对待小孩一样来对待他;进入老年后两性出现同化趋势,男性爱唠叨变得女性化,女性变得更爱唠叨。

(二)老年期常见的心理问题与对策

1.孤独感

老年人从工作岗位上退下来后,生活的主要内容从紧张的工作状态转为自由松散的休闲状态,与之相伴的是与工作有关的人际关系的疏远,同时伴随着子女离家、亲友来往减少、门庭冷落、信息不灵等变化,老年人很容易出现失落感、孤独感、无用感。

为了克服孤独感带来的伤害,老年人首先要认识到孤独带来的危害,认识到孤独与封闭常会加快老化的过程,因此要在退休之后调整自己的生活方式,有意识地结交一些新的朋友,恢复以前的兴趣和爱好,尽量让自己的生活变得丰富多彩;退休后应尽可能根据自己的情况做些与原专业有关的事情或工作,尽量保持与社会的联系,这样做可以让自己比较缓和地从工作中退下来,给自己缓冲的时间,减轻突然离开工作之后的失落感;养只宠物,各种各样的宠物可以使老年人获得心理安慰。活灵活现的宠物,可以有效地为老年人驱走孤独感。同时,精心地照顾小动物可以占用老年人大部分的时间和精力,丰富其生活的内容,还可以驱走空巢阶段的寂寞。从某种意义上来说,宠物是成年儿女的替代。变成老年人情感倾注的对象,使其重新拥有了牵挂和寄托。

2.恐惧心理

进入老年期,也就意味着已经接近人生的终点了。老年期最大的恐惧是对死亡的恐惧。对死亡的恐惧可以变成老年人沉重的心理负担。有些人会因此而紧张、焦虑、失眠,甚至出现抑郁的情绪。面对死亡,每个人都会产生恐惧的心理。那么如何面对恐惧心理呢?首先要认识到死亡是每个人都需要面对的生理过程。生老病死乃人之常事。与其对其充满恐惧,不如好好地享受活着的生活。其次,要认识到死亡的恐惧是每个人都会有的。事实上,死亡是不是真的很痛苦,我们每个人都不知道,因为没有一个死者可以告诉我们他们的感受。对死亡的恐惧其实是生者的,从某种意义上来说,这种恐惧不全是针对死亡本身的,更多的原因是死亡之后,所有关于人生的美好记忆都会随之消失,享受人生的所有可能性也会随之消失。那是一种想继续体验人生而不能够再继续的无力感和无能感。有些患有不明疾病的人曾经做过这样的表达:“哪怕是告诉我得了癌症都比我现在不知道自己得了什么病好,那样的话,至少我知道自己还能活几天。”所以,对死亡的恐惧,更多的是对未知的恐惧,对于美好的东西即将丧失的痛苦。为了回避这种痛苦,我们尽量避免谈及死亡,一定要谈到时,我们会选择一些好听的词语来表达,比如“去世”“与世长辞”“升天”“入土”或“老了”。从心理学的角度来看,这些说法其实是对死亡的一种否认。许多宗教组织的哀悼仪式都强调同天国或灵魂王国里的死者继续保持接触,以减轻人们失去亲人的痛苦。美洲人对待死亡的方式是在更大程度上否认丧失亲人是无可挽回的,这种否认有助于减轻死亡所引起的恐惧。实际上,随着年龄的增长,各种疾病的增加,人们对死亡的恐惧少于通常的设想。对濒死患者的一项研究表明,在超过 60 岁的人当中有不到 1/3 的人感到非常恐惧,而 50 岁以下的人当中有 2/3 感到恐惧。对于那些长期患病或者由于病痛而很痛苦地活着的人来说,死亡实际上是一种解脱。所以,从某种意义上来说,安乐死对于那些痛苦地活着,而这种痛苦又无法解决的人来说是很人道的。

曾经有人描述过将死的感觉,著名医师威廉·洪特在病危时说:“如果我还有足够的力气拿起笔来,我会写下死亡是多么轻松舒适。”

所以,从某种意义上来说,或许,对死亡的恐惧是更多的是生者,而不是死者。对于生者而言,面对亲人的痛苦而无能为力,面对即将与亲人的诀别而无能为力的感觉是相当可怕的,这种痛苦使人产生了极大的恐惧感。

为了克服死亡恐惧,建议老年人树立一个人生态度,活在当下。认真过好每一天,不管明天怎么样。实际上,过好了今天,明天也一样会好。即使明天就要面对生命的终结,也将不会遗憾。因为,死亡是一个无法抗拒的过程,但是过好每一天是我们可以控制的。

3.不服老

老年期各项生理功能的衰退会给老年人的生活带来各种不便。这一点对于很多老年人来说是很不能接受的。这种不接受表现在坚持做以前年轻的时候做的事情、按照以前的生活规律来生活、遇到困难拒绝接受子女的帮助。然而随着衰老和身心功能减退,老年躯体疾病的发病率很高。高血压占老年人的一半左右,其他尚有冠心病、脑动脉硬化、糖尿病、老年慢性支气管炎、前列腺疾病、骨关节退行性病变和癌症等。老年人由于行动不便,以及认知方面的衰退,生病就医过程中需要人照顾,然而有些老年人会因为不愿意接受这样的现实,另一方面不想给子女添负担而隐瞒自己生病的事实,或者在儿女知道以后依然拒绝接受帮助。然而,有些老年人会因为独自处理一些事情带来一些差错,由此带来的麻烦远远大于让儿女提前帮忙给他们带来的负担。

所以,老年人进入老年阶段之后,一定要面对这个现实,并采取相应的对策。应该鼓励老年人做其力所能及的事情,力所不能及的事情一定要及时寻求帮助。

(三)如何保持老年期的心理卫生

1.注意老年期的养生保健

老年人需要建立和保持有益于自己的生活方式,起居要符合自身的规律。要合理膳食,注意营养。饮食中要以高蛋白质、高维生素、高纤维素,低糖类、低胆固醇、低盐为原则。

注意适当运动。由于心脏收缩能力降低,且运动系统的肌纤维变细、弹性降低、收缩能力相应减弱,因此老年人不宜从事剧烈的运动。有些老年人为了强身健体,每天要求自己做各种各样的锻炼,从养生的角度来看是不可行的。老年人的锻炼要适度,要以散步、慢跑、太极拳等比较缓和的运动为主,而且要量力而行。

养生保健还包括积极地治疗现有的疾病,并预防一些老年期常见病。有些老年人因为各种各样的原因生病之后不想去医院,结果小病变成了大病,不仅治疗起来比较困难,还会给自己和家人的心理上造成重大的负担。

2.要有意识地学习

俗话说,活到老学到老。学习一方面可以延缓脑的衰老,另一方面,通过学习获得知识可以丰富老年生活,减轻老而无用的感觉。老年人应该学习一些与老年人自身有关的知识,如老年生理学、老年心理学、老年保健学和老年行为学,通过了解这些知识,老年人可以更好地了解自己所处的年龄段会面临的一些生理心理问题,学会更科学地生活。根据自己的情况,在退休之后可以适当地寻找一些自己能够胜任的工作,并且学习一些与自己承担的社会职责有关的内容,这样做可以使老年人在退休之后依然能够体验到自己的价值。老年人还可以学习一些关于心理学和教育学方面的知识,这样有利于老年人与晚辈之间的沟通。

3.注意与家人的沟通

营造和睦的家庭氛围。进入老年期后,对进入青壮年的子女,应适时改变自己在中年期对待他们的态度以及与他们沟通的方式,注意接受成年子女的合理建议。对自己进入老年期要有一个清醒的认识,了解自己进入老年期之后会发生的生理和心理变化,并对自己的情绪进行适当地调节,以保持愉快的情绪,维持良好的家庭成员之间的关系,乐享晚年。老年人的生活以家庭生活为主,因此良好的家庭环境对于保持老年人的心理健康起着相当重要的作用。

4.注意与朋友的沟通和交流

前文提到过老年人会经常体验到年老带来的孤独感、无能感,以及各种不良情绪。与朋友的沟通和交流,可以及时地宣泄这些不良情绪,同时在沟通和交流的过程中获得理解和支持。

5.丧偶的老年人要尽量避免寡居

人是社会化的动物。寡居尤其对于丧偶的老年人不利。因为老年人行动不便,日常起居都需要别人照顾,而且由于老年人对于情感的需要得不到满足,他们更容易体验到孤独感。所以,对于丧偶的老年人来讲,要尽量避免寡居。随着人类平均寿命的延长,老年人在老年期遇到这种问题的人越来越多,已经成为一个社会问题,需要全社会共同的关注。儿女们能做的是尽量将父、母接来与自己同住,或者鼓励老年人在丧偶之后重组家庭。

6.确立生存与死亡的意义

有意识地迎接死亡的来临,只有对死亡有思想准备、不回避,必要时对死亡作出决断,才能从容不迫;只有对死赋予生的意义,才能不恐惧,更能珍惜时间、尽量完成尚未完成的心愿,安然平静地度过生命的终点,在有生之年做到老有所为、退而不休。

7.年轻的孩子们要尽量抽出时间来与父母进行沟通和交流

老年人经历丰富,有很多的感悟和体会,很希望告诉自己的孩子。而年轻人可能会觉得老人比较唠叨,而不愿意认真地听他们说话。孝顺父母是我们中华民族的传统美德,许多年轻人觉得孝顺父母就是要给老人买好多好吃的,好穿的,当然,这也是表达孝心的一种方式。然而,老年人在老了以后,对物质生活的欲求可能远不及精神需要,有时候他们真正需要的可能只是一双耳朵。

(耿 静)

第六节 群体心理卫生护理

群体心理卫生的主要任务在于侧重研究对个体身心健康、人格完善经常发生重要影响的各类群体,着重探讨个体与这些群体在相互作用的过程中可能遇到的心理卫生课题。对每一个体的心理状况发生直接影响的群体,多属于结构比较严谨而且相对稳定的有形群体,包括家庭、学校、工作单位、社区等。

一、家庭心理卫生

家庭是社会群体的基本单位,承担着各种社会职能。最基本的职能是组织生活、繁衍生息,满足两性间生理和心理的需要。夫妻情感是否和谐、亲子关系是否融洽、家族成员关系是否协调,影响着每位成员的心身健康。

(一)夫妻关系

在现代社会的小型家庭中,夫妻关系的重要性正在逐步增加。从人格心理和精神分析的角度来看,夫妻关系对家庭成员的情绪满足程度有着重要的影响。根据国外最新统计资料,一个神经质或有精神障碍的人,其心理问题可以追溯到早年生活史,即早年生活中家庭成员之间存在不协调的关系。这种不协调往往不是指表面争吵,而是指内在的精神、情绪、性方面的不协调。心理学家认为,夫妻关系的稳定是夫妇精神健康、成功养育孩子的保障,是儿童成长与发展的基础。

心理学家路易斯·汤姆经长期研究,取证2 500对夫妻,通过因子分析抽取出以下5个条件作为幸福家庭婚姻的保证。

(1)双方感到"我"得到了最佳的配偶,而非凑合着过日子,这样夫妻间的摩擦、矛盾较少。

(2)夫妻双方发生意见对立时,会共同努力去修补,而不是仅仅一方做努力,即弥补关系是双向而非单向的行为,在这种情况下,大多数夫妻之间的意见对立能够消除。

(3)对婚姻生活(精神、性、情感、经济)的不满足基本上没有或相当少。

(4)在心理投射测定中,双方在潜意识的深处对选择配偶没有后悔感,如果再选一次的话,仍会选择对方。

(5)对自己婚姻各方面的满意度在平均值以上,无论在何种艰难情况下,都确信"我"的婚姻是幸福的或至少曾经是幸福的。

(二)亲子关系

亲子关系是指父母和子女之间发生的相互关系。亲子关系是家庭心理卫生的重要方面。个人在家庭生活中所获得的经验及所受的教育对个体人格的发展最具影响力。研究表明,影响子女心理卫生的家庭因素有:

1.家庭不和睦

家庭中有父母死亡、离异、分居,父母不和,家庭成员中有违法乱纪行为或心身缺陷,以及子女长期与父母分离等,这些往往会使孩子失去亲情的温暖,或承受过多的负担、痛苦和情感伤害,易导致孩子的人格失调及人际关系的不良,从而阻碍孩子的身心发展。不良的家庭背景因素往往是造成儿童、青少年心理障碍、行为不良的高危险因素。

2.教育方式

父母是孩子的第一任教师,父母不当的教育方式往往会带来不良影响,比如对孩子过分的唠叨,会使孩子脆弱、骄傲,自我中心,过分依赖;过分严厉,会使孩子怯懦胆小,自卑或充满怨恨,有时会将这种不满以反抗的形式表现出来,自我放任,自暴自弃,自甘堕落。许多研究表明,在青少年犯罪、儿童的学习困难等心理行为方面均与父母的教育方式不当有关。

3.家庭背景

家庭背景主要包括家庭气氛、职业、经济与社会地位乃至家庭住宅环境等。一般来说,家庭经济情况良好,则孩子的需求容易得到满足,生活有安全感,在同伴中有相当的地位;但也可能养成骄奢的习惯,缺乏意志力。出身清贫的孩子,在人群中易产生自卑、胆怯的心理,但也有助于养成进取心和吃苦耐劳的精神。相对而言,经济富裕或贫寒家庭中的孩子比中层家庭中的孩子有更多的心理行为上的问题。家庭的气氛与子女的行为表现密切相关,研究认为,行为问题较少的家庭,更为融洽、和谐,能顺应各方,且家人间能进行双向多向的沟通和交流。家庭内外的住宅环境对孩子的行为也有影响。家庭住宅狭窄,缺少同龄儿童,会影响孩子的学习、活动以及人际交往,易导致心理闭塞、烦躁不安。不良的家庭社区环境,会使孩子潜移默化染上不良习气而导致不良行为的出现。

4.代际冲突

代际冲突又名代沟,是父母与子女之间有价值观、生活态度、情感活动、行为方式等诸方面存在着差异而发生的矛盾冲突。在家庭生活中,父母与子女、子女及与下一代子女之间由于各自生长的社会环境的不同和社会文化的发展,必然会对许多事物的认识态度方面产生矛盾冲突,进而影响家庭气氛。而差距形成后双方的交流机会减少,原来的距离会拉得更大,这种代沟因不同的时间、空间,不同的人和事而有差异,但是并非不可逾越。因此,在家庭心理卫生中要注意研究如何进一步增强代际交流,以缩小代沟,彼此适应,相互接纳。

二、学校心理卫生

学校是一个特定的社会群体,学校生活是人生极为重要的一个阶段。学校是形成健康心理,培养健全人格的主要场所。

学校心理卫生工作的目的是对学生的学习、心理、人格、适应和社会性发展等进行指导和援助。这种指导和援助主要是以心理辅导或咨询的方式来介入,可以划分为三个层次。这里所用的"介入",意思是指一种积极的心理援助,或者对学生的心理问题进行积极地干预,使他们在学校教育的正常轨道上发展。

(一)第一层次,发展性心理辅导

对学生开展心理卫生工作,提高全体学生的心理素质。主要包括教育性开发、心理辅导,比如学校生活指导、适应指导、学习方法的指导、班级中的人际关系处理,以及如何成为一个受欢迎的学生的指导等。

(二)第二层次,预防性心理辅导

面对部分在学习、心理及生活上有潜在的或可能发生不适应问题或刚冒出问题苗头的学生,辅导的方法主要是培养学习的兴趣,进行游戏疗法、松弛疗法等。

(三)第三层次,治疗性心理辅导

面对在心理、学习、社会适应方面产生重大问题或不正常状态,或性格出现偏差,因而非常需要心理指导的特定学生,他们的表现多种多样,如学校恐怖症、逃学、缄默症、孤独、自闭、暴力、偷窃、说谎、离家出走等,主要的工作是针对特定学生的心理障碍或精神卫生问题采取适当的矫治方法(表7-2)。

表 7-2 三个层次介入的作用与主要内容

介入层次	作用	主要内容	负责人
第一层次	发展性辅导	教育资源的开发; 研究素质教育:如何在素质教育中进行心理保健; 入学指导:学校生活适应等	校长、全体教师
第二层次	预防性辅导	对学习、生活上可能有问题的学生进行心理适应性分析,进行学习能力基础训练、学习方法指导等	班主任、心理辅导教师
第三层次	治疗性辅导	对心理、学习等已经产生问题的学生进行心理测量,弄清其问题产生的原因、问题的严重程度等,并对其进行辅导、行为矫治等	心理咨询老师、特定专业人员

以上三个层次具有相辅相成的辩证关系。如果忽视第一层次的辅导,会使第二层次的特殊学生增加;忽视第二、第三层次的辅导,将使有问题或心理障碍的学生范围扩大,影响到全体学生的发展。三个层次之间的心理辅导必须有机地结合。

在对学生进行心理辅导的同时,还要对教师、家长进行心理援助和辅导,即实行统合型心理卫生教育。

三、职业生涯中的心理卫生

在职业生涯中,个人可以得到维持生活必需的经济报酬、得到社会归属的满足、通过努力工作表现才智、获得尊重和自我实现。但工作环境也是影响现代人身心健康的主要应激源。这主要是由于管理科学迅猛发展,使人力资源发挥了最大的作用,但同时职业压力也提高了。社会经济高速发展,服务业、运输业、电子通讯业、信息网络业等24小时运转,违反人们生理规律的工作领域不断扩大,致使人不分昼夜的工作。信息技术的发展对人的工作要求不断提高,要求做到高效率、高速度、高质量。在这种情况下,人的心理压力很大,很容易产生心理健康问题,事故和"过劳死"的危险率增大。而职业生涯中的最大压力源自工作中的人际关系。每个人都想干得出色,不想让上司的期待落空,并争取提薪升职。这样人与人之间相互的竞争感增强了,同时压力感也增强了,这就增加了心理疾病发生的危险性。这是由经济竞争的白热化所造成的。企业心理卫生的目的是将"工作机器人"、患"工作中毒症"的人转化为"社会的健全人"。

(一)职业压力

职业压力主要可分为职业环境、人际关系环境和家庭生活环境三大方面。

1.职业环境

(1)工作量:工作时间长短、有无加班加点、有无双休日等。

(2)工作的质:竞争的激烈程度、管理效率的高低、紧张感的强弱、责任感要求的高低、开展业务的困难度等。

2.人际关系环境

自己想做某件事,但由于人际关系不协调而使想做的事无法完成;上级和上司非常信任自己,也没有人际关系的摩擦、不协调,但上级对工作的要求在不断加码,不知不觉压力就加重了;对人际关系敏感的人,不想造成人际关系的恶化,或不想在业务谈判中失败,不想给工作单位添麻烦,无形中自我的压力就会加重;因为担心人际关系恶化而采取回避方式,即埋头到工作中去,这样易产生"工作中毒症"。上述问题的本质都是希望在职业环境中使人际关系和谐,希望自我得到企业管理者的高度评价和尊重,由此造成职业压力。

3.家庭环境

婚变、配偶或亲属患病、死亡,孩子有不良问题行为,经济状况恶性化(负债),邻里的摩擦,上班路途太远、精力消耗大等。这些问题也容易造成精神上的急性压力症候群。

(二)矫治职业压力的措施

1.让个体具有抗压体验

让个体具有抗压体验,即在各种处境下,如何处理和克服困难及危机,认知可能面临的最坏情况,做最坏准备,以提高自我抗衡压力的心理水平。

2.培养抗压的技能

对各种困难、挫折能冷静地进行分析,探明原因,预测结果。

3.及时进行心理咨询

这需要完善社会、企业环境支援体制,主要包括情绪的支援,如共感、赞赏、激励;技术和物质的帮助,如钱财的支援;信息的提供,如专业知识、资料、培训等的提供;评价的支持,如承认、评估、及时反馈。

(耿　静)

第七节 社区心理卫生护理

一、社区心理卫生概念

社区有各种不同的解释,基本概念:居住在一个具体的地理范围,遵循相同规则,有相似的价值观、兴趣和需要的特定群体,如工厂、机关、学校、居民区、乡镇等。在社区内,人们相互交往,分享各种资源。

社区心理卫生是指卫生及有关部门向社区居民提供预防、医疗康复、健康教育等一系列心理卫生保健服务。

近年来,心理学家和精神卫生工作者非常重视社区精神文明和心理健康事业的开展,其中一个重要的原因是心理障碍或精神疾病是与社会文化生活的性质紧密联系在一起,是在社区生活中表现出来的。此外,公共卫生学、免疫学以及精神卫生宣传活动的开展都是以社区为基本单位的。

心理障碍者或精神病患者经入院治疗病情缓解,症状消除,最后,还是要回到自己所生活的社区,做进一步的静养、康复,这称为"社会的回归"。他们的回归及精神康复的程度如何,与他们在社区生活中是否适应有着密切的关系。社区生活既能使一个精神病患者康复,也能够制造出新的精神病患者来。此外,现代社会的精神卫生事业,并不是仅仅针对精神疾病患者,提高健康人的心理保健的质量,更是这一事业的重要组成部分。因此,随着现代社会的发展,社区对于人们的心理健康将会起到越来越大的作用。

二、社区心理卫生工作的特点

(一)社区中开展的是综合性的精神卫生服务

对社区中的精神病患者要介绍入院治疗;对人们的心理危机注重早期干预和介入,对可能出现心理障碍的人要进行定期的门诊治疗;同时开展广泛的心理咨询服务、心理健康教育活动(包括义务宣传活动)、医疗服务、调查研究、社区娱乐活动,开办老年大学等。

(二)强调一贯性和统一性

"一惯性"是指各种活动有一定的时序,长期进行;"统一性"是指各方协助,包括社区中的学校、医院、心理机构、司法机构等在心理健康事业上形成合力。

(三)以预防为主

对精神卫生工作者而言,预防重于治疗,要提高社区居民对心理健康的重视程度。

(四)吸收大多数居民参加

多听取意见,还要招募志愿者进行丰富多彩、居民喜闻乐见的宣传活动。

(五)遵循资源共享的原则

社区中的居民干部要促使生活在社区中的医师、护士、教师、律师、心理医师相互合作,让各种为身心健康服务的机构和人员献计献策,做到资源共享,共同合作,这样才能取得最大的成效。

三、社区心理健康的三级预防理论

社区心理健康教育的开展,要以预防精神卫生学的观点来实施,这已成为目前国际社会精神保健事业的共识。

(一)一级预防

一级预防是使社区中心理不健康现象或精神疾病的发生率降低,尽可能地消除产生心理障碍的环境因素,使社区中的居民不受疾病的危害。一级预防并不针对任何个人,它是在人们还没有请求帮助,或还没有被认为处在危险状态之下就进行的工作,一级预防又称初级预防,主要包括两个方面的工作。

1.生物学因素的咨询

(1)人口遗传学咨询:遗传只是给后代以患病的素质,而疾病本身并不直接遗传。如果精神障碍者的后代的生活环境不良,压力大,应听从专家劝告,避免在精神压力大的情况下结婚、生子,但最后应尊重个人的意愿决定,因为心理咨询仅是指导和劝告,并不代人做决定。此外,先天愚型、精神病是否会遗传给后代,可在胎儿出生前,对孕妇羊膜腔内的羊水进行测定,作出确切的诊断。

(2)胎儿、新生儿咨询:在有新生儿的家庭中,特别要注意对母亲育儿抑郁症的预防。如果母亲产生"产褥性抑郁症"(在做月子时产生)可能会把孩子抛弃或杀死。育儿抑郁症产生的主要原因:一是母亲在产后常会有一种抑郁状态,这是"生物学"因素所致;二是有的家庭养育孩子、与孩子进行情感交流的任务只有母亲一人承担,母亲从外界得到的援助及信息少,使其养育自信心丧失(一般在孩子长到两至三岁后这种情绪就会爆发);三是母亲自己的人格不成熟,育儿的心理准备不足,导致精神和情绪的压力过重。

因此,要及时指导当事人到社区的"母婴保健所"进行母婴身心健康检查,建立母子身心健康记录手册;让当事人及时进行心理咨询,求得社区中专业的心理咨询医师和妇产科医师、护士的指导。

(3)其他方面的咨询:例如环境污染、食品污染对人的身心发展的影响等。

2.心理学因素的咨询

社区中家庭心理咨询,是保护社区中家庭结构的稳定,防止家庭结构的崩溃;社区文化和精神文明咨询,包括老年人孤独问题的心理咨询、老年痴呆症的咨询、对酒精依存和酒精中毒、药物滥用的咨询等。

(二)二级预防

二级预防指社区对居民心理障碍和精神疾病早期发现、早期治疗,使已经具有不适应症状的人缩短患病的时间,或防止症状的慢性发展。二级预防的对象是指那些"处于危险阶段",但尚未形成确定症状的人们。一是早期进行心理健康诊断或定期进行身心健康的普查。二是早期介入,进行危机援助(又称求急援助)。也就是说,对已经发病但处于早期阶段的患者实施早期治疗,这样可避免症状的长期化、慢性化,避免急性抑郁症(青年主要由失恋引起)、急性错乱等。若发现问题,有关人员应及时向社区的卫生保健所通报,同时,督促当事人尽早入院检查,接受治疗,实施紧急住院措施。

对社区中原本就有情绪障碍、心理不适应问题的人更要早期介入,实施早期心理援助。精神障碍和精神分裂症产生前必然会出现情绪混乱期,一般持续两个月,这称为"情绪危机期"。在社区中,情绪危机的产生原因常常是:亲人死亡、下岗、无目标的跳槽、疾病、交通事故、受灾、遭抢劫、失窃、离婚……精神能量弱的人很可能导致内心世界不安定,并有自杀、社会性犯罪、行为异常等现象产生。援助的方法有提供信息、电话咨询、心理健康诊断等。

(三)三级预防

三级预防指使社区生活中有心理障碍、精神症状的人数量减少,并且为他们创造康复的生活环境,狭义地说,就是创建"无患者(指心理疾病)的健康小区"。三级预防的对象为精神疾病患者,主要致力于把不利情境的持久性与破坏性降至最低。

具体方法就是对出院的精神疾病患者和已稳定的心理疾病患者进行社区生活复归的训练。如患者出院后,为他们创造静养的空间,并教育周围的人不歧视、排斥他们,最好是让他们加入健康人的心理辅导团体,参加社会生活训练。有条件的地方,可建立社区生活复归体系。例如社区的精神卫生保健所定期开展检查、咨询和家庭访问活动,社区中专门设立福利院供老人、患者休养,组织出院患者到社区附近的福利工厂适当参加劳动,组织体育、文艺活动,定期开展团体心理辅导、心理健康教育宣传活动等。

(耿 静)

第八节 心 理 保 健

一、心理保健原则

(一)自我意识良好

自我意识良好的核心是自知和自爱。人贵有自知之明,但能做到自知是很难的。需要自我观察、自我认定、自我判断和自我评价。不能自知的人,不自量力,承担非力所能及的任务,不仅影响工作效果,而且可能由于过度疲劳和心理压力而罹患疾病。

自爱要比自知更难些。自爱是悦纳自己、爱惜自己、保护自己、重视身体健康、珍惜自己的品德和荣誉,以此取得别人的尊敬和友情,并能善于适应现实环境,力求事业的进展和自身的充分发展。自爱的反面是自暴自弃。

自尊、自信、自强、自制是自爱的内涵。自尊是人的基本动机之一。人的能力有大小、地位有高低、收入有多少,但作为一个社会人,在社会生活中和别人应居平等的状态,表现出不退缩,不畏惧,更不妄自菲薄。谦虚是美德,但谦而不卑方为适度。自卑就是对自己的不满意。严重的自卑,甚至可以发展为自疚、自责、自罪,持续下去会影响健康,罹患疾病,甚至失去生活信心。没有自信心的人是什么事情也干不成的。自己对自己的信任是以自知为基础的,以往成功的经验有助于强化自信。自强不息是立身之本,也是心理健康之本,人人都应力争自强。自制是指不但能控制自己的情绪,而且能根据自己的能力,做到有所作为和有所不为,能独立自主地做出决定,善于掌握和支配自己的行动。

自爱要以自知为基础,完全对自己"毫无了解"的人很少,但能真正完全了解自己的人也并不多。增进自知,培养自爱,非一朝一夕之功,尽管人随社会阅历而增添生活经验,如果没有明确的意识,自觉地进行培养,自知和自爱也难随岁月的增长而自然养成。

自知和自爱的实现原则：通过和别人比较来培养自制力，对自己做出正确的评价；尽力扩大生活领域，积累生活经验，在实践中检验自己的才能和品质；认真检讨自己的功过和得失，人没有十全十美，人人都有长处短处，但要认真分析和对待；调整"理想我"和"现实我"的差距，抱负是对自己成就的预想，可以成为一个人奋斗的目标和前进的动力。如果成就动机水平太低则不能充分发挥其潜力；成就动机水平过高，经过努力而不易完全实现，则会增添一个人的挫折感。因此，根据"现实我"对理想目标做出知觉的调整，对满足成就动机和个人心身健康都是有益的。

（二）社会适应良好

适应是个体为满足生存的需要而与环境发生的调节作用。或改造环境以适应个体的需要，或改造自身以适应环境的要求。

心理健康者能和客观环境保持良好的接触，在社会实践和生产实践过程中，从实际出发，对现实环境做客观观察并取得正确的认识，以便作正常、有效的适应。对生活中的人虽不能时时、事事都能顺利地解决他所遇到的问题，但是他所采用的方法应当是积极的。即使偶尔采取消极性的防卫措施，也不至于成为习惯性行为。

（三）人际关系良好

在人类社会生活中，良好的人际关系可以消除孤独感，获得安全感。心理卫生的原则是善于与人交往，乐于助人，在和别人相处时，持善意态度。

希望得到关心和注意，是人类基本动机之一，彼此相互关心能促进心理健康。

人与人之间需要信息的相互交流，在交谈中有三点对友谊的建立十分重要：真诚的鼓励和赞美；团结的愿望和善意的批评；尊重人格，不强加于人。

（四）积极的劳动实践

劳动是每个社会成员生存和发展的基本原则。通过劳动为社会做贡献，同时获得报酬，通过劳动维持心身健康。积极劳动也是心理卫生的原则。因为劳动可以促进个体的发展，人的大脑和各器官是在劳动中发展的，人的心理活动的发展也必须通过劳动实践；在劳动中加强了与现实的联系，便于把幻想转化为理想和计划，成为进行劳动的动力，在劳动中可以建立真正的友谊，良好的人际关系是健康的心理所必需的；劳动可以使人摆脱过分关注自己和消除不必要的忧虑；④劳动可以认识到自己存在的价值。

二、心理应对与心理平衡

人在遭受挫折后，挫折情境对人心理上的压力，会使人产生紧张，焦虑，不愉快的情绪体验，并导致心理、生理活动的不平衡状态，影响人的正常行为和活动能力。主体为减轻挫折造成的心理压力，常常有意无意地运用心理应对方式。因此，心理应对方式是指个体处在挫折、冲突的情绪紧张中或心理丧失平衡的情况下，用来应付这种情境，以求恢复心理平衡的一种心理适应性功能。

具体表现在：第一，减少情绪冲突；第二，从自身内在具有危险的冲动中保护自己；第三，减轻对失望的感受；第四，消除个人内在态度与外在现实之间的冲突；第五，缓和伤感和不良情绪的感受；第六，协助个体保持其充实感和价值观。

心理防卫机制的运用有两种作用：一种是积极的作用，它虽只能暂时减轻心理症状而不能解决根本问题，但使个体有更多时机寻找解决挫折的更为有效的方法。另一种是消极作用使个体依赖于防卫机制，逃避现实问题，而不能学会更有效地去解决问题。过分运用心理防卫机制甚至会表现为某种病态。

常见的心理应对有以下几种。

(一)合理化

"合理化"又称文饰作用,指个体的行为未达到要追求的目标,或不符合社会的价值标准时,为了减少和免除挫折而产生的焦虑与痛苦,保持自尊,而寻找种种理由或值得原谅的借口来替自己辩护,这种文过饰非的现象,便称为文饰作用。这些理由未必是真实的理由,而且在别人看来,往往是不合理的,但其本人却能以此说服自己,并感到心安理得。它类似于平常人们所说的"阿Q精神"。

在日常生活中,合理化是使用最多的一种心理防卫方式,它有多种变式,主要表现在四方面。

1.酸葡萄作用

在伊索寓言中,有一只狐狸看到一串串甜熟的葡萄,垂涎三尺,但因葡萄架过高无法触到,为了维护面子,它对旁边的动物说:"这葡萄是酸的,我才不想吃它呢!"酸葡萄作用,指个体在追求某一目标而失败时,为了避免自己内心的不安,常将目标贬低,以此安慰自己。例如,一个人很想吃到美味佳肴,但经济条件不允许,就说:"我最喜欢吃白菜、萝卜,最不喜欢吃鸡、鸭、鱼肉之类的东西了,一吃就倒胃口。"某人求爱遭到拒绝,为了维护自尊,会说:"她有什么了不起,我才不稀罕她呢!"

凡此种种,吃不着的葡萄就是酸的,得不到的东西就是坏的,达不到目标便是不喜欢达到或本来就没想达到等,诸如此类,均称为酸葡萄作用。其特点是为了掩饰自己的无能,而否定原先设定的目标。

2.甜柠檬作用

伊索寓言中还有一个故事:有只狐狸原想找些可口的食物,但没找到,只找到一只柠檬,这实在是一件不得已而为之的事,但它却说:"这柠檬是甜的,正是我想吃的。"

这种百般强调自己已得到的东西的好处,借此减轻内心失望与痛苦的心理,就被称为甜柠檬作用。例如,一个大学生极想报考研究生,但无奈功底不足,自知无法考上,便自我安慰道:大学学历也就够了,学历高未必好找工作;某人很想去旅游,但经济不允许,便对人说:"在电视里看风景,既省钱又省力。"

甜柠檬作用的特点,是淡化原先预定的目标与结果,夸大既得利益的好处,缩小或否定它的不足之处,以减轻达不到预定目的时的失望情绪。

3.推诿

推诿是将个人受挫的原因,归咎于自身以外的原因以摆脱内疚的适应方式。例,考试没考好,认为老师教得不好或题出得太难了;上班迟到了,推说手表有毛病,或是公共汽车不正点;字写得不好,抱怨笔不好用或自己没想好好写;应该完成的任务没有完成,推说"谋事在人,成事在天。"

4.援例

援例即引用某些事实为据,试图使自己不合理的行为合理化,不合法的行为合法化,以解脱面临的困境,减轻自己因过失而产生的内心焦虑和罪疚感。例如,上班迟到受到批评时,常常会为自己辩护说某人也常常迟到,他未受惩罚,因而,我也不应受惩罚。又如交通路口有人闯红灯,若被警察处罚时,他也会为自己辩护说是在看见别人闯红灯后他才闯的,别人没有受罚,他也不应该受罚等。

援例的防卫方式,主要是把自己的行为同他人比较,进而强调别人既然可以这样做,他当然也可以这样做。至于别人的行为是否构成过失,则不去再作深究。

心理学的实验证明,文饰作用虽然只是一种表面化的处理方式,却可以马上带来精神上的解脱,产生暂时的心理平衡,以对抗舆论的压力。问题是仅仅停留在表面化的处理上是不够的,嘴上说得冠冕堂皇,心中仍不免耿耿于怀,更何况如果文饰作用成了一个人习惯化了的思维方式,就可能增长其惰性,成为进步的障碍,所以,真正的心理适应,还是要付出进一步的努力,力图使问题得到完全解决。

(二)升华

升华是弗洛伊德精神分析学说中的一个术语。指一些本能的冲动或欲望是意识所不能接受或不能容忍的,而且与社会道德规范或法律相违背,不能直接发泄出来,必须改头换面,以不同的方式来表现。也就是说,那些为社会所不能容忍的动机或欲望被加以改变,并以较高境界表现出来,以符合社会标准,保持内心的安静与平静,此即为升华作用。比如,歌德因失恋而写下了不朽名著《少年维特之烦恼》,孔子受到处置而著《春秋》都是升华的表现。在升华作用的防卫机制下,原来的动机冲突得到了宣泄,结果不但消除了因动机受挫而产生的焦虑,而且能使个人获得成功的满足。

(三)补偿

个体在所追求的目标受到挫折,或由于本身的某种缺陷而达不到既定目标时,以其他可能达到成功的活动或自己的特长来代替,从而弥补由失败而丧失的自尊心和自信心,称为补偿作用。它既可以是改变途径,也可以是变换目标,乃所谓"失之东隅,收之桑榆",将个人的某种潜在力量予以充分发挥。

补偿行为在残疾人身上表现得尤为突出。人的某些部位或器官受到损伤而失去功能,身体的其他器官可以补偿这种功能,倘若再通过自己坚强的毅力和刻苦锻炼,就会使得没有手的人,脚可以练得像手一样灵活;失去听觉的人,触觉会异常敏感;双目失明的人,听觉会变得特别发达。张海迪身患高位截瘫,但意志顽强,攻克了外语关,翻译出版了外国小说,也显示了补偿的巨大作用。

补偿作用不只限于个体自身。有时自己的某种缺陷自知根本无法弥补时,也可能转向自己的亲人身上来求取补偿。例如,有些做父母的在年轻时由于种种原因未能接受高等教育,现已时过境迁,无法补偿,就全力培育自己的子女,期望自己的子女学有成就,能受到良好的高等教育,以此来弥补自己的不足。补偿作用在教育工作和企业事业的管理中,也有很大的意义。对子女,对学生,对职工,都需要"扬长避短",使他们在生活中能够避免失败,获得成功。

补偿在个人对挫折的适应中,也可能有消极的一面。这往往发生在补偿不能适可而止的时候,由于过分补偿而导致心理活动的畸形。例如,一个其貌不扬、不受人注意的人物,也可能会以粗暴好斗、富于攻击性的随意恶作剧的方式来引起人们对他的注意和重视。这种消极的补偿是一种不仅于事无补,反而有害的活动。

(四)认同

认同又叫自居作用或表同作用。它是指把别人具有的、使自己感到羡慕的品质加在自己头上,或是将自己与所崇拜的人视为一体,以提高自己的信心、声望、地位,从而减轻挫折感。

认同作用有两种表现形式:一种是个体在现实生活中,无法获得成功或满足时,将自己比拟成为当代的或历史上获得成功的人物,模仿其衣着言行,或将自己比作幻想中的成功者,以幻想代替现实,陷入一种幻想的美好境界之中,从而在心理上分享成功者的愉快,消除挫折引起的苦闷、焦虑情绪。例如,有的人想当演员,但条件又够不上,于是就模仿某一明星的发型、姿态、手势、服装等,宛如自己也当上了大众所羡慕的明星一样;有的人很喜欢表白自己与某名人曾是同学、同事、同乡,或者很熟悉,似乎凭借这层关系,他人成功的光辉就能折射到自己身上。

认同的另一种表现形式是个体为迎合长辈或主管的欢心,以满足自己的某种需要,便在思想和行为上尽可能与其保持一致,模仿他们的所作所为,将自己与他们视为一体,处处事事顺从、认同,按照他们的思想、希望去行动。

在认同作用中,虽然多以个人为认同对象,但有时也以团体为认同对象。个人是团体的一员,团体的荣辱成败常常被视为个人的荣辱成败,外力给予团体的威胁也将被视为对个人的威胁。这种团体认同的心理作用,等于是使团体分担了个人因挫折而产生的焦虑,团体的名望也能增强自己的信心和自尊。例如,寒暑假期间,上了大学的原来中学的同学相聚时,大家都会赞誉和抬高自己所在学校的学术水平、教学环境等,其实就是在间接地赞誉和抬高自己。

由于认同作用的对象常常是被个体所崇拜的偶像,其所具有的个性特质,又常是自己所短缺的,所以,在一定范围内,认同作用不但无害,反而有助于个体优良品质的发展。

(五)投射

它与认同作用正相反,是把自己所不喜欢的,或不能接受的性格、态度、意念、欲望转移到外部世界或他人身上。即所谓"以小人之心度君子之腹。"

投射作用是客观存在的,又常常是无意识的。疑心邻居偷自己家里东西的人,总觉得邻居处处都像小偷的样子;一个对领导有成见的人,反而会到处散布说领导对他有成见。这些思想和行为,往往是在无意识中表现的,是一种将自己的坏的人格特质排除于自身之外,并加诸于其他人身上的潜意识倾向。

投射作用与文饰作用十分相近,两者都是以某种理由来掩饰个人的过失。所不同的是,文饰作用主要是找出理由为自己的过失辩护,而且多半了解自己的缺点和过失。例如,由于自己不用功而考试失败了,却说老师教得不好,或出题太偏,评分不公正等。但在投射作用中,不仅否认自己有不为社会所认可的品质,反而将它加之于他人予以攻击。例如,自己作风不正派,反而猜测别人有不轨行为,或说是由别人引诱造成的。

(六)否定

否认不是把痛苦事件有目的地忘掉,而是把已发生的不愉快的事件加以否认,认为它根本没有发生过,以逃避心理上的刺激和痛苦。如亲人突然死亡,自己患了绝症,事业一败涂地,但根本不信此类事件的发生,这种心理应对是最低级原始的一种形式,如"掩耳盗铃""眼不见为净"。否认在一定程度上可以缓冲突然来临的打击,不致于过分震惊和过度悲痛,以避免精神崩溃,维持一时心理平衡,使心理上有所准备以接受痛苦的现实。

(七)退化

当人们遇到挫折时,放弃已经习得的成人方式而用早期幼稚的方式去应对处境和问题,或用以满足自己的欲望,谓之退化。晋升遇阻,大哭大闹如同小孩耍赖就是退化的典型例子。如有的患者曾受重伤或患重病而死里逃生,目前身体虽已复原,但患者用种种借口而不愿出院,虽生活能自理了,但仍依赖家人的照顾。这是因为患者经受巨大打击,不愿再去承担成人的责任,以免承担随之而来的恐惧与不安。退化现象在癔病性格人中常见。

(八)反向

反向又称"矫枉过正"现象。个体为了防止自认为不好的动机外露,采取与动机方向相反的行为,这种内在动机与外在行为不一致的现象,称为反向作用。它实际上也是对个人的冲动和欲望进行压抑的一种心理表现。

比如,一个女青年对某男青年有好感,但在和他见面时,反而采取冷淡的态度;凡是总爱在别人面前炫耀自己的人,恰恰反映了他内心有怕别人瞧不起的自卑感。人的某些行为如果过分的话,正表明他无意识中可能存在相反的欲望或动机,比如"此地无银三百两""反客为主"等。

(九)幻想

遇到无力解决的问题时,却把自己置于一种脱离现实的想象的境界,企图以非现实的虚构方式来应对挫折或取得满足。幻想可暂时使人脱离挫折处境,偶尔为之,可缓冲紧张状态,但若完全依赖幻想来解决实际问题,则属异常。如一个大学生入学后学习成绩平平,他每天借助自己在中学所得到的各种荣誉来逃避现实。这种终日沉溺于幻境之中则属病态表现。

(十)压抑

压抑又称潜抑,是把不被社会所接纳的念头、情感等在尚未被觉察时压抑在潜意识层,或把痛苦的记忆主动忘掉、排除在记忆之外,从而免受动机冲突、紧张、焦虑而形成的心理压力。这是心理防卫机制中最基本的方式。但这些被压抑的东西并没有消失,而是在不知不觉地影响着人的心理和行为,如做梦、口误、笔误等,可能都是无意识的内容进入意识领域而引起的轻微、短暂的扰乱现象。

(十一)移置

移置是指通过转移对象来间接满足在原有对象身上无法或不便直接满足的欲念,以使心理获得平衡,如在外面受气就把气发泄到妻儿身上;找个"替罪羊"发一通火是这种心理防御机制的最常见表现。

(十二)幽默

幽默是一种成熟而有益于健康的心理防卫机制。人在受到挫折,处于尴尬的境地时,常以幽默化解困境,既无伤大雅,又可解除难堪的局面。例如,许多有经验的外交官都懂得在重要的场合灵活地以幽默应对,既渲染了气氛,又能及时地化干戈为玉帛。古时候,齐相晏子使楚,楚王侮其身材短小,另开小门相迎。晏子说:"这是狗洞,不是给人出入的。出使狗国,从狗洞进入,出使人国,还须从人门进入。"楚王只好开大门相迎。以幽默应对,既不受侮,又解除了困境。因此,这是一种较成功的高级适应方法。

采用心理防卫机制,虽不能从根本上真正消除人遭遇的心理挫折,但却是人们经常在有意无意地使用自我心理保护的方法,是人们在受到心理挫折和压力时所表现出来的一种心理状态和行为。在这个意义上,我们了解一个受挫折的人的这些心理状态和行为,就有助于施行心理治疗。某些消极色彩的应对(如退化、否认)在特定情况下可以避免压力太大、打击太重而导致精神崩溃,维持暂时的心理平衡以求得转机或使心理上有所准备,则具有积极意义。由于人格形成和社会化过程的复杂多样,人们的应对能力和应对方式常是不同的。良好的应对能力和适当的应对方式对心身健康的维护具有重要意义。

三、自我心理调节

要使心理健康,自我心理调节是关键。自我调节是通过自我意识来控制和调整自身的心理和行为。

自我控制与调节功能主要是自我意识对人格的发展和对情绪的作用。一个人只有对自己人格特征有比较清楚的认识,扬长避短,他的人格发展就置于自我意识的调节之下,才能做到自觉地、能动地指导自己人格的不断完善。

情绪和身心健康关系密切,任何情绪活动总伴随着生理、生化的变化,控制和调节情绪状态对心身健康影响很大。自我意识调节和控制情绪与对客观的认识评价和自我评价有关。学会善于掌握自我控制和调节情绪,适应社会发展,对维护身心健康至关重要。

(一)紧张适度、心身和谐

适当的紧张是健康生活所必需的。它不仅可使人们的生活富有节奏和情趣,而且能发挥自我潜能使心身达到最高效率状态,从而能获得较高级的心身和谐和健康人格结构。没有一定的紧迫感而松松垮垮是什么事情也干不成的。但是,持续的或超越个体负荷能力的紧张,既不利于健康,也不利于效率的持续高涨。有张有弛、有劳有逸、调节适度才能维持最佳的心身和谐状态。

(二)适当表现、疏导有方

控制情绪并非无限地压抑自己的情绪反应,持续的压抑也会导致心身障碍。喜怒哀乐乃人之常情。要使情绪能有适当表现,不过分、不过久,通过情绪表现来解脱和疏导。遇有烦恼时,找知心朋友倾吐积郁、发牢骚、诉委屈,即或不能得到什么有效的解决,但也可一吐为快,使心情平静下来。

(三)乐观开朗、风趣幽默

乐观的人一般都自我感觉良好,并能保持旺盛的生命力,从而心身健康、生活幸福、事业成功。悲观忧郁会降低个体的机体活力和免疫系统功能,导致寂寞感、抑郁症和心身疾病。乐观的态度是以科学的认识和正确的世界观、价值观、人生观为基础的,是以相信人类社会和生活不断进步为前提的。乐观的人习惯于从光明的一面看问题,对于生活和前途,充满希望和信心。乐观的人性格开朗,敢于面对现实、正视现实和接受现实的挑战,而不逃避、不畏缩,遇到挫折能采取有效的积极态度去应对,努力进取,永不失望。乐观的人能善于运用幽默应对挫折,丰富生活,缓解紧张,愉慰心身。

(耿 静)

参 考 文 献

[1] 杨春,李侠,吕小花,等.临床常见护理技术与护理管理[M].哈尔滨:黑龙江科学技术出版社,2022.

[2] 张俊英.精编临床常见疾病护理[M].青岛:中国海洋大学出版社,2021.

[3] 高淑平.专科护理技术操作规范[M].北京:中国纺织出版社,2021.

[4] 李红芳,王晓芳,相云,等.护理学理论基础与护理实践[M].哈尔滨:黑龙江科学技术出版社,2022.

[5] 田永明,朱红,吴琳娜.临床常见管道护理指南[M].成都:四川科学技术出版社,2021.

[6] 孙善碧,刘波,吴玉清.精编临床护理[M].北京/西安:世界图书出版公司,2022.

[7] 王霞,李莹,连伟,等.专科护理临床指引[M].哈尔滨:黑龙江科学技术出版社,2022.

[8] 张翠华,张婷,王静.现代常见疾病护理精要[M].青岛:中国海洋大学出版社,2021.

[9] 宁尚娟.现代护理技术与疾病护理[M].哈尔滨:黑龙江科学技术出版社,2021.

[10] 关再凤,孙永梅.常见疾病护理技术[M].合肥:中国科学技术大学出版社,2021.

[11] 纪代红,王若雨.内科临床护理问答[M].北京:科学出版社,2022.

[12] 周红梅.实用临床综合护理[M].汕头:汕头大学出版社,2021.

[13] 王玉春,王焕云,吴江,等.临床专科护理与护理管理[M].哈尔滨:黑龙江科学技术出版社,2022.

[14] 王美芝,孙永叶,隋青梅.内科护理[M].济南:山东人民出版社,2021.

[15] 于翠翠.实用护理学基础与各科护理实践[M].北京:中国纺织出版社,2022.

[16] 孙立军,孙海欧,赵平平,等.现代常见病护理实践[M].哈尔滨:黑龙江科学技术出版社,2021.

[17] 杨青,王国蓉.护理临床推理与决策[M].成都:电子科学技术大学出版社,2022.

[18] 李淑杏.基础护理技术与各科护理实践[M].开封:河南大学出版社,2021.

[19] 任秀英.临床疾病护理技术与护理精要[M].北京:中国纺织出版社,2022.

[20] 吴雯婷.实用临床护理技术与护理管理[M].北京:中国纺织出版社,2021.

[21] 张红芹,石礼梅,解辉,等.临床护理技能与护理研究[M].哈尔滨:黑龙江科学技术出版社,2022.

[22] 姜鑫.现代临床常见疾病诊疗与护理[M].北京:中国纺织出版社,2021.

[23] 石晶,张佳滨,王国力.临床实用专科护理[M].北京:中国纺织出版社,2022.

[24] 洪梅.临床护理操作与护理管理[M].哈尔滨:黑龙江科学技术出版社,2021.

[25] 肖芳,程汝梅,黄海霞,等.护理学理论与护理技能[M].哈尔滨:黑龙江科学技术出版社,2022.

[26] 刘爱杰,张芙蓉,景莉,等.实用常见疾病护理[M].青岛:中国海洋大学出版社,2021.

[27] 苏文婷,赵衍玲,马爱萍,等.临床护理常规与常见病护理[M].哈尔滨:黑龙江科学技术出版社,2022.

[28] 李华.基础护理与疾病护理[M].哈尔滨:黑龙江科学技术出版社,2021.

[29] 孙慧,刘静,王景丽,等.基础护理操作规范[M].哈尔滨:黑龙江科学技术出版社,2022.

[30] 周晓丹.现代临床护理与护理管理[M].北京:科学技术文献出版社,2021.

[31] 申璇,邱颖,周丽梅,等.临床护理常规与常见病护理[M].哈尔滨:黑龙江科学技术出版社,2022.

[32] 赵衍玲,梁敏,刘艳娜,等.临床护理常规与护理管理[M].哈尔滨:黑龙江科学技术出版社,2022.

[33] 马英莲,荆云霞,郭蕾,等.临床基础护理与护理管理[M].哈尔滨:黑龙江科学技术出版社,2022.

[34] 张锦军,邹薇,王慧,等.临床实用专科护理[M].哈尔滨:黑龙江科学技术出版社,2022.

[35] 王佩佩,王泉,郭士华.护理综合管理与全科护理[M].北京/西安:世界图书出版公司,2022.

[36] 周源,潘红.胆囊炎患者围手术期护理中实施人性化护理的临床效果[J].中国医药指南,2022,20(6):151-153.

[37] 刘畅,齐艳梅.循证护理联合临床护理路径对糖尿病患者血糖控制、住院时间的影响[J].糖尿病新世界,2021,24(16):1-49.

[38] 刘娜.分析综合性护理对雾化吸入治疗支气管扩张患者的临床价值[J].中国医药指南,2021,19(24):164-165.

[39] 马迪.个性化护理对肺炎患者临床护理效果的影响研究[J].中国医药指南,2022,20(27):135-137.

[40] 张紫安.综合护理在肺结核患者中的应用价值[J].继续医学教育,2021,35(9):121-122.